全国医学专业学位研究生教育指导委员会规划教材

供医学专业学位研究生及专科医师使用

医学伦理学——理论与实践

主　编　丛亚丽

副主编　尹秀云　谢广宽

编　委　（按姓名汉语拼音排序）

陈海丹（北京大学医学部）

陈　旻（福建医科大学）

丛亚丽（北京大学医学部）

李红文（湖南中医药大学）

李晓洁（北京大学医学部）

梁立智（首都医科大学）

刘瑞爽（北京大学医学部）

潘新丽（天津医科大学）

唐　健（天津医科大学）

谢广宽（北京大学医学部）

邢　冉（北京大学第三医院）

尹秀云（北京大学医学部）

张海洪（北京大学医学部）

张新庆（北京协和医学院）

秘　书　郑凌冰（北京大学医学部）

北京大学医学出版社

YIXUE LUNLIXUE——LILUN YU SHIJIAN

图书在版编目（CIP）数据

医学伦理学：理论与实践 / 丛亚丽主编 . —北京：
北京大学医学出版社，2022.9
　ISBN 978-7-5659-2549-8

　Ⅰ . ①医… 　Ⅱ . ①丛… 　Ⅲ . ①医学伦理学－教材 　Ⅳ .
① R-052

中国版本图书馆 CIP 数据核字（2021）第 247687 号

医学伦理学——理论与实践

主　　编：丛亚丽
出版发行：北京大学医学出版社
地　　址：（100191）北京市海淀区学院路 38 号　北京大学医学部院内
电　　话：发行部 010-82802230；图书邮购 010-82802495
网　　址：http://www.pumpress.com.cn
E-mail：booksale@bjmu.edu.cn
印　　刷：北京瑞达方舟印务有限公司
经　　销：新华书店
责任编辑：法振鹏　　责任校对：靳新强　　责任印制：李　啸
开　　本：850 mm×1168 mm　1/16　印张：14.25　字数：400 千字
版　　次：2022 年 9 月第 1 版　2022 年 9 月第 1 次印刷
书　　号：ISBN 978-7-5659-2549-8
定　　价：45.00 元

序

近一个半世纪以来，医学技术取得了革命性的进步，挽救了无数生命，大大减少了病人的痛苦，在人类寿命延长与经济社会发展中发挥了巨大的作用。

然而，现代医学技术的飞速发展也带来许多新的问题。例如，影像与检验技术的不断进步，能发现越来越多具有参考价值的身体"异常"，却又不能据此确定诊断；新的药物与治疗技术不断发明，却只对一部分确诊病人有效，对另一部分病人无效，还会带来伤害（这在恶性肿瘤治疗中最为普遍）。这些都使医生面对更多的不确定性，在这种情况下医生应该采用怎样的原则来做出临床决策？再如，器官移植技术的成熟，能够确定性地挽救器官衰竭病人，但供体远远跟不上需求，把器官给谁不给谁？心肺复苏技术的进步，能使某些垂危病人维持生命，却不能恢复正常生活，甚至常年处于植物人状态，这种治疗是不是值得？相当一部分出生缺陷现在可以在孕期得到诊断，是该生下来还是该终止妊娠？又如，干细胞治疗、基因编辑等可能涉及人类遗传变异的新技术可以根据临床需要放宽到什么程度？还有，政府提供的医疗费用有限，应该优先用于何处？政府提供的基本医疗在经济发达与落后地区是否可以采用不同的标准？等等。

面对这些问题，我们必须做出选择，而做出什么样的选择，很大程度上取决于我们的价值观和道德观，这就涉及医学伦理。

伦理学是研究道德的学问。伦理是基于价值观念来规定处理人与人、人与社会、人与自然相互关系时应该遵循的道理和准则。医学的对象是人，医学的初心是对人类痛苦的回应，因而医学必然与伦理息息相关，可以说伦理是医学的题中之义。医学伦理学的根本宗旨即"人是目的"，以有利、自主、不伤害和公正为基本理念和准则。现代医学技术发展带来的选择困境、当下医患关系的紧张、医护人员职业道德的坚守以及责任与权益的平衡、医疗资源分配的公平公正等等都是医学伦理学关注的重要问题，我相信都可以借助医学伦理学得到更加深刻的认识，找到应有的态度，判断采取的行为是否应当。

但是长期以来，医学伦理学没有得到我们足够的重视，更是医学教育中的薄弱环节，而加强医学伦理学教育离不开好的教材。为此，全国医学专业学位研究生教育指导委员会委托和组织来自各地有较高水平和热爱教学的十几位医学院教师共同编写了这本《医学伦理学——理论与实践》规划教材。这本教材基本涵盖了生物医学相关专业研究生在学习、研究和未来工作阶段可能会面临的伦理问题。教材以问题为导向，紧密结合实践，各章节都先列出知识要点，然后以案例导入，引出相关伦理学理论和针对案例的具体分析，介绍国际国内的相关伦理学指南和其他学术资源。本教材的另一特点是重视启发性教学，不强调知识性内容的记忆，而重在启发读者自主思考，在每一章节的最后列出若干思考题，引导师生进一步深入讨论。当然，初次编写显然有所不足，有些重要医学伦理问题尚未列入，有些问题的论述略显粗糙，有待在教材使用过程中不断发现不足，择期修订。

　　凡属伦理问题，都很复杂。不同时代、不同社会制度、不同文化背景、不同人群的伦理标准都不尽相同，很多伦理问题其实很难有标准答案。但医学向善、利他、仁慈、尊重、公正等原则无可争辩，遵循古人所言"志于道，据于德，依于仁，游于艺"去做，应离好的医学伦理不远。

　　是为序。

韩启德

中国科学院院士

中国科学技术协会名誉主席

前　言

　　医学伦理学是我国医学院校临床医学等专业本科生的必修课程，经过本科阶段的学习，一些同学已经了解医学伦理学的基本原则和规范，熟悉医患双方的权利和义务，对涉及生死相关的伦理问题和临床常见的伦理问题也有了自己的思考。作为一名医学专业的研究生，在研究生阶段和随后的工作中可能会遇到更多不同类型的伦理问题。本教材旨在针对不同研究方向的研究生需要了解的伦理问题，进行相对深入的梳理，并对相关实践指南进行介绍和阐释。

　　本书共16章，由3个板块组成。第一章至第三章为伦理学基础板块，第四章至第九章为临床伦理板块，第十章至第十六章为研究伦理板块。伦理学基础板块针对伦理学基本理论、医学伦理学基本原则和医师职业精神，在本科基础上进行了延伸。临床伦理板块介绍了临床伦理问题的咨询和决策模式、产前遗传咨询相关伦理问题、终止妊娠和辅助生殖伦理、终末期生命伦理以及卫生资源分配伦理问题。其中主要涉及临床伦理问题，但也与公共卫生领域相关。研究伦理板块介绍了干细胞、基因编辑等前沿领域，特别关注到弱势人群参与研究需要注意的问题，也注意到临床研究方法相关的伦理问题，补充了动物实验中的伦理学基本考虑，并以负责任的临床研究的理念终结本板块。

　　以问题为导向穿插案例教学是本书的重要特色。通过案例引出本章的伦理问题，通过对伦理问题的进一步分析，给出对此问题在实践层面的操作指南和国内外伦理共识，把理论和实践在每个问题上融合起来。每个章节结束后，还列出了思考题，引导和帮助学生进一步针对感兴趣的问题进行阅读和思考，并提供相关议题的延伸阅读资料或相关资源。

　　本书的作者来自北京大学医学部、北京协和医学院、首都医科大学、天津医科大学、福建医科大学、湖南中医药大学等单位。他们基于在本领域的深入研究，吸收了《中华人民共和国民法典》等最新的政策文献和研究成果，深入浅出地介绍了相关内容。通过线上线下的学习，期望读者朋友们能真正深入理解该领域的基本理论和基本原则；对临床和研究中的伦理问题更加敏锐，能够运用批判性思维，结合已有的国内外的规范和共识，分析和解决实践中遇到的伦理问题。

丛亚丽

目　录

伦理学基本理论

【引言】

　　医学伦理学作为一门应用伦理学，在当代人类社会生活中占有越来越突出的位置。为了更好地解决医学实践领域中复杂而棘手的道德难题，我们需要深入地探究伦理学的基本理论，以推进在这方面的认识与理解。虽然医学伦理问题在医学中产生，但其根源和实质却在伦理道德层面。不能因为表面上复杂多样的表现形式，而忽略了问题的真正内核。

 知识要点 ···

伦理学的基本概念、研究对象和体系结构
功利主义、义务论、美德论、社群主义、儒家伦理等主要伦理理论
运用伦理学基本理论分析医学伦理问题

··

第一节　伦理学的基本概念

一、伦理学的定义

　　从词源学上来说，伦理（ethics）一词源于拉丁文"Ethica"，而它又出自古希腊文"Ethos"，意指品性、风俗、习惯等，反映出人类社会的基本道德规范实际上源自于自然形成的风俗习惯。中文的"伦理"一词的涵义则有所不同。伦理之"伦"字的本来意义是"辈分"之"辈"，引申为人际关系，传统社会的"五伦"就是指五种重要的人际关系：君臣、父子、夫妇、长幼、朋友。"理"字本义是指"治玉"，顺着玉石的纹理进行剖析，引申为事物的规律和规则。合而言之，伦理是指人际关系事实如何的基本规律和应该如何规范，更确切地说是具有社会效用的行为事实如何的规律及其应该如何规范。

　　"道德"一词的英文是"moral"，它源于拉丁文的"Mos"，本义也是指风俗习惯、品德品性，与ethics的词源意义是相同的。但是，道德在中文里的含义有所区别。"道"的本义是指道路，引申为事物的规律和规则。所以，从词源上来看"道"和"理"的含义是相似的，这就是通常所说的"道理"。而"德"的本义是"得"，从"德"的字形结构来看是从直从心，心得正直。于是，"德"就引申为品德、品质，偏指人内心的善良、正直等道德品质。由此可见，道可以理解为外在的规范，而德更多地是指内在的规范，是已经转化为个体内在心理的社会规范。所以，"道德"一词便是指人的行为应该如何的基本规范。

　　伦理学作为一门哲学分支学科，是研究道德概念、确证道德原则和道德理论的系统性学

问，也称之为道德哲学。它不是关于社会中某个个体的道德科学，而是关于人类社会道德的普遍性科学。基于对伦理学学科体系划分的理解之不同，有学者认为伦理学是关于优良道德的制定方法（元伦理学）、制定过程（规范伦理学）以及实现途径（美德伦理学）的科学。需要说明的是，本文是在广义上使用"科学"这个概念的，因为伦理学在根本的意义上不同于人们通常所理解的现代自然科学（natural science）。

二、伦理学的研究对象

伦理学是关于优良道德的科学，也是关于道德价值的科学。人的行为在道德上应该如何规范虽然是人为制定出来的，但却不能随意制定，如果那样便没有研究伦理学的必要了。优良的道德规范只能通过道德目的、道德终极标准，以及从人的行为事实的客观本性中推导出来，它实际上反映了人们对人类社会行为的道德价值判断。据此，可以将伦理学的研究对象分为三个部分。

第一，道德价值主体，即社会为何制定道德规范。这主要包括社会的道德需要、道德起源、道德目的、道德结构、道德类型、道德规律等。其中的核心问题是：一个社会为何创造道德？也就是要确定道德目的和终极标准，只有借助于它，才能够从人类行为的事实中推导出应该如何行动的道德规范。

第二，道德价值实体，即伦理行为事实如何的客观本性。这实际上就是哲学家们所研究的本性（nature），即人性。人性就是一切人所具有的共同本质属性，也是人生而具有的。这种人性无论是与道德目的发生不发生关系都会具有的，是伦理行为的固有属性，属于道德客体的范畴。

第三，道德价值与道德规范，即伦理行为应该如何的优良道德。这一部分研究的结果和目的是制定出优良的道德规范，真正符合人类社会发展和价值要求的原则规范体系。其主要内容包括：道德总原则——"善"；社会治理的道德原则——"公正"与"人道"；善待自己的道德原则——"幸福"与"贵生"；道德规则，如诚实、勇敢、自尊、谦虚、节制、智慧等。[1]

三、伦理学的体系结构

根据研究对象的不同，我们可以将伦理学分为三个紧密相关的体系结构。

第一，元伦理学（meta-ethics），研究优良道德规范的制定方法。主要是研究"是"与"应该"的关系，从而提出确证道德原则、道德规范和道德价值判断真伪优劣的方法。元伦理学自20世纪诞生以来，主要是采用分析哲学的方法，对正当、应该、善、价值等基本伦理学概念进行语言哲学的分析，揭示这些术语的内涵和外延，并提出相应的价值判断。元伦理学的根本问题，本质上是著名的"休谟难题"，即如何从"是"（is）中推导出"应该"（ought），如何从事实判断中推论出价值判断。这里重要的问题是如何规避自然主义谬误，即将实然性当作应然性的价值。

第二，规范伦理学（normative ethics），研究优良道德规范的制定过程。主要是通过社会制定道德的目的和终极标准，从人的行为事实如何的客观本性中，推导出人的行为应该如何的道德规范和原则体系。可以说，元伦理学是规范伦理学的方法，规范伦理学是元伦理学的目的。规范伦理学正是要运用元伦理学的方法和手段来科学地制定出优良的道德规范，确认关于道德判断的真理。规范伦理学是伦理学的重要组成部分，从规范伦理学中还衍生出理论部分和实践部分，前者可以称为理论伦理学或道德哲学（moral philosophy），而后者可以称为实践伦

---

[1] 王海明. 伦理学原理. 北京：北京大学出版社，2009：255-394.

理学（practical ethics）或应用伦理学（applied ethics），这其中就包括医学伦理学。

第三，美德伦理学（virtue ethics），研究优良道德的实现过程。主要问题是：如何将外在的社会道德规范转化、内化为个人的内在道德品质（如良心、名誉、节制、智慧等），从而形成一种稳定的道德品质和行为倾向性，也就是所谓的他律与自律的关系问题。美德伦理学与规范伦理学的区别不在于研究对象，而在于研究中心或焦点。它们研究的对象基本相同，但是问题意识却不一样，美德伦理学是以行动者为中心，考虑的是行为者的品德和美德；规范伦理学是以行动为中心，考虑的是行动的道德正确性与否，是否符合优良道德规范，以及如此这般的道德理由。

四、医学伦理学

按照伦理学学科体系的划分，医学伦理学（medical ethics）属于规范伦理学的范畴，且包含美德伦理学的内容（特别是其中关于医德的部分）。医学伦理学作为实践伦理学，它是关于医疗卫生领域的道德实践研究；作为应用伦理学，将规范伦理学的原则、理论、方法应用到医疗卫生实践领域之中。据此，可以将医学伦理学定义为研究医学领域中的道德问题的一门应用伦理学，在学科性质上属于医学与伦理学的交叉学科，它在事实部分与医学相关，而在规范部分则与伦理学相关。

现代医学伦理学扩展了传统医学伦理学的研究范围。传统的医学伦理学以医生的职业道德规范为主要内容，并且将这些规范应用到临床医患关系之中，以及如何培养医生的职业美德，以达到道德上的高尚与完满。现代医学伦理学还需考虑由生物医学技术带来或引起的一系列伦理问题，如器官移植、干细胞研究、基因编辑，以及动物实验等，而这些棘手的难题在医学技术尚不发达的传统社会是不存在的。深入理解医学伦理学问题，离不开对伦理学基本理论的了解和掌握。本书将选择后果论和非后果论的典型代表及美德论等伦理理论资源进行简要介绍。

第二节　功利主义

一、功利主义的思想背景

功利主义（utilitarianism）亦称为效果论，在中国和西方的传统哲学中都能找到理论渊源。在西方社会，功利主义与启蒙运动相关，它是作为一场政治运动而发展起来的。经历文艺复兴的洗礼后，思想家们普遍认为应该从中世纪的以上帝为中心的宇宙观转变到以人为中心的宇宙观上来，尊重人的观念开始得到承认，认为人在世俗生活中也可以过上幸福的生活。当然，对世俗生活价值的肯定与当时的社会生产力和新科学的发展是联系在一起的。由此可见，在非宗教的、世俗的生活中探讨人类道德问题成为了哲学的重要主题。

功利主义首先作为一种社会政治哲学而出现。18、19世纪是一个思想急剧变革的年代，自由、平等和博爱开始成为社会的新观念，工业革命导致社会的全面系统重建，这些无一不对传统社会的价值观念和思想方式构成了挑战。那些倡导功利主义的思想家们，其根本目的是要为社会改革和社会制度建设提供一个合理的道德基础。例如，功利主义的早期哲学家边沁就认为，一个合理而健全的社会应该能够让大多数人都获得幸福，如果不能实现这一点，那么就应该进行改革。道德和法律是为人而制定出来的，而不能反过来说人是为道德和法律制造出来的。遵守道德规则的目的不是为了取悦上帝，而是为人类社会创造更多的幸福。因此，根本的道德原则只有一个，那就是效用原则（principle of utility），即凡是有利于促进社会整体福利的社会行动和公共政策，就是道德上正确的行动和政策；反之就是道德上的错误。这种思想无疑是一种具有革命性、颠覆性的思潮，在启蒙运动时代产生了深远的影响。

二、功利主义的基本观念

功利主义的道德理论有很多不同的版本和变种。18—20世纪，它在哲学界产生了持久而广泛的影响。不过，无论哪种版本的功利主义，都具有一些基本的共同点。

第一，功利主义持有福利主义（welfarism）的价值论观点，通常将"功利"理解为"福利"，但是不同的哲学家对于福利的理解是不一样的。以早期的功利主义者为例，边沁将功利理解为快乐和痛苦，如果一个人感觉到的快乐比痛苦多，那么他的生活就是幸福的，就是"过得好"；密尔则用更加客观的指标来定义福利，如工作机会、自主性、自由等。

第二，功利主义是一种目的论的道德理论。功利主义实际上采取的是一种后果主义（consequentialism）的原则来评价道德的正确性，也就是说一个行为的道德正确性与否，是由它所产生的结果的好坏来决定的。重要的是结果，而不是手段。例如，为了拯救20个无辜者的生命，你只能杀死其中的一个无辜者，如果你选择这么做，那么从功利主义的角度来看就是道德上的正确。由此可见，目的或结果的正确性辩护了手段的正确性。这种后果论的观点在很多时候非常符合我们的道德直觉。

第三，功利主义通常对功利采取一种积聚式或加总式的计算方式，即对每个人所获得的效用进行"加和"，以得到一个总体的效用。假设效用是可以进行数学计算的，那么"加和"就体现了社会的整体效用。假设有两项公共政策，它对每个人的效用是不一样的，对有些人可能产生正价值，对有些人可能产生负价值，而对有些人则可能产生的影响为零。按照功利主义的思想对每一项政策所产生的效用进行"加和"，所得到的结果更大者，就是一种更好的公共政策，在伦理学上就更应该去实施该政策。

第四，功利主义的最后一个特点是"最大化"（maximizing）。它强调正确的行动是具有最大净效益的行动。"最大化"对于整个社会而言，就应该最大限度地促进整个社会的福利水平，用边沁的话说就是"最大多数人的最大幸福"原则。"最大化"对个人的行动而言，就应该采取那些将行动结果最优化的行动。当然，人们对结果如何最大化、最优化的理解，或许是有差异的。

三、经典功利主义的证明

英国哲学家边沁和密尔提出的观点，一般称之为经典功利主义。它的基本思想大致可以概括为三点。第一，道德行动的正确性只能根据行动的后果来判断，除此之外别无其他。简单地说，能够产生最好结果的行动就是道德上正确的行动。第二，对于后果的评价，幸福/快乐与不幸/痛苦的分量是唯一相关的东西，能够促进最大多数人幸福的行动就是道德上正确的行动。第三，在幸福或快乐的计算上，任何人的幸福都具有同等的重要性，没有任何人的幸福会比其他人的幸福更重要，这实际上是对幸福采取一种平等和客观的中立立场。

密尔在他的代表作《功利主义》一书中，对功利主义提出了一个三段论式的论证。第一阶段，如果每个人都是为了幸福本身而追求幸福，那么幸福就是值得欲求的。第二阶段，除了幸福之外，没有什么其他可分离的东西能够成为目的本身。第三阶段，如果幸福是唯一值得欲求的东西，那么普遍幸福就是人类行动的恰当目的。

功利主义追求社会幸福的最大化，所以关键的论证点在于我们如何理解和证明幸福确实是值得欲求的。对密尔来说，幸福本身就是值得欲求的，这是"第一原则"，是不需要证明的。但是，对于密尔论证的第二个阶段，我们或许会问：难道没有任何别的东西既值得欲求而又与幸福无关吗？如美德，有些有美德的人（例如颜回）在物质上过得很清贫，在世俗的眼中或许过得不怎么幸福。但密尔认为，美德之所以能够有内在价值，是因为它能够给我们带来快乐，对于那些道德圣徒而言，拥有美德比拥有物质生活条件更加快乐，缺乏美德比缺乏物质更加痛苦。所以，幸福和快乐的根源不仅仅是物质上的享受，而是存在于心灵层次的"高级快乐"。

四、行为功利主义与规则功利主义

从经典功利主义的论述中我们可以看到，它的根本原则实际上就是效用原则，即要在各种行动中选择能够产生最佳结果的行动。然而，什么是最佳的结果，这涉及对后果的评价问题，这种评价需要一种理性的决策程序来进行。基于这一角度，功利主义也就产生了决定如何行动的程序或方法。对这个问题的回答就产生了行为功利主义（act utilitarianism）和规则功利主义（rule utilitarianism）的区分。

行为功利主义的定义是这样的："一个行动是正确的，当且仅当，与任何其他的选择相比，它所导致的结果至少与这些其他的选择所导致的结果一样好。"[1] 这建立在一个人具有充分可靠的信息基础上，要求摆脱个人偏见的影响，具有恰当的推理能力，并且从一个道德上不偏不倚的观点来评价行动可能产生的结果。当然，这种理性的评价需要花费时间，而在一些非常紧急的特殊情况下，是不允许我们有太多的道德思考的，例如有人掉进了水里，面临着被卷走的危险；或是急诊科的患者，面临着生死存亡的时刻，医生也没有太多的时间来进行道德推理与思考。在这些特殊的情况下，采取行为功利主义的策略可能不仅是自我挫败的，还是不太现实的，它往往会使我们丧失采取行动的机会。

为了解决所谓的道德正确性标准的决策程序问题，规则功利主义提出了不同的观点。它认为可以将道德正确性标准和决策程序区分开来，即："一个行动是正确的，当且仅当那个行动是一个规则要求我们去做的事情，而对这个规则的遵守将会比其他的规则带来的社会效用更大。"[1] 由此可见，规则功利主义实际上采取了一个间接的策略，它诉诸于某种规则来定义道德正确性标准。

五、功利主义的问题与批评

功利主义在19、20世纪的伦理思想史上占据着重要的地位，某种意义上确实是一种革命性的理论。然而，功利主义本身存在固有的内在问题和外部批评。

第一，对效用的理解存在争议。经典功利主义者将效用解释为幸福，认为幸福是唯一重要的东西，是唯一值得追求的东西。这实际上是采取了一种快乐主义的价值概念，即从个人的主观自我感觉来定义一个人的幸福或不幸，这种做法显然与我们对幸福的理解有不一致之处。幸福也不是某种独立的东西，而是我们成功获得好的、有价值的东西时得到的一种满足感。至于什么是有价值的东西——伦理学家称之为善，而善显然不只局限于幸福，还包括友谊、审美愉悦、美德等各种美好的事物。当然，功利主义者并不一定要采取经典功利主义者的快乐主义幸福概念。

第二，对效用或后果的比较与评价存在一些内在的困难。不管功利主义者是否采用享乐主义的幸福观，它都离不开对于后果的比较与评价问题。一个行动的后果可能是多方面的，有些是主观的，有些是客观的，我们饱餐一顿与看一场电影所获得的幸福价值究竟谁大呢？如果只有一个可供移植的器官资源——假设是肾，但有两个等待移植的人，一个是有突出贡献的科学家，移植之后预期生存5年，另一个是普通的工人，移植之后可以生存8年，我们究竟应该移植给谁呢？很显然，一个行动的后果涉及的价值是多元的，这些彼此差异的价值之间该如何权衡评价呢？功利主义理论并没有对此给出最终的办法来决定什么是最好的后果。

[1] 徐向东. 自我、他人与道德——道德哲学导论（上册）. 北京：商务印书馆，2007.

第三，功利主义对个人的道德行动提出了过高的要求。按照该理论，每个人都应该最大限度地促进人类社会的福利，以实现最大多数人的最大幸福。这种最大限度的要求对于普通人而言实在是过分苛刻了。例如，你是一个音乐爱好者，口袋里有 200 元钱，你是应该用来买一场莫扎特音乐会的门票，还是将它捐给边远山区的贫苦小学生，帮助他们买必要的学习用品和书籍呢？按照功利主义的计算，我们在道德直觉上似乎认为后者所产生的社会后果要更大一些，那么你没有捐钱，这是否在道德上做了一件错误的事情呢？有些哲学家就是这么倡导的，如彼得·辛格认为，中产阶级有责任将收入的三分之一捐赠出去以救助穷人，每个人都有责任来缓解世界上的饥饿与贫困。如果严格按照功利主义的最佳标准去行动，那么每个人都必须成为道德圣徒才行，因为时时刻刻要考虑的是社会利益最大化，而不是个人的幸福。这显然是令很多人无法接受的，因而不太现实。

第四，功利主义原则可能会无视个人权利和社会公正。功利主义考虑总体上的结果最大化、最优化，不考虑具体个人的情况。例如，医生是否应该摘除一个严重智力障碍者的 5 个脏器，移植给 5 个需要接受器官移植的科学家呢？按照功利主义的演算，这么做符合社会的最大利益，但是却侵犯了弱势群体的基本权利，有损社会公正。

第三节 义 务 论

一、义务论的基本观念

第一，义务论根据行动本身的特征或相关的某个规则判断行为的对错，而不像功利主义根据行动的后果判断道德正确性。行动本身的特征指向的是行为本身，而不是某个目标。例如，义务论者认为，讲真话或遵守诺言包含了道德上正确的东西，不管讲真话可能产生什么样的结果，它在道德上始终是正确的。也就是说，讲真话而不是撒谎欺骗，这本身在道德上就是内在正确的，它独立于其所产生的任何结果。义务论者强调严格服从道德规则，实际上是要求认真履行道德义务或责任，不管这样做是否产生好的结果。

第二，义务论所强调的道德规则是基于理性的，而不是基于某种传统、直觉、情感、同情之类的态度。毫无疑问，人具有七情六欲，并且很多时候受到感性力量的支配会做出一些冲动之举。理性的力量在于抵制欲望等非理性之物，只有按照理性的自我立法来行动，一个人才能够算是绝对自由而自律的人。例如，一个人做出乐于助人的行为可能是为了获得他人的赞美、学校的奖励，这样的行为在康德看来是没有道德价值的，因为他追求的是外在的欲望，换言之是受欲望控制的"奴隶"，而不是理性的自我要求。同理，一个人出于同情心或直觉做出看起来是道德的事情，也没有任何的道德价值。例如，看到街上的一个可怜乞丐而从兜里掏出 10 元钱给他，出于同情心而赞助失学儿童。对康德而言，一个人的道德行动必须是为了义务本身，而不是为了义务之外的某个他物。人应该用理性的意志来战胜各种欲望，避免感性冲动的行为。从这一观点出发，自由不是一个人可以去做什么，而是能够不去做什么。

第三，义务论所要求遵守的道德责任和义务是普遍的道德法则。普遍性意味着任何人在任何场合都要去遵守。以撒谎为例，一个人要想成功地撒谎并欺骗别人，需要建立在别人信任他、觉得他是在讲真话的基础上才能奏效。如果所有人都在撒谎，那么显然谁都得不到真实的信息，社会就无法运转了。因此，撒谎与讲真话是矛盾的，它不可能成为一个普遍的道德法则。同理，遵守诺言就能够成为一个普遍的道德法则，因为根据理性的要求，每个人都希望别人信守承诺，而不是任意地违背诺言。再如，一个人应该在承诺的期限内还钱，这是天经地义的。这种普遍的道德法则，康德称之为"绝对命令"，意思是每个人都应该去遵守的道德律令。这样的"绝对命令"当然不止一个，例如我们应该，"你的行动，要把你自己人身中的人性，和其他人身中的人性，在任何时候都同样看作是目的，永远不能只看作是手段。"一些受试者参与新药的研发试验，虽然可能是经受试者本人同意参与的，但终会成为达到他人目的的手段，即以牺牲自己的健康为代价来换取社会的健康利益最大化。如果没有做好知情同意，按照康德的绝对命令，这种做法有损人的道德尊严。

二、对义务论的批评

首先，义务论存在义务冲突的问题。这种理论要求人们遵守义务，但在生活中人们可能要承担的义务或责任不止一个，那么在多个义务之间发生冲突的情况下究竟该怎么办，义务论并没有给出一个可行的解决办法。按照康德的绝对命令，两个绝对的原则都是需要遵守的，但这在现实中往往是不可能的。例如，如果父母之前答应孩子去旅行，但是母亲因生病住院需要有人照顾，那究竟应该信守承诺带孩子去旅行呢？还是应该留下来照顾母亲呢？在此，遵守承诺与关怀帮助的义务之间发生了冲突。无论选择做什么，都不可避免地要放弃一个责任或义务。在中国的传统社会中，经常出现的义务冲突是忠孝难以两全的情况，到底是忠于国家君主还是孝顺自己的父母，这的确是一个两难的选择。

其次，义务论过度强调道德律令的绝对性，忽略了人与人的亲密关系。按照义务论的观点，我们似乎是要按照法定义务、契约责任来行动，这些法理精神在现代社会中的确占据着非常重要的地位。但它能否涵盖人类生活的一切，是值得商榷的。在陌生人社会，用绝对的法律规范和道德原则来治理，当然是不错的选择。但是在熟人社会、亲人朋友之间，似乎就不那么合适了。例如，父母养育自己的子女，往往不是根据契约和道德律令，而是基于普遍的父爱、母爱；朋友之间的相互关心和支持不是依靠彼此之间缔结的契约，而是某种情感性纽带的维系。按照法律精神，像包拯那样大公无私、大义灭亲的行为值得赞许，他维护的是社会公平正义，但是站在家人朋友的角度来考虑，似乎就显得不那么合乎人情了，正如人们为什么会对那些"胳膊肘往外拐"的行为有所微词。就是说，理性的道德和法律原则只是人类生活的一个重要方面，但不是全部。

最后，义务论存在形式主义的抽象性问题。康德伦理学提供了几条道德的绝对命令，但是这些命令无法解决人类生活具体情境中的问题。黑格尔就批评指出，康德伦理学无法给出具体的义务来指导道德实践生活，例如医生职业道德，对于医生应该坚持哪些职业道德，义务论并没有给出具体的道德原则或具体规则。康德所使用的"理性""人性""善良意志"等概念高度抽象，难以理解。与人类生活的生动实践性相比，这种相对空乏的形式主义，无法制定出具体的义务规则，缺乏理论的实用性。

第四节 其他理论资源

功利主义和义务论是规范伦理学中占主导地位的两种理论，除此之外，还有很多其他重要的道德理论不应被忽视。我们选取了一些有代表性的理论进行简要介绍。

一、美德论

美德论（virtue ethics）的思想有着悠久的历史。中国的儒家和古希腊的亚里士多德都坚持美德伦理的观点。然而，随着现代社会生活的日趋复杂，人们对道德生活的理解发生了变化。近现代时期的道德哲学家们基本上都认为，道德生活的核心在于遵守某些具有普遍性的道德规

1 伊曼努尔·康德. 道德形而上学原理. 苗力田，译. 上海：上海世纪出版集团. 2012：37.

范，在这些规则的界限内，人们才可以追求自己想要的生活。然而自20世纪50年代以来，哲学家们开始批评这种现代道德的缺陷，认为它对道德的理解过于狭窄，过分强调了行动的道德判断和推理，忽略了道德生活中某些非常重要的要素，如感激、同情、自尊等各种各样的道德情感。因而在当代哲学界中，美德伦理学有一股复兴的趋势，越来越多的学者开始研究传统美德伦理思想，关注它对伦理生活的指导和示范意义。

美德（virtue，德性）在古希腊的哲学概念中，是指事物本身的功能、用处或特长，也就是一个事物区别于其他事物的根本属性。例如，耳朵的美德/德性是听，眼睛的美德/德性是看，船的美德/德性是在水上航行。可以看到，这是一种广义的美德概念。在现代道德哲学中，美德专指人的优秀道德品质、个性心理特征，如勇敢、正义、忠诚、节制等，与人不相关的其他事物的特征不再以"美德"来指称。亚里士多德认为，美德是一种心灵的秩序与和谐，心灵的各种功能要素都发挥其作用，较高级的功能统辖着较低级的功能，从而达到一种完满的优秀状态。在儒家看来，那些具有美德的人才是君子、圣贤，反之则是小人。

美德伦理学关注的核心问题是"我应该成为一个什么样的人"或"我应该怎样生活"，而不是"我应该做什么或不做什么"。由此可见，这种理论是以道德行动者为中心的，而不是以行动为中心的道德理论。道德行动要求我们做正确的事，但是为了生活得好和做得正确，我们就必须具备一些恰当的道德品格、动机和情感。在这一点上，它与功利主义和康德伦理学不同，因为功利主义是以行动后果为导向的，义务论是以道德责任为导向的，而美德伦理则是以个人的道德品格为导向的。美德规范的道德要求不是外在的道德规矩、约束，而是人内心自觉的美好追求，追求美德的人首先应该是一个追求善好生活的人，即合乎自然的生活秩序。例如，一个有节制美德的人不是因为别人强迫才过一种节制的生活，而是他自己意识到这种生活本身就是美好的、值得追求的。如果他只是在父母的强制要求下过这种生活，就不能说他具备节制的美德。换言之，美德的目的不是教一个人去做好事，而是要让他成为（becoming）一个好人（good man）。因此，一名医生遵守职业道德与培养美德是有区别的，前者只是去遵守已经制定出来的"条条框框"的规则，要求医生做这事而不做那事；而后者则是要求医生主动培养审慎、胆识、正直、忠诚等美德，自觉成为一名"好医生"，而不是在别人的监督和纪律的约束下表现得"像"一名"好医生"。综上所述，美德伦理的基本主张是：培养和塑造一个健全的道德品格，才是道德生活中最重要的事情。

儒家伦理是中国传统社会占主导地位的思想，强调美德的重要作用，作为封建社会占主导地位的价值观，儒家思想深入政治、经济、文化、道德生活的各个方面，特别是在伦理道德上提出了一整套系统性的解决方案，来适应与调节农耕社会下人民之间的社会关系。经历20世纪的历史变革，儒家思想遭到了严重的清算和打击（例如打倒"孔家店"的说法），儒家的仁义道德被描述成"吃人的礼教"，但儒家没有因此消失，而以现代新儒家的面貌复兴。

近年来，港台一些学者提出重构主义儒学（reconstructionist confucianism）的口号，试图重新建构适应当代中国人生活的本真儒学，用当代的语言来分析和阐释儒学的核心主张，为当代人的人伦道德、公共政策与制度变革提供直接的、具体的儒学资源。在医学伦理学和生命伦理学领域，他们也提出了相应的伦理主张和实践策略。具体来说，主要包括以下三个方面。

第一，儒家坚持家庭主义，反对西方的原子式个人的存在。以家庭为本位，而不是以个人为本位，这要求回归到家庭的本来面目和基本结构，认为丈夫、妻子和子女在家庭中都有自己的角色和位置，每个人都应该谨守本分，做好自己的事情，养育儿女、孝顺父母、照顾兄弟，只有每个人将自己的家庭建设好，才能实现天下太平。

第二，儒家在医疗决策上坚持家庭的集体决策，实现的是家庭自主，而不是个人自主。一个家庭成员遭遇受伤、疾病和残疾，这往往被看作是整个家庭的问题，需要整个家庭去面对，做出共同的医疗决策。例如，当患者要求或拒绝一项治疗而家庭成员持有反对意见时，这时候医生不能直接遵守患者的意见，即便患者是独立自主的成年人，通常的模式是医生会要求家属之间进行协商并达成一致意见，然后再进行相应的治疗。在知情同意信息告知上，医生通常也会将一些重大的疾病检查预后的信息首先告知家属，而不是直接告知患者，这也反映了儒家式的价值观。

第三，儒家伦理强调个人德性的培养，而不是权利的主张。基于这一视角，儒家伦理属于美德伦理的范畴。它根据人的道德品质的高低将人分为君子和小人，建立以德性而非理性为基础的人格概念。一般来说，德性高尚的人属于君子，而道德品质低劣的人属于小人。君子是追求自我道德完满和自我价值实现的，而小人则会放纵个人欲望、追求一己之私、毫无道德观念，即"君子喻于义，小人喻于利"（《论语·里仁》）。

二、社群主义

社群主义（communitarianism）是当代政治哲学中的一种思潮，此理论的提出主要是作为反对西方的自由主义的形式出现的。社群主义主要强调的是社群价值、公共利益、合作美德、公共道德、传统习俗、社会实践等，这些观点与自由主义的价值观是针锋相对的。它反对自由主义的核心信条：个性、自主性、个人权利。自由主义认为个人权利不应受到国家的任意干涉，也不应该对个人所秉持的关于美好生活的不同信念予以奖励或处罚。社群主义认为，这种自由主义的思想会造成社会公共福利的缺乏、公民责任感的丧失、人际关系的疏离、家庭生活与婚姻忠诚的瓦解、政治的崩塌，以及传统文化价值的迷失等问题。为了走出这种社会道德困境，就必须重新回归到有凝聚力、共同价值和归属感的社群生活之中，以避免一个撕裂社会的痛苦蔓延。

不同社群主义者对社群的定义并不相同。有些学者认为社群指政治国家，有些则把家庭看作社群单位，而另外一些人则认为社群是指特定目标和角色义务的小型社区或机构。不管如何定义社群，社群主义理论都认为个人在他所在的社群中应当承担作为社群成员的基本社会角色，而角色则决定了他的相应责任和义务，他应该去做出相应的行为来实现社群的共同体价值。在特定的社群中，会有相应的特定道德规则，而这些规则是由社群的历史、共同价值观、共同信念决定的。基于此，处在不同文化背景下的各个社群，它所坚持的道德原则是有差别的，而正是这些差别构成了人类道德生活的丰富性和多样性。

社群主义者坚持共同体利益优先于个人权利的观点，反对自由主义的权利优先论的思想。其关注的焦点是社群而不是个人，捍卫的是社群的共同利益而不是个人利益，如家庭利益、社会公共价值。当代著名的哲学家查尔斯·泰勒认为，所有个人权利的概念都包含着某种关于个人和社会利益的概念，如果没有家庭或其他社会结构，自由主义所推崇的那种自主是不可能的，独立于社群的孤立原子式的个体是不存在的。在这一点上，社群主义准确地把握了道德的社会性本质，即道德生活和道德原则是社会集体活动的产物。

社群主义在医学伦理中有广泛的讨论，其中最明显的例子莫过于在公共卫生领域中的应用。公共卫生涉及社会的公共健康利益，以及如何将国家的有限卫生资源进行公平分配。面对大规模的传染性疾病［例如2003年的严重急性呼吸综合征（SARS）］时，是否应该站在社会公共健康利益的角度来进行检疫、隔离、消毒等措施？如果这些措施不得不侵犯个人的权利和义务，从道德上我们该怎么做？对于艾滋病的防治也涉及公共健康，如何采取有效的措施将艾滋病控制在一定范围内呢？我们能否以公共利益之名强迫部分易感人群（如性工作者）进行强制检测呢？毫无疑问，这些问题是有道德冲突的难题。

三、决疑论

决疑论（casuistry）是一种自下而上的基于案例的道德推理模式。严格来说，它并不属于一种规范伦理学的道德理论，而只是一种伦理学方法，一种道德论证的方式。这种思维方式在中世纪哲学和早期现代哲学中具有影响力，并且在医学伦理学的案例推理中改造了这一模式。决疑论关注的不是道德原则或理论，而是将焦点放在实践决策上，认为道德的确定性存在于案例判断中，而不是先定的道德原则之中，诉诸的是道德传统，而不是抽象的道德规则或理论。

决疑论包含两个重要的要素：案例和归纳概括。道德生活中每个难题都是一个具体的案例，都是需要进行道德推理和思考的，每个案例的情景都不一样，所以无法从一个普遍的道德原则中给出绝对一致的结论。决疑论的思维方式是典型的归纳主义，通过"自下而上"而不是"自上而下"的演绎方式进行，从特殊情况上升到普遍情况，而不是相反。它将道德规则和原则看作知识序列中的衍生物，而非初始的东西，初始的东西是特定类型的案例和判断，道德原则的意义、功能和价值来源于以往的道德实践和对特殊情况的反思。在这个意义上，实践知识胜过理论知识。例如，在美国，人们曾经认为撤除患者的治疗措施是不可接受的谋杀行为，但在实践中发生了大量的两难案例后，经过社会的广泛讨论和法官的判决，社会开始接受放弃治疗、撤除治疗的行为，认为它只是可以允许的任其死亡的情形，而不是故意的谋杀。1976 年美国的昆兰案[1]就是这样的一个标志性的案例。随着时间的推移，人们从案例中吸取了大量的关于道德的知识和经验教训，这些在不断改变人们对于棘手道德问题的看法，甚至是法律判决。

决疑论常常诉诸于先案和类比推理，这在英美法系的国家常常采用，因为这些国家采纳的是判例法传统[2]。这些先案是历史上发生的一些指导性案例，通常被称为范例，它凝聚着人们对于道德争论的广泛共识，是最持久、最权威的资源，如昆兰案、塔斯基吉梅毒实验[3]等。当然，中国的学者也讨论一些在社会上争议比较大、影响力广的标志性案例，通常是作为伦理学教材或法学教材中的案例在大学课堂上进行讨论，但这些案例无法获得"范例"的地位，它们只是用来解释或论证法律条文或道德原则。当无法适用于任何一条法律条文，或碰到一些棘手的案例时，人们考虑的是通过修改法律、制定新的司法解释或通过新的立法来解决问题。综上所述，人们希望诉诸可以看得见的法律文本依据，而不是某个先在的案例作为权威的指导性案例。

决疑论的论证力度是否可靠，这一点是存在疑问的。作为一种伦理学的论证方法，它的论证过程是基于案例的归纳和类比来进行的。但是，我们知道归纳方法是有缺陷的，除非我们穷尽了所有的案例，才能保证它的推理结果的普遍正确性，这就是通常所说的"黑天鹅"事件推翻了"所有的天鹅都是白的"的论断。类比方法也是如此，它并不能保证推理结果的正确性。仅仅凭借案例之间的相似性这一点，无法保证结果的必然正确性，无论一个案例与另一个案例之间有多少共同点和相似点，只要有一个差异点的存在，就可能推翻它们之间的必然联系。对于案例的判决和推理，人们也不可避免地存在不公正、先入为主的偏见、类比的偏颇等问题。但与直接诉诸理论和原则的推论方法相比，此种方法更受临床和公共卫生领域的实践人员的喜爱，它容易抓住问题，若能在分析中有机融入理论和原则，便比较完满了。

---

[1] 1975 年卡伦·安·昆兰成为昏迷患者，靠呼吸机和静脉点滴维持生活。她的父亲约瑟夫·昆兰成为监护人。作为监护人，他有权提出撤除一切治疗，包括呼吸机和其他生命维持装置。新泽西的高等法院法官驳回了他的要求，认为这样破坏了生命的权利。而本州的最高法院后来推翻了高等法院的裁决，同意撤除治疗。但是撤除呼吸机后，昆兰不但没有死亡，反倒恢复了自主呼吸，但仍昏迷。卡伦·安·昆兰直至 1985 年才死亡。这是美国历史上第一次允许撤除昏迷患者的生命维持装置，成为后来美国类似案例判决的先例，成为美国生命伦理学史上具有重要里程碑意义的案件。此案例在第八章有具体分析。
[2] 判例法是英美法系国家的主要法律渊源，它是相对于大陆法系国家的成文法或制定法而言的。判例法的来源不是专门的立法机构，而是法官对案件的审理结果，它不是立法者创造的，而是司法者创造的。因此，判例法又称为法官法或普通法。
[3] 自 1932 年起，美国公共卫生部（PHS）以 400 名非洲裔黑人男子为试验品秘密研究梅毒对人体的危害，隐瞒当事人长达 40 年，使大批受害人及其亲属付出了健康乃至生命的代价。

思考题

1. 简述伦理学的研究对象与体系结构。
2. 功利主义与义务论的主要区别是什么？各自又面临着哪些批评？
3. 美德伦理学关注的核心问题是什么？
4. 儒家伦理在中国医患关系中有哪些具体表现？它们能否得到有效辩护？
5. 社群主义在社会公共生活中如何得到辩护？
6. 在案例研究中如何正确使用决疑论方法？

延伸阅读

1. 中文学术期刊

主要有：《道德与文明》《伦理学研究》《医学与哲学》《中国医学伦理学》。其中，《道德与文明》和《伦理学研究》主要刊载伦理学的理论性文章，涉及的理论较深、问题较广；《医学与哲学》主要是刊载与医学哲学相关的理论文章，也包括医学伦理学的论文；而《中国医学伦理学》则更多刊载医学伦理相关的文章。

2. 外文学术期刊

（1）*BMC Medical Ethics*：主要刊载生物医学研究、临床研究的伦理论文，包括职业行为、医学技术、卫生制度与卫生政策等。

（2）*The Journal of Medicine and Philosophy*：主要发表生命伦理学和医学哲学的论文。

（3）*Developing World Bioethics*：这是医学伦理、生命伦理领域唯一专门针对发展中国家的生命伦理学问题的杂志，是所有关注发展中世界生命伦理问题的重要资源，主要为发展中国家和发达国家的生命伦理学者和学生提供案例研究、教材、新闻简介和法律背景等专业知识。

（4）*Bioethics*：生命伦理学著名期刊，主要发表生命伦理前沿领域的论文，包括：发展中国家的国际合作临床研究、器官移植和异种移植、老龄化和人类寿命、艾滋病、基因组学和干细胞研究等。

3. 相关网站

（1）斯坦福哲学百科全书网站 https：//plato．stanford．edu/，可以检索伦理学的基本概念、理论、原则与方法等。

（2）美国著名生命伦理学研究机构海斯汀中心网站 https：//www．thehastingscenter．org/，主要关注医疗保健、科学与技术领域中的伦理与社会问题。

（李红文）

第二章 医学伦理学基本原则

【引言】

  当今社会文化日益多元，不同社会群体持有的价值观差异很大，医务人员在工作中经常遇到各种道德冲突，需要有一些基本的道德原则来指导我们做出适当的选择。

知识要点 ···

医学伦理学基本原则及其在伦理体系中的地位
尊重自主、有利、不伤害、公正等原则的内涵及主要要求
知情同意的概念和要求
医疗差错与患者安全

···

案例 2-1

疫情之下如何分配有限的呼吸机？

  2020 年春月，新型冠状病毒肺炎（COVID-19）先后在中国、意大利、西班牙、美国等地造成严重的医疗资源危机。在马德里、纽约等不少城市曾出现众多患者涌入医院，医院卫生资源（特别是呼吸机等设备）极其短缺。2020 年 3 月 24 日美国纽约州州长科莫称，当时纽约州约有 3 万人急需呼吸机救命，但纽约州的医院只有 300 台这样的设备。大量患者因得不到呼吸机和重症监护病房（ICU）床位等医疗资源而死亡。截至 2020 年 8 月 2 日，全球有 1814 多万人被感染，累计 69 万人死亡[1]。对于一位重症感染者，如果能及时使用呼吸机就可能活下来，否则就会很快死去，医生不得不对他人生死做出艰难的选择。当一家医院的呼吸机告急，医生应该根据什么标准来决定先给哪些患者使用呼吸机？是应先分配给有支付能力的富裕患者使用（谁付得起谁用）？还是应根据年龄分配，即优先给年轻患者？

  在案例中情形下，医生通常面临的不是医疗技术难题，而是道德选择的两难（dilemmas）。这需要我们在医学伦理原则的指导下进行决策选择，本章我们主要探讨医学伦理学的几个基本原

---

[1] 数据来源：https://www.worldometers.info/coronavirus/#countries 2020-8-2.

则，及其内涵、要求、性质等问题。

第一节　医学伦理学原则及其演变

医学伦理作为一种职业道德规范体系，包括原则（principle）、准则（rule）、指南（guideline）等不同层次的规范。其中，原则是指"尊重""公正"等体现本领域最基本、最普遍道德价值的一组信念，是指导医务人员应该如何行动和选择的最高层次的道德规范，是其他道德规范的主要依据，在医学伦理系中起主导作用。指南等是由政府部门、行业协会或医院等单位针对某些具体问题制定的具体的道德规范，如宣言、指南、守则等。准则是介于原则与规则之间的中间层次的规范，如"诚实""保密"等。

1981 年在上海举行的"全国第一届医德学术讨论会"首次明确提出了我国的"社会主义医德基本原则"，将其内容表述为："防病治病，救死扶伤，实行革命的人道主义，全心全意为人民服务。"这种表述融合了革命领袖对卫生事业的政治定位和革命号召，同时也突出了人道主义使命。20 世纪 80 年代中期，为了适应改革开放的新形势，上述提法被修改为："防病治病，救死扶伤，实行社会主义人道主义，全心全意为人民身心健康服务。"这种表述淡化了革命色彩，突出了行业特点，但其内涵仍不够清晰。

美国学者比彻姆（Beauchamp. TL）和邱卓斯（Childress. JF）在其《生物医学伦理原则》一书中，提出将尊重自主（respect for autonomy）、不伤害（non-maleficence）、有利（beneficence）、公正（justice）这四条原则作为医学伦理学的基本原则，并以这四条基本原则为基础构建了一个分析和论证医学伦理问题的框架体系。有学者称其为"原则主义"方法，为世界各国的医学机构广泛采纳，逐渐成为医学伦理学的主流理论。在 20 世纪 90 年代，国内医学伦理学界逐步接受了这种学说，将尊重自主、有利、不伤害、公正作为指导医疗实践的四个基本伦理原则。下面依次介绍这四个基本原则的内涵、哲学基础和具体要求。

第二节　尊重自主原则

一、尊重自主原则的内涵与哲学基础

"自主"（autonomy）意即"自我治理"（self-government）或"自我支配"。尊重自主，最低限度的含义也就是要承认患者持有自己的观点、做出选择以及根据个人的价值和信念采取行动的能力；更为积极的观点认为，尊重自主还要提高或维持他人自主选择的能力，消除破坏或干扰其自主行为的因素。作为医学伦理学的基本原则，尊重自主要求医务人员尊重患者的人格、尊严、隐私和自主选择的权力，为患者保密。

尊重自主原则可以得到义务论和功利主义等不同伦理学理论的辩护。义务论的代表人物德国哲学家康德认为，每个人都具有无条件的价值和自我做决定的理性能力，因此我们"任何时候都不应把自己和他人仅仅当作工具，而应该永远看作自身就是目的"[1]，这就要求我们尊重人，尊重其自主权，尊重其理性选择的权利，而不能欺骗、强制、操纵他人。功利主义代表人物英国哲学家穆勒（J. S. Mill）十分关注个性，认为个性的自由发展是实现个人幸福和社会进步不可或缺的要素，他主张人们应该按照自己的意见自由行动、自己选择自己的生活计划；

---

[1] 康德. 道德形而上学原理. 苗力田，译. 上海：上海人民出版社. 1986.

只要不伤害他人的自由和利益，这种选择自由就不应受到限制。[1]穆勒的理论同样为尊重自主原则提供了有力的支持。

尊重自主原则要求医务人员在医疗实践和医学研究中要尊重患者、诚实对待患者、贯彻知情同意、保护患者隐私、为患者保守秘密，等等。

二、知情同意

知情同意（informed consent），指某人被告知，知道事实真相后自愿同意或应允某事。在卫生保健领域指的是患者或其法定代理人在获得医护人员提供足够的信息及完全了解的情况下，自愿地同意或应允给予某些检查、治疗、手术或参与人体试验。一个完整的知情同意包括能力、告知、理解、自愿、同意等要素[2]。无论是在医疗实践还是医学研究中，知情同意都是一项非常重要的要求。

（一）能力

做好知情同意，首先要判断患者或受试者是否有自主做决定的能力（competence）。在医疗实践和医学研究中，我们可能会遇到一些自主能力受限的人，如未成年的儿童；或已成年，但有智力障碍或精神障碍的患者；或年龄、智力正常，但处于一时性的或不可逆的昏迷状态的患者。在临床研究中，我们可能还会遇到脆弱人群，如儿童、囚犯、残疾或者精神疾病患者、孕妇、处于不利经济地位或未受过良好教育的人，这些人往往由于在智力、知识等方面的匮乏而不能很好保护自身的利益，难以进行知情同意或拒绝，容易受到不当诱惑，因此属于自主能力受限的弱势人群（vulnerable population，参见第十三章"涉及弱势人群的科研伦理问题"）。由于这些人或者无法理解告知内容，或者无法清晰表达自己的要求和愿望，或者缺乏自由决策的能力，需要其他人代表他们做出最符合其最佳利益的决策，这就要额外征求其代理人的同意，实行代理决策（surrogate decision）。中国《民法典》对行为能力的界定见表2-1。根据中国《民法典》等法律规定，知情同意权代理人一般顺序为：①患者的配偶；②父母、子女；③其他近亲属；④其他愿意担任监护人的个人或者组织。值得注意的是，即使对这些行为能力受限的患者，我们也应尽量让其在诊疗过程中参与决策。要留意他们是否有预先医疗指示（advance medical directives，或称"预嘱"），如果有，要尊重他们的选择。如果代理人或授权人禁止为患者提供必要的治疗时，医师有义务提出异议，如在危急时则以患者利益至上而从事医疗行为[3]。面对失去意识的急危患者，在无法联系患者法定代理人时，医师可默认为患者同意，报经医疗机构管理者或授权负责人同意后施救。

表2-1　中国《民法典》对行为能力的界定

概念	界定
成年人与未成年人	18周岁以上的自然人为成年人。不满18周岁的自然人为未成年人
完全民事行为能力人	成年人为完全民事行为能力人，可以独立实施民事法律行为。16周岁以上的未成年人，以自己的劳动收入为主要生活来源的，视为完全民事行为能力人
限制民事行为能力的未成年人	8周岁以上的未成年人为限制民事行为能力人，实施民事法律行为由其法定代理人代理或者经其法定代理人同意、追认；但是，可以独立实施纯获利益的民事法律行为或者与其年龄、智力相适应的民事法律行为

---

[1] 穆勒. 论自由. 孟凡礼，译. 桂林：广西师范大学出版社，2011.

[2] 关于知情同意的要素，有二要素、五要素、七要素等多种不同理论主张，具体内容参见《贝尔蒙特报告》和比彻姆、邱卓思的《生物医学伦理原则》。这里只按照笔者的理解介绍五要素说。

[3] 中国医师协会：《中国医师道德准则》。

概念	界定
无民事行为能力的未成年人	不满 8 周岁的未成年人为无民事行为能力人，由其法定代理人代理实施民事法律行为
无民事行为能力的成年人	不能辨认自己行为的成年人为无民事行为能力人，由其法定代理人代理实施民事法律行为
限制民事行为能力的成年人	不能完全辨认自己行为的成年人为限制民事行为能力人，实施民事法律行为由其法定代理人代理或者经其法定代理人同意、追认；但是，可以独立实施纯获利益的民事法律行为或者与其智力、精神健康状况相适应的民事法律行为

（二）告知

告知（disclosure）是知情同意的前提。诊疗活动是以患者自身不可替代的生命、身体为对象进行的，而且通常会对患者身体造成侵袭和痛苦，而双方又无法对医疗结果进行约定。随着社会文化、文明程度的提高和医学知识的普及，越来越多的患者要求参与医疗。患者不仅对自己疾病的病因、诊断方法、治疗原则以及可能的预后向诊疗医师要求"知情的权利"。我国《医师法》第 25 条规定："医师在诊疗活动中应当向患者说明病情、医疗措施和其他需要告知的事项"。在临床治疗中，我们要以患者能够理解的方式告知患者病情是什么？面临的医学难题是什么？建议什么样的治疗方法？这一治疗方法有什么可能的风险和利益？是否存在其他替代方法？可能发生的费用是什么？这些信息可以语言、文字的方式告知，也可以通过图片、视频等途径告知。

对于应该告知患者多少信息，存在不同的标准。有人主张采用专业实践标准（professional practice standard），意即通常的医学实践和经验决策需要多少信息，对患者也告知多少信息；有人主张理性人标准（reasonable person standard），根据一个有理性的人做出决定需要知道多少信息，就告知患者多少信息；也有人秉持主观标准（subjective standard），根据每一个患者的特点来决定告知多少信息以及具体告知方式。

在临床研究中，根据国家卫生计生委 2016 年颁布的《涉及人的生物医学研究伦理审查办法》规定，项目研究者开展研究，应当获得受试者自愿签署的知情同意书，同意书中应当包括以下内容：

✓ 研究目的、基本研究内容、流程、方法及研究时限；

✓ 研究者基本信息及研究机构资质；

✓ 研究结果可能给受试者、相关人员和社会带来的益处，以及给受试者可能带来的不适和风险；

✓ 对受试者的保护措施；

✓ 研究数据和受试者个人资料的保密范围和措施；

✓ 受试者的权利，包括自愿参加和随时退出、知情、同意或不同意、保密、补偿、受损害时获得免费治疗和赔偿、新信息的获取、新版本知情同意书的再次签署、获得知情同意书等；

✓ 受试者在参与研究前、研究后和研究过程中的注意事项。

在知情同意获取过程中，项目研究者应当按照知情同意书内容向受试者逐项说明，其中包括：

✓ 受试者所参加的研究项目的目的、意义和预期效果，可能遇到的风险和不适，以及可能带来的益处或者影响；

✓ 有无对受试者有益的其他措施或者治疗方案；

　　✔ 保密范围和措施；

　　✔ 补偿情况，以及发生损害的赔偿和免费治疗；

　　✔ 自愿参加并可以随时退出的权利，以及发生问题时的联系人和联系方式等。

（三）理解

　　在信息告知中，我们要持诚恳、尊重的态度，对患者和受试者保持同情心和耐心，关注患者的情绪变化，理解（understanding）他们的感受，同时要保证他们能够理解我们告知的内容。为此，在告知中要避免使用过多的医学专业术语，对非医学人士要尽量用形象的语言或借助视频、图画准确告知。对只讲外语或方言的特殊告知对象，如果存在语言沟通障碍，应安排相应的翻译。为了确保告知对象能够理解，我们要鼓励对方多问问题，如果对方提不出问题，可以针对关键内容进行反问，看他们是否理解。如果没有理解，就需要再次解释。

（四）自愿

　　自愿（voluntariness）就是患者／受试者或其代理人能够自由自愿地行使他们的决定权，而不是在他人等外部力量的强制、压迫、威胁、诱惑等不当影响下做决定。《纽伦堡法典》的第一条讲"受试者的自愿同意绝对必要"，强调受试者参与研究不受任何势力的干涉、欺瞒、蒙蔽、挟持、哄骗，或者其他某种隐蔽形式的压制或强迫下参与研究。

　　在临床诊疗中，我们面对具有自主能力的患者，在以其能够理解的语言告知后，需要患者自由自愿地决定是否同意接受医务人员的干预计划。医务人员要给予患者充分的时间做决定，避免对其施加压力，严禁通过诱导、威胁、强制的手段迫使患者同意。

（五）同意

　　同意（consent）就是患者／受试者或其代理人在被充分告知并理解告知内容后，自由地做出同意或不同意接受干预、参与研究的决定。这种同意可以用语言、文字来表达，也可以用行为来表达。在施行手术、特殊检查、特殊治疗、参与人体试验等情况下必须取得书面签字。

　　知情同意不是一个让患者或受试者在知情同意书签字的仪式，而是一个患者、受试者和医务人员交流，来帮助他们做出决定的过程。医务人员提供信息的动机和目的是为了患者／受试者的利益，提供让他们做出决定的足够信息，向他们做充分必要的说明和解释，形成共同决策。医师不应出于自我保护，而将知情同意视为免责或自我保护的举措，过度夸大风险；更不应流于形式或视为负担，在交流中缺乏耐心，过多使用患者难以理解的专业术语。

三、尊重患者隐私、为患者保密

　　隐私是患者与公共利益无关、不愿公开或让他人知悉的个人信息、私人活动和私有领域，包括信息隐私、身体隐私、决策隐私、财产隐私、亲属或关系隐私等不同种类的隐私。保密是指患者出于信任和信赖而通过告知或医学检查等方式透露给医务人员的信息，未经患者同意医务人员不得将这些信息告诉第三方。

　　在医疗实践中，医生经常可以了解到患者的某些私密信息，观察患者身体。医生有义务在检查时保护患者身体不被他人随意观察，有义务为患者保密，避免隐私和秘密泄露给患者带来伤害。值得注意的是，这是有条件的义务，如果患者有伤害他人或社会利益的可能，按照法律的要求，医生有报告相关部门或告知相关人员的义务。

案例 2-2

　　2013 年 6 月的一天，一位少女在家长的陪伴下，神色匆忙却略显痛苦地来到医院急诊就诊，女孩主诉为"腹痛 2 小时伴阵发性加剧"。接诊医生为女孩进行体温、脉搏、呼吸、血压等生命体征监测后，并未发现明显异常。随后又进行了相关的腹部查体，初步排除了外科可能相关的的急腹症如阑尾炎等病情，医生发现女孩在检查过程中神色越发紧张，且年龄在 15 ~ 20 岁，就问女孩的年龄和月经情况。女孩年仅 18 岁，月经较以往推迟了一月余，但女孩自诉之前月经并不规律。根据经验，医生疑诊女孩为"宫内孕 7 周"，便询问女孩是否有过性生活史。女孩先是极力否认，其家长也反复陈述女孩平日十分乖巧听话，不可能发生这种事。医生让家长先到诊室外等候，随后又仔细询问女孩的性生活史，并开导其情况的严重性以及不进行相关干预措施可能带来的不良后果。女孩在多次要求医生为其保密病情并得到许诺后，承认了自己曾在几个月前与同班男同学发生过性关系并且未行必要的防护措施。同时，尿妊娠试验结果也显示为"阳性"。在以上结果的证实下，医生遂给出"宫内孕 7 周"的诊断，并记录在就诊手册上。后女孩又反复向医生哭诉哀求，恳求医生不要将怀孕的真实情况告诉其父母。

　　来源：课堂学生提供的案例编写而成。

　　问题与思考：如果你是当事接诊医生，在此情境下应如何应对？理由是什么？

　　在这个案例中，医生有义务保护患者的秘密，不能未经患者允许把她的性生活史以及已经怀孕的信息告诉其父母。但患者家属在医院等候，必然会问及患者病情，如果要做人工流产，也可能要家属配合缴费等，在这种情况下，医生应详细向患者解释，劝这位女孩告诉父母。如果有困难或者怕家长责备，医生可以提供必要的帮助，如及时劝解父母，请他们不要打骂女孩，解除女孩的后顾之忧。

第三节　不伤害原则

一、不伤害原则的内涵

　　"不伤害"指在医疗实践中应努力避免使患者遭受不应有的伤害。这里的伤害既包括身体上的疼痛、痛苦、残疾、死亡，也包括精神上的痛苦、财产上的损失等其他侵犯和妨碍患者利益的行为和事物。在医疗机构中许多事都可能对患者造成伤害，如医务人员专业知识和技能低下、过度医疗、强迫患者接受某种检查或治疗、行为疏忽、拖拉或拒绝对急诊患者的抢救、各科室间推诿患者等。这些伤害有的是有意的伤害，有的是无意的伤害；有的是可预知的伤害，有的是意外伤害；有的是可以控制的，有的是不可控制的。

　　不伤害原则最早源自《希波克拉底誓言》中的医师职责——最首要和最基本的是不伤害患者（first do no harm）。不伤害患者原则是每一位医师在从事医疗工作时都应遵守的义务。

　　需要注意的是，"不伤害"是相对的，临床的各种医疗处置多少都有程度不一的风险存在，有时会给患者带来生理或心理上的伤害。例如，放射治疗虽可杀死肿瘤细胞，但对周围的正常组织也可能造成伤害。又如，为挽救一个患宫颈癌的孕妇，必须为她做子宫切除手术，但这一手术将导致胎儿死亡。医务人员不可能消除所有的伤害，不伤害原则的实质是要求医务人员坚持患者利益第一，对患者高度负责，努力使患者免受不必要的伤害，在某种程度上可以解读为医师对患者的一种"不加重患者病情"的义务。这种义务包含许多内容：①不杀害患者；②不可因故意或过失，造成对患者生命的危害；③尤其对那些无力保护自己的人，如幼童、老人、智障和重度伤残者，更不可施以伤害；④应预防患者受伤害；⑤应事先评估并预测发生伤害的可能性，采取适当的防护措施，以防止患者受伤害；⑥应除去伤害因素（如对跌倒高危险群患者，应特别注意环境安全）。下面从个体和机构两个角度进一步解释。

二、不伤害原则对医师个体的要求

秉持不伤害原则，医务人员在临床工作中要牢固树立患者利益至上的理念，坚决杜绝有意和责任伤害。首先，医师要维护患者的生命安全，应根据个人的临床能力，预测发生伤害的可能性，要千方百计防范无意但却可知的伤害以及意外伤害的出现，不给患者造成本可避免的身体上、精神上的伤害和经济上的损失。其次，要执行医疗上必要的处置，不做不必要的用药、手术或治疗。凡是医疗上对患者无益的、不必要的或是属于禁忌证的，医护人员不能强行去做。最后，要正确处理审慎与胆识的关系，在医疗处置时，对有风险或伤害的医护措施要进行风险 / 受益的评估，选择最佳诊治方案，并在实施中尽最大努力，把不可避免但可控伤害控制在最低限度之内。

三、不伤害原则对医疗机构的要求：减少医疗差错与保障患者安全

医疗差错（medical errors）指可预防的不幸事件，患者因医护人员的作为（如处置错误）或不作为（如疏失行为）而受到伤害。医疗差错是医疗机构中普遍存在的现象。美国医学研究院（IOM）2000 年的报告认为，在美国的医院中每年有 44 000 ～ 98 000 人死于本可以避免的医疗差错，每年美国为此支出 170 亿～ 290 亿美元[1]。正如《左传·宣公二年》所言："人非圣贤，孰能无过？过而能改，善莫大焉！"每个医生都可能会出现医疗差错，并对他们产生深刻的影响。有的医生会因此离开专业，更多的人从差错中汲取教训，不断成长。

···

医院中常见的医疗差错

患者身份错误：患者身份错误事实上可以发生在诊断和治疗的任何场合。患者可能是在镇静状态、意识不清、没有完全清醒或充分集中注意力；也可能是在住院过程中更换床位、房间或病房；或患者因听力障碍或其他情况都可能导致在正确确认患者身份时出现差错。

沟通导致的错误：最容易出错的信息交流是通过口头或电话下达的医嘱；其次是报告临床检查危急值，如临床检验科电话通知病房，报告临床危急检验结果。

药品使用错误：合适的药品管理对保障患者安全至关重要。高危药品是指那些经常导致差错和 / 或警讯事件的药品、具有较高风险引起不良结果的药品、看 / 听起来相似的药品。当患者服务单元的新员工或合同护士没有得到适当的岗前培训，或在紧急情况时，就容易导致这类错误发生。

手术错误：医院中会发生令人不安的错误部位、错误操作、错误手术患者等事件。这些差错之所以发生，主要是由于手术小组成员之间未能充分有效地沟通，患者没有参与手术部位的标记，以及在手术前缺乏核对正确手术部位的程序。其他相关因素还包括

---

[1] IOM . *To Err is Human*：*Building a Safer Health System* . Washington（DC）：National Academies Press，2000：1.

未充分评估患者、未充分回顾病历、医院文化不支持手术小组成员之间进行开放、有效的沟通，书写笔迹潦草或模糊、缩写使用不规范等。

医源性感染：医源性感染包括与导管相关的尿路感染、血流相关感染和肺炎（常与机械通气有关）。

住院患者跌倒／坠床。

来源：改编自国际医院认证联合委员会（JCI）2017《JCI 医院评审标准（第四版）》。

· ·

医疗差错不是单纯由个体医生犯错造成的，其产生往往与医院的管理制度和流程相关。从不伤害原则来看，管控医疗差错，保障患者安全是医疗机构的重要责任。

患者安全（patient safety），意即将卫生保健相关的不必要伤害风险降低到可接受的最低水平。国际医院认证联合委员会（JCI）针对常见的医疗差错，从六个方面制定了国际患者安全目标（IPSG），推动医院改善管理，系统提升患者安全，减少医疗差错及其对患者的伤害（表 2-2）。

表2-2　国际患者安全目标（IPSG）

目标	要求	具体措施
准确确认患者身份	医院要建立改进准确确认患者身份的方法	1. 使用两种方法确认患者身份，不包括患者房间号或特定区域代码 2. 在给药、输血或血制品前要确认患者身份 3. 在抽血和采集其他临床标本前要确认患者身份 4. 在进行治疗和操作前要确认患者身份 制度和程序规定支持在所有提供患者服务的情况和场所都要进行患者身份的准确确认，并在全院范围内保持一致
改善医务人员之间的有效交流	医院要建立改善医务人员之间有效交流的措施	1. 口头／电话下达的医嘱或报告结果（非书面），接收者要完整记录医嘱内容或检查结果 2. 接收口头／电话医嘱或检查结果人员要完整地复读医嘱内容或检查结果 3. 口头／电话下达医嘱或报告结果人员要确认医嘱内容或检查结果 4. 制度和程序规定对口头和电话交流内容准确性进行核对具有可操作性，并在全院范围内保持一致
改进高危药品的安全使用	医院要建立改进高危药品的安全使用和管理措施	1. 制度和／或程序规定高危药品的识别、存放区域、标识和储存 2. 实施高危药品安全使用的制度和／或程序 3. 患者服务区域内不能存放高浓度电解质。除非制度规定因临床需求必须要存放的部门，但这些部门应有预防措施，防止误用 4. 存放在患者服务区域内的高浓度电解质应标识清晰，并规定如何储存以严格控制取用
确保正确的部位、正确的操作、正确的手术患者	医院要建立确保正确的部位、正确的操作、正确的手术患者的措施	1. 医院使用识别清晰的记号笔标记手术部位，并让患者参与标记 2. 医院在手术前使用核查表或其他流程以确保正确的部位、正确的操作、正确的手术患者，所有患者的病历资料和术中需要的仪器设备都准备妥当、正确并处于功能状态随时可用 3. 在进行手术操作前，整个手术团队要实施和记录"Time-Out"操作 4. 制定制度和程序，并规定使用统一的流程确保正确的部位、正确的操作、正确的患者，包括在手术室以外的其他区域实施的医疗和牙科操作
降低医源性感染的风险	医院制订降低医源性感染的风险的措施	1. 医院已经接受或采纳目前公开发表或一般公认的手卫生指南 2. 医院实施有效的手卫生程序 3. 制定制度和／或程序，以支持持续降低医源性感染的风险

续表

目标	要求	具体措施
降低患者跌倒/坠床导致伤害的风险	医院制订措施，降低患者跌倒/坠床导致伤害的风险	1. 医院有流程实施对患者进行初次评估时包括跌倒/坠床的风险评估，并根据病情、用药变化时进行再次评估 2. 医院对评估有跌倒/坠床的风险患者，采取预防措施降低其风险 3. 医院采取措施监控导致跌倒/坠床的可能原因和预防措施的落实，能成功有效降低跌倒/坠床的风险和减轻跌倒/坠床引起的未预期相关结果 4. 制度和/或程序，支持持续降低患者在医院内跌倒/坠床而受伤害的风险

来源：改编自国际医院认证联合委员会（JCI）2017《JCI 医院评审标准（第四版）》。

  中国医院协会也在不断推进国内医院的患者安全工作，从 2006 年起先后发布了 7 个版本的患者安全目标。2019 年发布的患者安全目标囊括了十个方面的内容，涵盖了表 2-2 介绍的六种常见医疗差错，还特别强调要鼓励患者及其家属参与患者安全，要重视医疗装备和电子病历系统的安全管理，具有很强的时代特征（表 2-3）。

表2-3   中国医院协会患者安全目标（2019版）

正确识别患者身份
确保用药与用血安全
强化围手术期安全管理
预防和减少健康保健相关感染
加强医务人员之间的有效沟通
防范与减少意外伤害
提升管路安全
鼓励患者及其家属参与患者安全
加强医学装备安全与警报管理
加强电子病历系统安全管理

来源：中国医院协会 http：//www．cha．org．cn/plus/view．php?aid=15808．

第四节   有利原则

一、有利原则的内涵

  医学的目的不只是不伤害，而是要促进患者的健康和幸福。有利（beneficence）是指仁慈、善意、增进他人利益的行为。有利原则也有人译为"行善原则"，意即医务人员要帮助患者、减轻痛苦、恢复健康、增进患者利益。

  有利原则与不伤害原则关系密切，两者都要求坚持患者利益至上，避免伤害，有利患者。但两者又有所区别：不伤害是一条医务人员必须坚守的底线，是一种非常基本的消极要求，也往往是法律禁止某些行为的理由，违反这一原则有可能要承担法律责任。有利原则是一种更高、更为积极的道德要求，即使医务人员没有做到，也很少为此受到法律惩罚。

  有利原则具有深厚的哲学根基。英国哲学家边沁、穆勒等功利主义者，将最大多数人的最大幸福作为最高的道德准则。从功利主义的角度看，医务人员为患者减轻痛苦、恢复健康，不仅能增进患者个人的利益，还会增进社会的整体利益。从宗教哲学的角度讲，佛教提倡"诸恶莫作、众善奉行",医生促进患者利益也就是在行善积德;基督教提出的道德黄金律"你想让别人怎样对你,就怎么对待别人",意味着如果一个人想得到别人的帮助,就要去帮助他人,同样支持有利原则。

二、有利原则在医疗实践中的基本要求

医务人员的干预措施要对患者确实有利。在患者确实患病,医务人员的干预与解除患者疾苦直接相关,而此干预有可能解除疾苦。

面对利害共存的情境时要权衡利弊,进行代价 / 受益分析,权衡经济利益和健康利益,两利相权取其重。

医务人员使患者受益的行为不能损害他人和为社会带来损害。例如,医生不能为了协助患者报销更多的医药费而出具虚假的医疗文书,如此虽然患者可受益,但损害了社会的利益。

三、有利原则在医学研究中的基本要求

《贝尔蒙特报告》是医学研究伦理发展史上的一个里程碑,在这份重要文献中,首次将"有利"与"尊重"和"公正"并列,确立了医学研究伦理的三个基本原则。报告认为,"有利"涵盖了不伤害的要求,要尽量增加可能的好处,减少潜在的害处。进一步说,就是要系统评估医学研究中的受益(benefit)和风险(risk)。

风险,就是产生伤害的可能性。不同类型研究的风险大小和性质差别很大(图2-1)。如在口述史研究、人类学田野观察等研究中,主要的风险可能是给研究对象带来一些心理不适;而在药物试验、外科手术研究中,则有可能导致受试者产生严重的身体伤害、残疾甚至死亡。同样的研究在不同的阶段风险的大小也不一样,如在药物临床试验中,一期临床试验风险远高于三期试验。

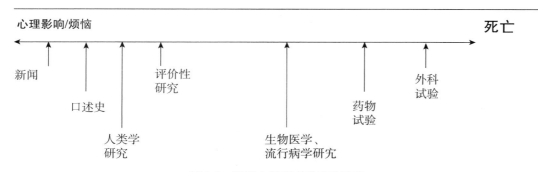

图 2-1　涉及人的研究的风险光谱

来源:Oakes JM. Risks and wrongs in social science research:An evaluator's guide to the IRB. Evaluation Review,2002:26(5),443-479. https://doi.org/10.1177/019384102236520.

根据有利原则,研究者、研究组织者和研究方案的审查者要对研究项目可能的受益和风险进行系统评估。在评估中,我们既要考虑研究中每个干预措施和程序对受试者个体潜在的受益和风险,也要对研究的总体风险和潜在的受益进行评估[1]。不但要考虑对受试者个体可能产生的风险和潜在的受益,而且要考虑对受试者社区和社会的影响。但受试者人身安全和健康权益优先于科学和社会利益,要尽可能避免对受试者造成伤害。

四、实情告知:有利原则与尊重原则冲突?

实情告知(truth telling),又称真相告知、真实信息告知、讲真话,指医生以患者能够理

---

[1]　国际医学科学组织理事会. 涉及人的健康相关研究国际伦理准则(2016),朱伟,译. 上海:上海交通大学出版社,2019.

解的方式如实地向患者提供相关的医疗信息，让他们了解自身的状况。对于实情告知，特别是医生是否应将恶性肿瘤等疾病的诊断结果告诉患者，在医学实践中存在伦理争议，不同的医生有不同的做法。

案例 2-3

　　患者贾某，男，56 岁，胸痛、咯血、呼吸困难、吞咽困难、体重下降，在儿子陪同下到呼吸科就诊。经过血清学、细胞学、影像学、活检等系列检查，主管医生判断是肺癌。

　　问题与思考：如果你是主管医生，你会怎么办？你是告诉患者本人？还是告诉患者的家属？如果家属要求医生向患者隐瞒病情，你会帮家属隐瞒病情吗？

　　有研究表明，对于早期的癌症，中国肿瘤医生（87.5%）通常愿意如实告诉患者诊断结果；而对晚期癌症患者，肿瘤医生大多（59.5%）不会告知患者患癌的实情[1]。医生不告知的理由有很多种，很多医生认为告知实情不利于患者，如患者得知实情后将面临巨大的心理压力、产生剧烈的情绪变化，感到无助、失去希望，决定放弃治疗等；有的患者家属也不让告知，告知还可能引起医生与患者及其家属的冲突，相反不告诉则会避免这些问题出现，有利于保持患者的生活质量。此外，中国肿瘤医生不愿告知患者实情还与当前中国的医患关系紧张、法律规定相互冲突有关[2]。如原《执业医师法》第 26 条一方面规定"医师应当如实向患者或者其家属介绍病情"，另一方面又要医生"应注意避免对患者产生不利后果"，让一些临床医生感到自相矛盾。

　　医生究竟是否应向患者告知实情呢？从尊重自主的原则看，医生有诚实对待患者、保护患者隐私、替患者保守秘密的义务。医生未经患者本人同意，直接将患者的诊断告诉家属会涉嫌侵犯患者的隐私。从法律的角度讲，患者对自己的病情有知情权，告知也是医生的法律义务。2020 年颁布的《民法典》规定："医务人员在诊疗活动中应当向患者说明病情和医疗措施。需要实施手术、特殊检查、特殊治疗的，医务人员应当及时向患者具体说明医疗风险、替代医疗方案等情况，并取得其明确同意；不能或者不宜向患者说明的，应当向患者的近亲属说明，并取得其明确同意。"从这一条款来看，医务人员有义务向患者告知病情。但有人会反驳说，癌症是"不能或者不宜向患者说明的"，而应向患者的近亲属说明。理论依据可能是告知实情可能会对患者产生不利后果。

　　那么，告知患者实情真的对患者不利吗？反过来说，不告知患者真的有利于患者吗？事实可能并非如此：①大多数患者迫切想知道自己的病情，这也是他们的权利。医生不告知患者本身就损害了他们的合法权利，而且可能会增加患者因检查、治疗引起的痛苦和焦虑。如在案例 2-3 中，当医生应患者儿子要求向患者隐瞒病情，假如告诉患者是肺炎，同时又按照肺癌进行各种检查和治疗时，就会引起患者的怀疑和焦虑，怀疑医生过度治疗，进而损害患者对医生的信任，导致患者的不依从。这也会增加医生的心理负担，一方面要小心谨慎总怕一不小心向患者说了实话惹麻烦，另一方面也会为不断地向患者说谎而内疚。②不同的人价值观存在很大的

1　Y Jiang．et al．Different attitudes of oncology clinicians toward truth telling of different stages of cancer．*Support Care Cancer*（2006）14：1119-1125．

2　Yi Hu Ni and Terje Alrek．What circumstances lead to non- disclosure of cancer-related information in China? *A qualitative study*．Support Care Cancer（2017）25：811-816．

差异。医生不告知患者实情，而首先告诉患者家属，并根据家属的意见向患者隐瞒病情，由家属代理决策，这种做法有个前提假设：家属最了解患者的利益，会按照患者的最佳利益决策。但患者可能持有与家属不同的价值观，如家属想尽量延长患者的生命长度，不惜一切代价采取激进的措施进行治疗，哪怕严重影响患者的生活质量——"好死不如赖活着"；而患者本人可能更重视生活质量，不想插着各种管子苟延残喘；或者想利用剩下的有限时间，在身体条件许可时完成自己未尽的心愿，如果不告知患者实情，可能会影响他们及时做出重大决定，合理安排剩余时间，导致人生中的重大遗憾。

当然，确实有患者在得知患癌症等坏消息后感到无助而放弃治疗甚至跳楼轻生。这种不利后果往往不是实情告知造成的，而是医生没有接受过坏消息告知的专业培训，采取了错误的告知方式造成的。一项调查显示，中国的肿瘤医生在对晚期癌症患者告知实情时，多数医生（87.2%）在拿到诊断结果后选择立即告诉患者诊断结果，少数医生（12.8%）选择在患者即将死亡时告知，很少有医生会循序渐进、逐渐告知。告知场所选择上，有不少肿瘤医生选择在患者病床边或者嘈杂的医生办公室进行告知，而没有寻找安静且不被打扰的场所进行充分沟通[1]。还有个别医生使用的沟通语言不当，让患者听了心惊胆战，下面就是一个例子：

2009 年中央电视台著名播音员罗京患淋巴癌去世不久，一位年轻医师拿到一位患者的诊断报告，与患者本人谈话：

患者：大夫，我这是什么病啊？

医生：弥漫大 B 细胞淋巴瘤！

患者：什么是"弥漫大 B 细胞淋巴瘤"？不懂，麻烦您多讲讲。

医生：我说了你也不一定懂。知道中央台的罗京吧？前段时间刚去世的那个新闻联播主持人，你跟他得了一样的病，都是弥漫大 B 细胞淋巴瘤，是一种淋巴癌。

这位医生虽然有实情告知的意识，并想通过名人的案例向患者解释，但告知方式存在严重问题。患者拿到结果后马上得知自己患了与刚刚去世的"国嘴"主播一样的癌症，很容易联想到自己也可能很快面临死亡，从而倍受打击。

正确的实情告知应遵循慎重告知、循序渐进的原则，告知的同时还要进行劝导、安慰和鼓励，注意避免对患者产生不利后果。具体操作上，国外有一种颇受医生欢迎的坏消息告知"SPIKES"六步法很值得借鉴（表 2-4）。

· ·

坏消息告知"SPIKES"六步法

"SPIKES"是每个步骤首字母的缩写。

"S"代表"setting up"（设定）。首先要设定谈话场景，选择医生和患者都合适的时间，找一个能很好保护患者隐私的安静场所，邀请患者带上一两个本人信得过的家属一起坐下来聊聊，坐下来后使用目光接触或者肢体接触等身体语言与患者拉近关系，掌握好与患者谈话的时间与节奏。

"P"代表"perception"（认知）。使用开放性的问题收集信息，评估患者本人对病情的认知情况。

"I"代表"invitation"（邀请）。虽然大部分患者都想知道自身的病情，如诊断、预后等细

---

[1] Baile WF，Buckman R，Lenzi R，Glober G，Beale EA，Kudelka AP（2000）SPIKES-A SixStep Protocol for Delivering Bad News：Application to the Patient with Cancer.

节，但确实有患者回避现实，不愿意了解疾病的详细情况。医生需要判断患者的真实愿望，在患者想知道的时候在告诉他们坏消息。

"K"代表"knowledge"（知识）。循序渐进地向患者传递疾病相关的知识和信息。首先用笼统的语言，提示患者情况可能不太好。然后用患者容易听懂的话（而不是很多医学专业术语）逐渐向患者解释病情，避免使用负面色彩浓厚的词汇，讲的过程中适当停顿，观察患者的反应。

"E"代表"emotions"（情绪）。观察患者的情绪变化，识别变化的原因，给患者释放情绪的空间和时间，带着共情的心态应对患者的情绪变化。

"S"代表"strategy and summary"（策略和总结）。在患者的时间和心理等条件允许的情况下，与患者讨论治疗策略的选择，并在结束前适当总结本次谈话的内容，避免产生不必要的误解。[1]

··

采用适当的方式进行实情告知，不仅不会对患者造成不利后果，反而会有利于患者的治疗。最近发表的一份研究论文，对中国 29 825 名肺癌患者进行研究，发现清楚自己患病实情的癌症患者平均生存期高于那些不知道自己病情的患者，尽早让患者了解实情有利于延长患者的生存期[1]。

第五节　公正原则

一、公正原则的内涵

公正（justice），又译为"正义"。古希腊文为"dikaiosunê"，原型是荷马史诗中的"dikê"，主要是指宙斯制定的宇宙秩序，人们要按这种秩序行事并保持其稳定与和谐，如果行不义之事侵犯和干扰了这种秩序，就会遭到神的严厉惩罚[2]。

古希腊哲学家亚里士多德曾提出一套经典的公正理论。他将公正分为"一般的公正"（universal justice）和"特殊的公正"。一般公正，英文译作十分贴切，"universal"含有"一般的""普遍的""总体的"等多种意义，这几种意义综合起来，"universal justice"也就是一般地探讨如何在整体上普遍实现社会公正，这种社会公正体现为"法治"："已经成立的法律获得普遍服从，而大家所服从的法律又应该本身是制定得良好的法律。"[3]"特殊公正"（particular justice），具体地探讨社会公正的一部分——公民之间以及公民与团体之间的利益关系中的公正，人的生存资源和空间是有限的，它与人的欲望和需求相比总是相对匮乏的。在利益总量一定的情况下，如果一些人获利较多，那么就必然使另一些人获得的利益减少，利益冲突也就在所难免，社会如何协调公民之间的利益关系问题便成了一个重要的问题。在社会中人们主要通过分配和交换两种方式来获得利益，相应便产生了分配的公正和交换的公正。此外，还有纠正分配和交换过程中不公正现象的矫正公正。分配公正、交换公正和矫正公正便构成了特殊公正的主要内容。

与一般公正体现为"合法"不同，特殊公正主要体现为"平等"。亚里士多德把平等区分

---

[1]　Su T，He C，Li X，et al. Association between early informed diagnosis and survival time in patients with lung cancer. *Psycho-Oncology*. 2020；29：878-885.

[2]　A. 麦金泰尔. 谁之正义？何种合理性？. 万俊人，吴海针，王今一，译. 北京：当代中国出版社，1996：19-20.

[3]　亚里士多德. 政治学. 吴寿彭，译. 北京：商务印书馆，1965：202.

为数目上的平等（算术平等）和几何比例的平等（比例平等）两类："平等有两种，数目上的平等与以价值或才德而定的平等。我所说的数目上的平等是指在数量或大小方面与人相同或相等；依据价值或才德的平等则指在比例上的平等。例如，三超出二与二超出一在数目上彼此相等或平等，而四超出二与二超出一就是在比例上彼此平等，因为二作为四的部分与一作为二的部分彼此平等，两者都是一个半数。……既应在某些方面实行数目上的平等，又应该在另一些方面实行依据价值或才德的平等[3]。"具体而言，他认为在特殊公正中分配公正和交换公正应该遵从比例平等的原则，而在矫正公正中则应遵从算术平等的原则。

关于分配方面，亚里士多德认为公正意味着平等："公正被认为是，而且事实上也是平等，但并非是对所有人而言，而是对彼此平等的人而言；不平等被认为是，而且事实上也是公正的，不过也不是对所有人而是对彼此不平等的人而言"[1]。这一思想后来被费因伯格总结为平等的形式原则：①同样地（平等地）对待在有关方面相同的（平等的）人；②不同地（不平等地）对待有关方面不同的（不平等的）人，这种不平等对待与他们之间的差别性（不平等性）成比例。之所以称为"形式原则"是因为它没有指明依据"有关方面"是什么，不同的人对此有不同的主张，如亚里士多德主张在分配政治权利时"必须以人们对构成城邦各要素的贡献大小为依据"[1]，也就是提出了一种按贡献分配的原则。除了按贡献大小分配外，也有人主张按照美德、资格、需要、努力程度等其他标准分配，产生了不同的理论主张。如以穆勒为代表的功利主义理论主张根据效用原则进行分配，分配必须促进社会的总体福利。以诺齐克为代表的自由主义理论认为政府的职责是保护公民个人的自由和财产权，一个人的财产只要是在自由市场中合法获取或转让，其结果就是公正的，政府不能进行干涉；当有人违背市场规则非法取得财产时，政府才能矫正恢复公正。麦金泰尔、桑德尔等社群主义理论认为不同的社会群体对善具有不同的认识，人们对公正的原则也应持多元的态度。以罗尔斯为代表的平等主义理论则强调作为公平的一面，他提出了关于公正的两个基本原则，对包括医学在内的当代社会各领域产生了巨大影响：

1. 每一个人对于一种平等的基本自由之完全适当体制（scheme）都拥有相同的不可剥夺的权利，而这种体制与适于所有人的同样自由体制是相容的。

2. 社会和经济的不平等应该满足两个条件：①它们所从属的公职和职位应该在公平的机会平等条件下对所有人开放；②它们应该有利于社会之最不利成员的最大利益[2]。

罗尔斯的这两个正义原则，强调每个人都应平等享有最基本的自由和权利，社会的和经济的不平等应以机会平等为前提，并且要能为社会弱势群体带来利益，在当代产生了巨大的影响。

二、公正原则在医疗领域的基本要求

1. 平等对待患者，消除医疗卫生保健领域的社会歧视。

《新千年的医师职业精神：医师宣言》将社会公平作为一个基本原则，主张医师有义务努力消除医疗卫生领域中的各种歧视。《中国医师宣言》也倡导平等仁爱的精神，认为无论患者民族、性别、贫富、宗教信仰和社会地位如何，医护人员都应一视同仁，平等对待。据美国疾病控制中心 2020 年 8 月 10 日的统计，黑人、印第安人、西班牙裔、亚裔等少数族裔的新冠感染率、住院率和死亡率都高于白人（表 2-4）。导致这种不平等的原因很多，包括社会歧视、医疗资源的可及性、教育水平、收入水平、居住条件等。相对白人群体，黑人等少数族裔在社会上遭受更多的歧视，他们的医疗报销覆盖率更低，文化程度和对健康知识的掌握程度比白人平均水平低，更多从事低收入工作，疫情期间为了谋生不得不出来工作，增加了感染风险；居

---

[1] 亚里士多德. 政治学. 中译本见《亚里士多德全集》（第九卷）第 89 页。
[2] 罗尔斯. 作为公平的正义——正义新论. 姚大志，译. 上海：上海三联书店，2003：70.

住条件差，许多家庭几代人同居一房，没有很好的隔离条件[1]。

2．公正分配医疗卫生资源。医疗卫生资源是指所有投入在医疗卫生领域的物资、人员、设施、资金以及其他任何可以用来提供医疗保健和服务的资源。任何一个国家、地区和机构的卫生资源都是有限的，都需要进行公正分配、合理使用。

表2-4　美国新冠病毒肺炎疫情折射出的种族不平等

	少数民族高于白人的倍数			
	印第安人和阿拉斯加本土人	亚裔	黑人	西班牙裔和拉丁裔
感染率	2.8	1.1	2.6	2.8
住院率	5.3	1.3	4.7	4.6
死亡率	1.4	0	2.1	1.1

数据来源：美国疾病控制中心（CDC）网站 2020 年 8 月 10 日更新。
https：//www．cdc．gov/coronavirus/2019-ncov/covid-data/investigations-discovery/hospitalization-death-by-race-ethnicity．

在宏观层面，政府和立法机构应合理确定卫生保健支出占国民总支出的比例，平衡城乡之间、区域之间、预防医学与临床医学、基础研究与应用研究、高新技术与适宜技术、基本医疗与特需医疗等各层次、各领域的合理分配比例。在微观层面，医务人员在不同个体患者之间分配重症监护病房床位、呼吸机等抢救设备、可供移植的器官等稀缺卫生资源，乃至分配普通住院床位、手术机会、医生的时间时，也都要尽量做到公正。本书第八章"卫生资源分配中的伦理问题"在这方面有专题讲解，此处不再赘述。

案例回顾：疫情之下如何分配有限的呼吸机？

在本章开篇引导案例反映出在公共卫生危机中，呼吸机和 ICU 床位等稀缺卫生资源分配可能面临的伦理难题。从公正原则出发我们需要考虑如下几点：

1．从过程的角度，医疗机构应该制定公正、透明的决策程序，明确分配的标准。

2．从分配公正标准的角度看，应该考虑患者病情的适应证、急需程度、预后等情况，但必须排除基于性别、收入、种族、宗教信仰、性取向等相关的社会歧视。

3．由于资源紧缺，医院应考虑呼吸机撤除政策，在撤除呼吸机前应征询患者或患者家属的意见。

4．为了减轻个体医生的决策压力，可以考虑建立由临床医生、伦理学家、律师等多学科背景的专家组成委员会讨论，在充分考虑患者的利益和价值观的基础上，提出决策建议。

5．所有的决策应该符合医院所在国家和地区的法律要求。

三、公正原则在临床医学研究中的基本要求

在临床医学研究特别是涉及人的医学研究中，公正原则的要求主要体现在公平选择受试者、受益和负担的公平分配等方面。

1．受试者的纳入和排除必须是公平的，不允许用种族、性别、文化、宗教信仰等非医学标准来选择或排除受试者。受试者的选择应该有明确的医学标准，即要有适应证和禁忌证，确定到底哪些人适合参加试验，哪些人不适合参加试验。

2．将弱势人群纳入研究需要特别的理由。对于儿童、孕妇、智力低下者、精神病患者、囚犯以及经济条件差和文化程度很低者等自主能力受限的弱势群体，将他们纳入受试者应有充

---

[1]　亚里士多德．政治学．吴寿彭，译．北京：商务印书馆，1965：154．

足的理由，不能因为他们容易被操控而纳入。也不能把这些群体全部排除在研究之外，使得他们无法享受研究带来的好处。

3．受试者参加研究不得收取任何费用，对于受试者在受试过程中支出的合理费用还应当给予适当补偿。但这种补偿不能过高，否则会形成引诱，干扰受试者的自愿决定。

4．受试者参加研究受到损害时，应当得到及时、免费治疗，并依据法律法规及双方约定得到赔偿。

尊重自主、不伤害、有利、公正这四个原则是介于伦理学基本理论和具体规则、案例之间的中间原则，它在不同的道德理论之间凝聚共识，使得这四个原则在不同文化、不同道德派别的人都能够得到支持。同时为医务人员提供了一个简便的伦理分析框架，能够方便地运用这些原则分析和解决他们在医学研究和医学实践中遇到的伦理难题，因此产生了非常广泛的影响。

比彻姆和邱卓斯还主张尊重自主、不伤害、有利、公正这四个原则只是一种"初始义务"，意即这些原则通常情况下是必须遵守的，当一个原则与另一个原则发生冲突，该原则规定的道德义务被另一同等重要或更重要的道德义务压倒时，当事人应综合考虑，来确定他们最终应当做什么[1]。在现实中我们遇到的许多道德难题都是由于原则之间发生冲突产生的，在这种情况下，我们要具体案例具体分析，权衡利弊，做出最佳选择。

当我们在权衡不同原则之间的冲突时，要遵守一个原则而违反另一个原则，须满足以下条件：①根据压倒性的规范而不是被违反的规范行事必须提供更好的理由；②用于论证违反规范是合理的目标必须有现实的获得成功的希望；③违反规范是必不可少的，因为没有道德上更好的其他行为可以取而代之；④违反规范的行为必须是最小可能的违反，必须与实现该行为的主要目标相称；⑤行为主体必须设法使违反的负面影响最小化；⑥行为主体的行为对所有受影响的各方而言必须是不偏不倚的。

《生命医学伦理原则》一书出版后，四个原则的理论模式广受欢迎，被称为"原则主义"（两位作者并不接受这种标签）。在此后的四十多年中也招来了不少批评，指出了它的局限：①四个原则的内容带有美国的基督教文化色彩，在亚洲等具有不同文化背景的国家和地区不一定适用；②这种理论框架虽然可以用来分析伦理问题，但并不能培养出医生的美德，一个医学生不会因为掌握了四个原则就能培养出良好的医德；③临床实践非常复杂，而这本书高度理论化，并不一定能很好地指导临床医生的决策。作者针对这些批评进行了回应，并多次根据时代发展对他们的理论进行了修订，至今这四个原则并没有被批评者的理论替代。

思考题

1．什么是医学伦理学的四个基本原则？
2．尊重自主原则对医师在临床工作中有哪些要求？
3．当不同原则之间发生冲突时，我们应该如何权衡？

延伸阅读

1．Beauchamp TL & Childress JF. *Principles of Biomedical Ethics*（7th Edition）. Oxford University Press，2013.

这是一本医学伦理学领域的经典名著，作者比彻姆（Tom L. Beauchamp）为美国乔治城大学著名生命伦理学家，丘卓斯（James F. Childress）为佛吉尼亚大学著名哲学家和神学家。两位作者将尊重自主、不伤害、有利、公正四个基本原则进行了清晰的阐述，并以此为框架讨

1　比彻姆，邱卓思. 生命医学伦理原则. 李伦等译. 北京：北京大学出版社，2014：15.

论了医学伦理学中的主要问题。自 1978 年出版以来在医学界产生了深刻的影响，作者也随着时代的发展根据学术界的反馈对本书进行不断修改和充实，现在已经出版了第 7 版。目前国内有第 5 版的中文译本印行（生命医学伦理原则．李伦等译，北京：北京大学出版社，2014．）

2.《贝尔蒙报告》美国卫生教育福利部 1979 年颁布。

《贝尔蒙报告：保护参加科研的人体试验对象的道德原则和方针》，通常简称为《贝尔蒙报告》。塔斯基吉梅毒研究的丑闻被曝光后，美国在 1974 年 7 月成立了保护参加生物医学和行为学研究人体试验对象的全国委员会，为涉及人体试验对象的生物医学和行为学研究确定基本的道德原则。此后四年委员会每月开会讨论，并于 1976 年 2 月在 Belmont 会议中心举行了 4 天会议，在以往每月讨论的基础上撰写报告，区分了医学研究与医疗实践的不同，凝练出医学研究的三个基本原则（尊重人、有利、公正）并进行阐述，帮助解决涉及人体试验对象的科研中所产生的伦理问题。文件的单行本由美国卫生教育福利部 1979 年正式颁布。

（谢广宽）

第三章

医师职业精神与利益冲突的治理

【引言】

本书的大多数读者应该属于"今日的医学生",而即将成为"明日的医师"。作为"明日医师",可能会存在一些身份上的焦虑:明日的医学科学和技术还会产生何种增量和革新,今日医学生还应该学什么、学多少?明日的社会价值和患者需求会有什么变化,今日医学生还应该做何种积累和演练?传统的职业价值观,应该坚守和继承哪些,又如何避免陷入怀旧情结?今日的好学生必然会成为明日的好医师吗……总之,成为一名医师,在道德上究竟意味着什么?请带着这些问题先走进几个情境,想象一下,如果你是医师会如何处理呢?

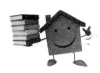

知识要点

当代医师职业精神的主要内容
医学实践中利益冲突的特征与治理原则
如何识别与处理医师与药业交往中的利益冲突情境

案例 3-1

情境一:我应该尊重患者的不同意见吗?

你是一名基层医院的全科医师,接诊了一名 40 岁怀孕 10 周的妇女。你诊断她患有严重的细菌性肺炎,你告知她,必须采用抗生素进行治疗,但可能会给孩子产生一些副作用,或者考虑是否要终止妊娠。但患者表示,自己多年来一直渴望能有自己的孩子,这次很不容易才怀孕,一定要确保孩子平安降生。如果医生推荐的治疗方案是放弃这个孩子,或者治疗方案将给孩子带来任何健康风险,自己就不治了,先回家"挺一挺"……

情境二:我应该坚守职责吗?

你在一所妇产专科医院工作,负责孕妇的超声检查。一天你接到一个老同学来的电话,让你帮忙检查一下他怀孕的妻子,并且透露一下孩子的性别。你知道,法律要求不能因为非医学的原因透露孩子的性别,但是你又不愿意驳回老同学的面子……

案例 3-1（续）

情境三：我应该接受资助吗？

你是心脏科的一名年轻住院医师，并且自己投入很大精力开展研究工作。最近你撰写了一篇学术论文，投稿到一个将在英国召开的国际权威的心脏病学学术会议，并且收到稿件录用通知，邀请你去演讲。你非常高兴，但是马上又发愁你现在的经费不能负担得起往返机票费用。这个时候，一个药物销售代表获知你面临的问题，找到你，并表示"他们公司可以考虑赞助你这笔钱"……

情境四：我应该讲真话吗？

你是一名肿瘤科的住院医师，最近收治了一名 65 岁的女性患者。经过会诊，你们确诊为肝癌早期，需要手术。你把情况跟她的儿子交代了，但他请求你千万不要告诉患者是肝癌，如果问起了就说"胆结石"。在手术前的晚上，你来到患者的床边查房，病房里只有你和她，患者拉住了你的手，恳切地问"医师，我到底得了什么病……"

情境五：我应该继续没有意义的治疗吗？

你在急诊室值班，接诊了一名 90 岁的男性患者。他健康状况很差，患有充血性心脏病，并且已经被诊断出结肠癌晚期。他看上去非常痛苦，每一次呼吸都非常费力。他的子女要求你用最好的设备和药物治疗他，表示"不在乎钱"，要"尽孝"。他意识比较清醒，但是说不出来话，从他忧郁的眼神里，你好像听见他说"让我早点死吧"……

情境六：我应该对错误保持沉默吗[1]？

你是一名住院医师，负责的一名患者在入院治疗第五天后去世了，一直查不出病因，患者的痛苦也一直未能缓解。在准备病例总结时，你偶然发现病历资料中一长条的心电图，标记的是患者入院的日期。你曾经要求护士为患者做常规心电图检查，但忘了查看结果。心电图非常明显地显示出大面积急性心肌梗死的典型征兆。于是你拿着心电图去找上级医师。他扫了一眼心电图，然后盯了你几秒钟，你感到无地自容。"现在对此事再小题大做，并不能使患者死而复生。"上级医师说着撕下了图上的日期，在患者的名字下有力地写下了当时的日期，并说："她死于急性心肌梗死。就让这件事成为我们大家共同的教训吧。"

作为医师，如何回应以上所描述的这些困境呢？这些职业生活中的困境和挑战都指向了本章所要讨论的医师职业精神（medical professionalism）[2]这个领域。关于医师职业精神这个名词，可能读者会产生一定困惑，本书是关于医学伦理学，那么医学伦理学/生命伦理学与医师

---

[1] Singer PA，付希娟. 伦理学的困境 - 医疗差错与医学文化. 英国医学杂志：中文版（BMJ），2002，5（3）：159-160.
[2] 关于 medical professionalism 的翻译存在一定争议，有翻译为医学或医师的专业精神或职业素养等，这往往取决于如何理解并在具体语境中使用这一术语。

职业精神是何种关系，是不是一回事呢？这三者有一定的重合，但在适用上也有一定区分。医学伦理学是伦理学理论在医学领域中的应用，旨在为临床实践、医学研究与医学教育中的道德议题提供分析、辩护和指导，而生命伦理学更加侧重于现代高新生物医学科学与技术导致的伦理问题。医师职业精神所讨论的范畴也往往是道德议题，但并不一定构成伦理学上的两难情形。医师职业精神的关注点紧密围绕医师的职业生活而展开，有些内容并不是传统上医学伦理所特别关注的问题（例如，医师与药业的交往，医师的职业倦怠，医师的代际问题，医师与医院、专业学会/协会的关系，医师与患者交往的边界，针对医师的暴力问题，医疗差错的披露，应对同行同事的行为不端或不胜任等）。在学术层面，医师职业精神并非像医学伦理学那样是相对成熟的学科，除了道德哲学之外，这个领域与社科科学、行为科学和政策研究都密切相关。

在本章中，我们将初步介绍涉及医师职业精神的相关理论，并就医学实践中有关职业精神最有代表性的利益冲突问题进行探讨。

第一节　理解医师职业精神

一、医学作为一门职业

对职业定义的回顾与分析，将非常有助于澄清医学作为一门职业的道德意义所在。在《牛津英语词典》中，将职业定义为"一个人可以熟练掌握并且长期从事的工作[1]。"作为一门职业，狭义上，意味着其具备某种专门化的知识，从而能够应用于其领域，或称为其他实践活动的基础。在广义上，可以指任何可以让人通过赚钱维持自己生计的行业。

关于医学职业领域的研究，往往可引发社会学家的极大兴趣。例如，美国社会学"结构功能学派"的代表人物塔尔科特·帕森斯（Talcott parsons）和威廉姆·古德（William Goode），他们非常侧重对医学职业特征的陈述。医学职业的特征被界定为：取得专门的知识、有正式的训练、伦理或行为准则、收到职业团队或政府的规范、垄断执业、高的社会声望，以及相当程度的自主。但是，职业社会学研究在1970年后有了重要的转向，因其受到来自另一派"冲突学派"的激烈批评。例如，安德鲁·阿波特（Andrew Abbott）在代表作《职业系统》一书中，就强调职业化在很大程度上是由不同职业之间的竞争与冲突所塑造的[2]。艾略特·弗莱德森（Eliot Freidson）甚至将职业的自治讽刺为一种"孤芳自赏"之态[3]。这种职业的批判研究，对医学职业道德有非常强的冲击力，但客观上促进了医学职业道德的反思。这其实对我们将医学道德理解为一个动态的过程，而不是某种静态的符号，将非常有启发意义。

保罗·萨特尔（Paul Starr）在《美国医学的社会转型》一书中提出，职业是一种通过系统的严格训练和行业规范来实现自我调节的行当（occupation）；它以专业技术知识为基础，是一种非利益取向的服务。这种服务取向根植于其伦理准则之中[4]。威廉姆·沙利文（William Sullivan）也阐述了类似的观点，他在《职业与诚信：北美职业精神的承诺与危机》[5]指出，职业性通常被描述为三个特点：通过正规的教育和实习进行知识的专门训练，公众认可的社会从业人员一部分自觉规范自己行为标准的自主权利，并且提供超出了从业人员福利的社会公共服

[1] Oxford English Dictionary，2nd Edition，Oxford，UK：Clarendon Press，1989.

[2] Abbott A．The system of professions：an essay on the division of expert labor．Chicago：University of Chicago Press，1988.

[3] Freidson E．Profession of Medicine：A Study of the Sociology of Applied Knowledge．New York，NY：Harper & Row；1970.

[4] Starr P，The Social Transformation of American Medicine．New York：Basic Books，1984，15.

[5] Sullivan W，Work and Integrity：The Crisis and Promise of Professionalism in North America．New York，Harper Collins，1995，2.

务。回顾关于职业的经典研究，有利于我们建构起对医学作为一门职业的理解，医学职业的典型特征体现在社会化、自治性、非营利性、服务性等方面。

二、现代医师职业精神的建立

医师职业精神是一个现代概念，在其演变发展中，苏格兰医师约翰·格里高利（John Gregory，1724—1773）和英国医师托马斯·帕斯瓦尔（Thomas Percival，1740—1804）对建构医师职业精神的道德基础有原创性的贡献。

格里高利所处的 18 世纪的英国医学，按照现在的标准来看，那是一个医学发展极为无序混乱的时代。那个时代没有现在医学职业管理中任何的正规制度，如医学教育制度、证照制度和评鉴制度。组成医师群体的来源也非常复杂，既有受过大学教育的内科医师，也有通过学徒制训练的外科医师，还有就是助产士、药剂师等各类人员，良莠不齐、鱼龙混杂。各类从业者之间竞争非常激烈，医学本身高度地营利化，医师不可能将患者的利益置于自身利益至上——因为没有任何的道德要求他们这样做。医师为了取悦富人，要专门雇佣礼仪师来训练自己的穿着、举止和说话方式，其目的是获得更好的社会和政治地位。同时，患者也往往采取自我诊断、自我治疗的措施，之所以这样做，并不是因为他们支付不了医疗费用，而是对医师缺乏信任。

格里高利是在这样一种社会历史背景中提出他关于医学伦理的核心主张的。他反对将医学视作是一项生意，医学应该是一门职业。格里高利针对医学面临的社会处境，在当时发表了一系列公开演讲，这些演讲逐步汇总成他对医学作为一门职业的论述。格里高利关于医学作为一门职业的观点可以概括为如下三点：

1. 作为医师，要承诺具备科学上和临床上的胜任力。

2. 作为医师，要将保护和推进与患者健康相关的利益作为医师的首要关切和承诺，并且要将个人利益系统性地放在次要位置。

3. 作为医师，要积极主张、推进和影响未来的医师和患者形成共识，即医学是一项公共信托，而不是商业组织。

这三个要件对定义医师职业精神有非常基础性的意义。此外，格里高利非常强调医学的职业尊严问题，反对将医学建立在某种商业价值之上。

这种尊严不应建立在某种狭隘、自私与商业价值上；也不应该建立在固步自封之上；或是仅仅表现为穿着与举止上的得体，或某种神秘的感情之上。真正的尊严是通过公开承诺去不懈地学习与提升能力为支撑的，是建立在绅士们对自由的追寻之上，是以公开和坦诚的态度鄙视那些矫揉造作，向公众敞开自由调查，从而才能对那些偏狭的嘲讽和攻击处之泰然，唯有如此，医学才得以丰满而长存[1]。

格里高利认为医学的职业尊严，应该建立在向社会的公开承诺基础之上，欢迎社会对医学的监督。作为格里高利思想的继承者，帕斯瓦尔进一步发展了医学伦理学，并出版了世界上首部专门以医学伦理命名的专著。帕斯瓦尔的论述对后来美国医学会（AMA）法典的形成产生了至关重要的影响，这从标志上进一步强化了医学作为一门职业。

三、当代医师职业精神的挑战与发展

在医学领域，对职业精神的早期理解主要体现在对掌握与获取医学知识的途径具有排他性，强调医师的自主性，以及只由医师群体内部认可的模糊的价值标准与行业规范。所以，医

[1] Gregory J. Lectures on the duties and qualifications of a physician. London：W. Strahan and T. Cadell；1772. McCullough LB，editor. John Gregory's writings on medical ethics and philosophy of medicine. Dordrecht：Kluwer，1998. p.236-237.

师们对职业精神这个概念比较认同，因为它蕴涵着值得信赖、较高的社会地位、自我实现、具备自我管理的能力以及职业尊严[1]。

医师对职业精神的这种理解占据了整个 19 世纪，并几乎贯穿了 20 世纪，这是一个很漫长的时间。这种对职业精神的理解融合了来自医学院、毕业后团体、大学学院、职业协会以及常设机构等诸多方面的领导者的智慧，并且作为一种文化不断传承给新一代医师。公众们也情愿接受这种对医师职责的诠释，不仅仅是他们确实享受到了来自新兴医学科技所带来的好处。另一方面，无论个体还是总体上，医师们似乎也值得信赖，从而保证了患者能一直受到好医师的照护，而这些医师来自一个将公共利益放在首位的职业群体。在这个时间段内，除了一些对职业群体忽视对个别庸医或疏失进行处置的批评声音外，公众相对而言对医学行业自治是持认可态度的[2]。

但在 20 世纪的最后 25 年中，这种对医师职业精神的传统观点受到了来自行业内部和外部的严肃批判。特别在学术领域，对科学知识与技能的热烈追求削弱了对患者遭受伤害的伦理与人道方面的关注。更普遍的问题是，伴随着世界如火如荼的消费者权益保护、女权以及公民权运动的开展，患者也热切地希望去掌控自己的生命。这些运动标志着社会的转型，那就是对个体权利和地位的强调，对家长制、被动屈从的否弃；另外，患者对医疗疏失也并不再容忍。

面对这些挑战，医学界内部在新千年提出了一系列动议和方案。这些举措一般都被归为"医师职业精神"的范畴之下。例如，赫尔伯特·斯维克（Herbert M. Swick）在《职业精神的规范性定义》中陈列了一系列具体的职业精神表现[3]。医学的职业精神包括以下行为：

- 医师自身的利益要服从其他人的利益。
- 医师要坚持高的伦理和道德标准。
- 医师要对社会的需要做出响应，他们的行为反映出了为社区服务这项社会契约。
- 医师要表现出人文价值的核心，包括诚实和正直，有爱心和同情心，利他主义和同情，对他人的尊重和守信。
- 医师要对自己和同事实行问责制度。
- 医师要一直致力于追究进一步的优秀和卓越。
- 医师要致力于学术和推动医学的发展。
- 医师要有能力处理高层次的复杂和不确定的事件。
- 医师要时刻显现出他们的决策力和行动力。

在当代，最有代表性的医师职业精神共识是《新世纪的医师职业精神：医师宣言》[4]（以下简称《医师宣言》），其包括三项基本原则和十项职责承诺，内容如下：

新世纪医师职业精神：医师宣言

基本原则一：将患者利益放在首位

基本原则二：尊重患者自主性

基本原则三：社会公平

职责一：提高业务能力

[1] Parsi K，Sheehan M N．Healing as vocation：a medical professionalism primer．Washing DC：Rowman & Littlefield Pub Inc，2006.

[2] Irvine，DH．The Doctors' Tale：Professionalism and Public Trust．Oxford：Radcliffe Medical Press；2003.

[3] Swick H M．Toward a normative definition of medical professionalism．Academic Medicine．2000，75（6）：612-6.

[4] Brennan T．and 17 co-authors．Medical professionalism in the new millennium：A physician charter．Lancet．2002；359：520-522.

职责二：对患者诚实

职责三：为患者保密

职责四：和患者保持适当关系

职责五：提高医疗质量

职责六：促进享有医疗的责任

职责七：对有限的资源进行公平分配

职责八：对科学知识负有责任

职责九：通过解决利益冲突而维护信任

职责十：对职责负有责任

　　《医师宣言》认为，医师职业精神是医学与社会达成承诺的基础，它要求将患者的利益置于医师的利益之上，要求制定并维护关于胜任力和正直的标准，还要求就健康问题向社会提供专业意见。医学界和社会必须清楚了解医师职业精神的这些原则和责任。医学与社会达成承诺的本质是公众对医师的信任，这种信任建立在医师个人以及全行业的正直基础上。当代医师职业精神建构的一个主要理论模型就是社会契约模型。理查德·克鲁斯（Richard L．Cruess）和西尔维娅·克鲁斯（Sylvia R．Cruess）提出的以社会契约为基础的医师职业精神模型（图3-1），非常具有参考意义。

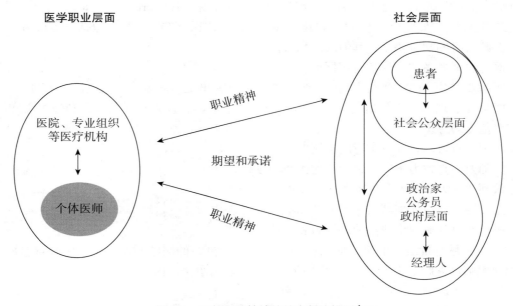

图 3-1　医师职业精神的社会契约模型 [1]

　　医师职业精神不仅仅是一些行为规范和制度要求，更是一个关于如何最好地组织和提供医疗服务的信念体系，它呼吁团体成员共同承诺，要实现公众和个体患者对共识性胜任力标准以及道德价值观的期望，并通过实施可信赖的途径以确保所有医学专业人员不辜负这些承诺 [2]。

　　《医师宣言》中所声明的这些原则和职责对于医师职业精神在当代中国的发展，同样具有

[1] Cruess R L, Cruess S R. Expectations and obligations：professionalism and medicine's social contract with society．Perspectives in Biology & Medicine，2008，51（4）：579.

[2] Wynia M K, Papadakis M A, Sullivan W M, et al. More Than a List of Values and Desired Behaviors：A Foundational Understanding of Medical Professionalism．Academic medicine：journal of the Association of American Medical Colleges，2014，89（5）：712-4.

普遍的指导意义。严格来说，职业精神这个概念本身就是具有超越文化和超越国别的属性，我们无法用文化和国情的特殊性予以拒绝。但是，在当前中国的医师职业精神建设中，确实存在一些特色性，具有来自历史和现实的双重挑战。第一，从历史角度，中国医师职业精神确实存在着一些"先天不足"。例如，美国学者大卫·布鲁门索（David Blumenthal）和肖庆伦（William Hsiao）在 2015 年 4 月的一期《新英格兰医学杂志》称，"对于职业精神，中国的医师既没有历史上的概念，又没有一个独立的学会可以依赖。因此，中国医师没有机会形成医学职业的标准，或者独立的公民社会来支撑职业精神[1]。"他们进而指出，由于缺乏广泛拥有的、传统的职业精神，这令中国创建一支其领导人和民众都信任的医疗保健队伍的努力变得复杂。第二，从现实角度，我国的医疗服务体系还不完善，有一些突出的问题，表现在：医疗机构的管理体制尚未理顺；医疗机构的功能定位混乱，分级医疗目标没有实现；"看门人"制度缺失，双向转诊制度尚未形成；医疗机构的补偿机制不合理；医疗付费制度不合理；医疗机构的信息公开有限；医疗机构产权结构不合理，竞争不足。这些问题导致了一些严重后果：卫生费用上升过快，给国家和个人造成了极大负担；医疗机构的提供效率下降；药费增长过快、药价虚高、药品滥用、医药合谋现象严重；医备竞赛越演越烈；大处方与医患合谋；盲目就医；医疗机构（医师）的约束机制缺失，违规严重；严重的医疗纠纷等[2]。

这些挑战都是客观存在的，但也正是这些挑战给予了我们要不断深化和坚定推广医师职业精神的充分理由。

第二节　医学实践中的利益冲突

一、利益冲突的概念

利益冲突（conflict of interests，COI）作为一个术语，与中文字面的意思有一些偏差。根据丹尼斯·汤普森（Dennis F. Thompson）的研究，所谓"利益冲突是一系列境况，在这种境况中当事人对主要利益的专业判断（如患者的福祉和研究的安全有效性）有受到次要利益（如经济收入等）的不当影响的趋势"[3]。又如，美国医学研究所（institute of medicine，IOM）给出的定义是，COI 是一组情形，这些情形引发了一个风险，使得理应基于首要利益而做出的职业判断或行动将受到次要利益的不当影响[4]。美国哥伦比亚大学医学职业研究所（IMAP）也对利益冲突做出如下定义：任何人如果受他人之信托，应承担起对其选民、客户或患者相应的信托义务，必不能使个人利益危及此信托。因此，决策制定者必须依据所承诺对象的最佳利益做出决定，而不能依据自身利益。这一概念强调利他性，甚至自我牺牲。

利益冲突是一种普遍存在的境况，不是必然的冲突现实；利益冲突意味着当事人可能在决策上受到干扰，不一定必然违背服务对象的利益；利益冲突的存在是不可避免的，但不意味着处在这种情形中的人或组织在品德上有问题，可以有所作为的是学会处理这种冲突，赢得患者和社会的信任。

[1] Blumenthal D，Hsiao W．Lessons from the East--China's rapidly evolving health care system．N Engl J Med，2015，372（14）：1281-1285．
[2] 黄丞，张录法．困局与突围——我国医疗服务体系的问题与对策．上海：上海交通大学出版社．2010．
[3] Thompson D F．Understanding financial conflicts of interest．NEngl J Med，1993，329：573-576．
[4] Lo B and Field MJ，Ed．Conflict of Interest in Medical Research，Education，and Practice．Washington DC：National Academies Press，2009．38-39．

二、医学实践中利益冲突的特殊性

医学实践中利益冲突有一些特殊性，下面进行简要分析和说明。

1. 信托关系　利益冲突是一种情形，即患者的利益有受到医师自己其他利益影响的可能，但不一定真的发生冲突；或者说，医师的主要义务和自己的利益之间存在冲突的可能。这个定义的前提是医患关系被明确定义为"信托关系"，即患者已经把自己的利益委托给医师，相信医师会按照符合患者最大利益的情况行事。我们目前对医患关系虽然也有不同的看法，诸如合同关系等，但从伦理学上看，信托关系仍然是主流观点。

2. 利益　利益冲突强调区分首要利益和次要利益。在医疗领域，首要利益包括推进与保护科研诚信、患者的福利与医学教育的品质，而次要利益不仅包括经济收益，还包括对职业进阶的渴望，对个人成功的认可以及对朋友、家人、学生或同事的偏护。在临床实践上，要求医师有义务将患者的利益放在首位。具体来说，就是一位医师应给患者开出最有效和最恰当的药品或器械，而无论药物或器械公司是否支付了咨询或使用费用；患者的实际状况决定了诊断与治疗方案，而不应根据医疗机构的盈亏情况来判断；不能为了尽快收回设备的高昂成本，就给患者开具不必要的扫描检查；对医师既不能施压也不能利诱，使得他们违背对患者福利的承诺等。

3. 对医师职业精神的危害性　如果不能有效管控利益冲突，将会给医师职业精神带来危害，具体表现在：①危害患者/受试者：给他们带来不必要的不适、超量的风险、没有受益、被招募而不符合标准。②危害医患关系/研究者和受试者的信托关系：患者/受试者感到受骗上当，辜负了他们的信任，他们甚至诉诸法律诉讼。③危害医学专业的尊严：破坏了医学的名声，医学不再是"仁术"，导致青年远离这个专业。

4. 利益冲突的表现形式　医疗领域的利益冲突可以表现为经济性，也可以表现为非经济性。例如如下情境：①一个患者感染了某种未知的烈性传染病，而医师是否可以保护自己的理由，退出参与诊治；②一名患者在手术中急需供血，但血液储备不足，一名手术团队的医师恰好和这名患者血液类型匹配，那么他是否有某种责任来提供自己的血液；③一名从事移植医学的医师，其女儿患有尿毒症需要肾移植，那么他是否应该将可供移植的肾优先给他的女儿；④一名有着暴力倾向的患者前来就医，对医师出言不逊，威胁谩骂，医师是否可以拒绝为其治疗；⑤一名贫穷的患者前来就医，但其病情复杂，治疗却需要消耗很大的成本，如果他没有医疗保险，无法支付诊费，医师是否可以拒绝收治；⑥一名患者治疗难度非常大，如果失败可能会影响医师的名誉，甚至可能产生被诉讼的风险，那么医师是否应该尝试为这名患者治疗？

利益冲突可以表现在医师个体层面，也可以表现在机构层面。对于机构层面的利益冲突表现为，一个机构的自我经济利益或者高层管理者的私人利益僭越了该机构的首要利益与宗旨。在医学实践中，比较典型的利益冲突的主要情形包括：①与制药业的交往问题；②处理自己与同行的医疗差错；③稀缺资源的分配；④过度医疗，例如开具"大处方""大检查"；⑤采取防御性医疗等。

三、治理利益冲突的原则

对利益冲突的有效预防与管理，需要多层面参与，并采取多种形式。在个体层面，需要医师个人自律，患者积极配合，并需要对医药代表有效管理；在机构层面，要求医院、药物公司、学会协会、期刊等相关机构进行协同的治理；在政策法规层面，要破除以药补医的政策。

《医师宣言》职责九：通过解决利益冲突而维护信任

- 医学工作者和他们的组织有许多机会因追求私利或个人的好处而危害他们的职业责任。
- 当追求与营利性的产业相关时，包括医疗设备生产厂商、保险公司和医药公司，这种危害尤其严重。

- 医师有责任认识、向大众揭发并处理责任范围内或工作中产生的利益冲突。
- 产业和专业领导之间的关系应该予以公开，尤其当后者为制定临床试验标准、撰写社论或治疗指南者，或担任科学杂志的编辑。

在实施层面，目前对利益冲突的管控主要采取如下主要途径：

（1）回避：如果在新药试验中医师／研究者拥有生产这个药品的工厂或公司的股份，他／她可以不参加这个新药的临床试验。这就回避了利益冲突。也可以在参与该药的临床试验前将股份卖掉，这样也就避开了利益冲突。

（2）公开：向医师／研究者所在的单位以及那些依靠他／她判断的人公开利益冲突。公开如果充分完全，可防止欺骗。公开也往往使依靠他的人能够相应调整他们的依赖性。但与回避不同，公开本身不结束利益冲突，它仅仅避免欺骗、疏忽和辜负信任。公开要遵循一定的程序。

（3）规制：机构审查委员会或伦理委员会审查涉及人类受试者的研究或临床试验方案时，应同时审查研究者是否存在利益冲突，并做出相应决定。同时，需要审查一些政策、制度是否制造许多的利益冲突。

除了对医学研究进行利益冲突治理外，针对临床实践的利益冲突问题，医疗机构也应该出台相应政策和管理举措，下面提供的可供医疗机构参考的政策依据（表3-1）。

表3-1　可供医疗机构参考的文献

序号	规范名称	制定主体	发布时间
1	《世界医学会日内瓦宣言：医师誓言》	世界医学会	1948年9月在瑞士日内瓦召开的第2届世界医学会全体大会通过，最新修订于2017年10月的第68届世界医学会全体大会
2	《新世纪的医师职业精神：医师宣言》	美国内科学基金、美国医师学院基金和欧洲内科医学联盟共同发起和倡议	2002年2月全球发布，中国医师协会于2005年5月宣布加入
3	《中国医师宣言》	中国医师协会	2011年8月
4	《医疗机构从业人员行为规范》	国家卫生部、国家食品药品监督管理局和国家中医药管理局	2012年6月
5	《纠正医药购销和医疗服务中不正之风专项治理工作实施意见》	国家卫生计生委、国家发展改革委、工业和信息化部、财政部、人力资源社会保障部、商务部、税务总局工商总局、食品药品监督管理总局	2013年12月
6	《中国医师道德准则》	中国医师协会	2014年6月
7	《进一步改善医疗服务行动计划》	国家卫生计生委、国家中医药管理局	2015年1月
8	《关于完善公立医院药品集中采购工作的指导意见》	国务院办公厅	2015年2月
9	医疗行为利益冲突的管理策略	北京大学医学部中美医师职业精神研究中心利益冲突研究课题组	发表于《中国医院院长》2016年15期
10	《医疗机构工作人员廉洁从业九项准则》	国家卫生健康委员会、国家医疗保障局、国家中医药管理局	2021年11月

总之，现代社会各种经济因素和商业力量对医疗产生了深刻影响，如果不能恰当处理和管控，将会危及医疗的利他性和医师决策的客观性，最终将会侵犯患者的利益，医患互信和医师的职业尊严也会受到负面影响。治理各种商业因素可能引发的医疗不端行为是一项系统工程，政府管理部门、医疗行业协会、医疗机构、医学院校、专业刊物、医疗卫生人员、患者、药物企业等都应积极贡献和参与。在各个层面制定合理有效的卫生政策是关键，医疗行业自律是根本。面对商业因素对医师职业精神产生的挑战和导致的危机，医疗层面应该率先做出符合职业精神要求的承诺和行动，以重拾社会信任为要旨，推动医疗行业朝向正确方向变革。

第三节　医师与药业的交往问题

医师与医药公司的交往问题是医学实践中一种典型的利益冲突，我们在此着重进行分析。为了让读者更好地理解和识别这种利益冲突相对潜在和复杂的表现形式，在下文中将会通过叙述"赵医师"面临的一系列情境来进行提问，以此来帮助读者准确识别利益冲突的具体表现并探讨治理利益冲突的途径。需要说明的是，在阅读下列情境时，请读者尝试联系自己的实际经历，进行开放式思考与分析，但不要立即进行"对或错"的判断。

案例情境 1

赵医师是一家二级甲等医院内科的主治医师，他的业务专长是通过药物与健康管理对高血压患者进行综合治疗。他的临床能力出色，对患者体贴耐心，很多患者对治疗效果反馈很好。因此，很多高血压患者都对他非常信赖，与他长期保持治疗关系，并且积极推荐其他高血压患者前来就医。

一天，赵医师看完了全部患者，正准备下班。一名西装革履的年轻人敲门来到赵医师的诊室，他看上去非常干练和礼貌。他自我介绍姓钱，是知名药物公司 ABC 的产品经理。他们公司非常仰慕赵医师在高血压治疗领域的专业水平，希望这个周末他能前来参加一次学术会议，并递上会议的邀请函。

问题与思考：

- 作为临床医师，您如何看待医药代表的工作？
- 您觉得临床医师和药物代表的接洽，是否有必要？
- 您所在的医院是否对医师会见药物代表有特别的规定？
- 如果您是赵医师，您是否会接受参加这次学术会议的邀请？

各级医师在日常工作中经常性地与医药代表发生交往，医药代表在医疗机构内的活动很普遍。在目前的医师与医药代表的交往中，商业营销主题占很大比重。为了推广产品，医药代表会向医师赠送礼物和餐饮，也会邀请医师参加一些学术活动或娱乐活动。医药代表对与知名专家、科室主任、高年资医师、有处方权的医师之间的交往更为投入。医师与医药代表的交往需要规范，医师个人和机构管理都需要积极参与。规范医药代表与医师的交往有较大难度，医疗机构领导层做好表率非常重要。很多医疗机构都有关于医师与医药代表交往的规范，但不系统，也缺乏实效性。"医药代表禁止入内"这样简单的禁止性规范比较常见。很多医师认为与医药代表的交往是必要的，会对医师了解新药品、新技术提供有价值的信息，从而提高医师的业务水平，造福患者。双方应该是平等合作关系，不宜建立私人关系，过多的私人因素会干扰医师的正常判断。医师与医药代表建立恰当的关系是可能的，也是必要的。医疗机构在对规范医师与医药代表交往的问题上，是有很大作为空间的。

案例情境 2

赵医师认为自己平时忙于临床治疗，亟需充电和交流，进一步提高自己的业务水平。另外，他也打算申请晋升副主任医师的高级职称，按照医院的要求，需要发表一定数量和级别的论文。赵医师认为，参加学术会议会开阔自己的视野，有利于把临床实践的经验汇总为研究成果发表，一举两得。

虽然赵医师平时对药物公司的营销活动有一些看法，但是，他觉得参加学术会议并无不妥。另外，医院也很少组织相关的培训。周末自己正好有空，也不会耽误工作。想了一想，他接受了邀请。

钱经理非常高兴，告别前递上自己的名片，又嘱咐赵医师周末一定前来，这次学术会议质量很高，肯定非常值得参加。

问题与思考：

- 在您参加的继续教育活动中，主办方是否有药物公司参与？您觉得药物公司资助或参与继续教育活动，是否有不妥？
- 您所在机构是否会管理您利用工作之余参加此类专业性会议？

医师职业精神要求医师要保持终身学习。另外，当代医学科学技术迅猛发展，医师要通过参加继续教育不断提高自身的专业能力。但是，举办继续教育需要一定人力物力进行组织和运行，医药公司经常资助和参与医师的继续教育活动。

医师与医药代表的交往，应该是人格平等基础上的业务合作关系。医药代表进行的产品推广活动所体现得是受雇佣药业的利益。医药代表不能、也不应该扮演医师教师的角色。医师与医药代表建立恰当的业务合作关系，会有利于医师知识和技能的提高，进而更好地服务于患者的利益，同时医药代表也会获得关于产品的有价值的信息反馈，进而有利于药业公司对产品的研发和改进。医师可以不与医药代表进行交往，但可能会导致医师个人获得新知识与技能的难度与成本相应提高。

案例情境 3

周末到了，赵医师按照邀请函如约到达会场。这次会议安排在当地的一家五星级酒店举办，赵先生还是第一次来这里，会场布置得非常隆重，有很多 ABC 公司的海报树立在会场周边。赵医师在前台注册后，也留下了自己的电话和电子邮箱，并领取了会议资料袋。资料袋中有一份会议日程和产品资料，一份印有 ABC 公司标志的笔记本和签字笔，还有一个印有 ABC 公司标志的听诊器和印有自己名字的胸牌。

赵医师找到自己的座位后，便开始仔细阅读会议资料。资料中重点介绍了一种叫"压宁"的药物，赵医师没有听说过。而且，他发现主讲人竟然是某医科大学的孙教授。孙教授是高血压研究治疗领域的著名专家，曾经发表过很多关于高血压治疗的研究论文。赵医师觉得平时哪有机会聆听高水平专家的讲座，这次学术会议真是来对了。而且，他发现会场有很多熟悉的面孔，很多都是各个医院的内科医师。

问题与思考：

- 您觉得在高级酒店举办学术会议是否有不妥的地方？
- 您觉得对于药物公司向医师赠送的某些礼物，例如笔或听诊器等，出于什么目的？是否会对您造成影响？您一般如何处理？您所在机构是否有专门性规定？

现实中，药业 / 医药代表经常会向医师提供一些物品作为礼物或免费餐饮。这些礼物形式多样，既可以是现金或各种现金替代物，也可以是用于个人使用的物品，如音乐光盘、DVD、体育或者娱乐项目的入场券、绘画作品、精装食品、电子产品、风俗礼品等，还可以是与医疗工作有直接关联性的物品，此类产品经常印有药业公司的商业标志，如笔、记录本、病历夹、听诊器、叩诊锤、水杯、手电筒、医用手套、电脑配件、人体解剖模型、医学教科书等。餐饮是礼物的一种特殊表现形式，但性质与礼物非常相近。

医药代表向医师赠送礼物，既可以是直接面向医师个人的，也可以是面向集体的；可以是在工作场所时间内赠送的，也可以是在非工作场合时间赠送的；价格可以一般，也可以贵重；赠送的理由可以是暗示性的，也可以是明示性的；赠送既可以是一次性的，也可以是长期性的。

虽然礼物的表现形式多样、价格不等，赠送礼物的时间和场合也不相同，但医药代表向医师赠送礼物都有非常明确的针对性，其主要目的都在于希望与特定医师建立、发展、保持业务上的关系，进而有助于产品的推广，最终体现在产品销售业绩的提高上。在有些情况下，为了患者的利益也可能成为赠送礼物的理由，如提供医学书籍、健康资料、教学模具等，但这只是次要目的，最终目的还是要促进与医师的关系，提高销售业绩。

案例情境 4

会议开始了，孙教授旁征博引，侃侃而谈，深入浅出地介绍了国内外关于治理高血压的最新进展，并详细介绍了自己多年来的临床经验。在药物选择上，孙教授重点讲了讲"压宁"这种药。他说，"压宁"是 ABC 公司在全球新推出的一种抗高血压药，已经上市，和原来药物相比，治疗效果突出，副作用小。孙教授说，自己已经在临床开始向患者推荐"压宁"，目前他的患者反馈良好。

孙教授做完报告，钱经理接着说，论文资料中有关于"压宁"的详细信息以及孙教授最近发表的关于"压宁"的研究论文，请大家会后再阅读。同时，钱经理也宣布，今天 ABC 公司将在酒店专门举办晚宴招待各位医师，大家可以一边享受美食，一边进行学术交流。

问题与思考：
- 您如果碰到本领域的知名专家向您推荐某类药物，对您是否会有影响？
- 您是否会认真阅读他们关于某类药物的研究论文？
- 如果您是赵医师，是否会对孙教授观点的客观性产生怀疑？
- 您觉得学术会议是否应安排餐饮，是否应设定一些标准要求？

为了能够有效地推广产品，药物公司经常会努力邀请专业领域的知名专家在学术活动中评价产品，这种利益冲突的表现形式更为隐蔽和复杂，有一些药物公司甚至会替某些专家撰写论文和制作会议发言稿。如果不能有效治理这种利益冲突，可能会对医师职业精神造成更大的伤害。因此，作为医学职业中的学术领导者、知名的专家学者更应该努力回避此类利益冲突。一些比较有效的做法包括：学术刊物发表上和学术会议报告规范上都应强制性要求，研究者和发言者主动澄清和相关药物公司的利益冲突，让同行能够对他们的相关研究的客观性进行判断。

案例情境 5

晚宴很丰盛，赵医师也非常高兴能有机会和同行们畅谈。这时，钱经理端着一杯红酒坐到赵医师的旁边，他感谢赵医师前来。寒暄几句过后，钱经理压低声音对赵医师说，"您的医院已经采购'压宁'，希望您给患者多推荐试试这种新药。"赵医师表示，自己用药很谨慎，对"压宁"还是不太了解，而且现在抗高血压药物很多，但效果突出的不多，"压宁"是进口药比较贵，患者未必会接受。钱经理说，他知道赵医师要晋升职称，有论文压力，何不选择"压宁"进行临床药物研究，ABC 公司可以提供一些支持，帮助其发表论文，而且以后 ABC 公司会经常举办学术交流活动，可能还会选择去风景区举办学术会议。下个月还有一次会议，可以带着家人来参加晚宴。

赵医师虽然有些迟疑，但表示他会认真考虑"压宁"的。

问题与思考：

- 临床医师如果接受药物公司的资助来对其产品进行研究，是否存在不妥之处？
- 案例中，钱经理所进行的产品推广方式是否有不妥之处？
- 你觉得此次学术会议的经历，是否会对赵医师的日常用药决策产生影响？

医师与医药代表的不当交往会贬损双方的职业尊严，会给药业健康发展带来挑战，最终体现为对患者利益的侵犯。这种不当交往可能表现为：第一，医师接受医药代表赠送的违规礼物或餐饮；第二，医药代表为提高销售业绩，向医师施加影响，提出不合理的要求，使患者利益优先性受到挑战；第三，医师向医药代表提出个人生活或经济需求，作为提高销售业绩的条件。

礼物无论大与小，都会对医师的临床决策产生影响[1]。这种影响具体表现为：赠送礼物会影响医师的处方习惯，例如，开具常规性药物数量下降，总体开药量上升，偏向使用新和贵的药品，与原先处方相比，对患者的益处没有明显提高[2]。从心理学上讲，接受礼物会产生一种亏欠心理，接受方更可能提供某种回报来实现互惠。这种心理影响既可以表现在意识层面，也可以表现在潜意识层面，其后果体现在医师通过提高开药量来平衡这种亏欠心理，实现接受礼物的互惠[3]。

医师进行临床决策、开具处方的依据应该遵循一定的客观性标准。如果存在利益冲突的情形，医师的专业决策应当优先体现的是患者利益。赠礼行为会给医师保持临床决策的客观性增加难度，会为过度医疗的产生创造条件，最终可能导致产生违背患者利益的临床决策。此外，某些用于医疗的礼物，例如医用手套、口罩、听诊器等其质量和安全也很难有效评估。

案例情境 6

李大爷是赵医师的老患者了，常年服用抗高血压药物，对赵医师非常信任。今天他又来找赵医师检查开药，"赵医师，我听病友们推荐现在有一种叫什么'宁'的新药，效果特别好！"李大爷突然看见赵医师新听诊器上 ABC 公司的标志，说道，"就是这个公司，想起来了，叫'压宁'，您能不能给我开点儿，看看疗效？"

问题与思考：

- 面对患者的这种要求，您觉得赵医师应该如何回应？
- 医师在临床实践中使用有商业标识的物品，是否存在不妥之处？

将患者利益放在首位和尊重患者自主性这两项原则有时会产生冲突，这要求医师与患者进行更有效的沟通，了解患者真正的需求。医师有时会收到一些医药代表赠送的用于医疗工作的实用性礼物，经常印有赠礼公司的商业性标志，如笔、本等。这些赠礼在诊室中都较为常见，患者在与医师的接洽过程中也会比较容易注意到这些商业性标志。这些商业性标志会给医患交

[1] Katz D, Caplan A, Merz J. All gifts large and small：Toward an understanding of the ethics of pharmaceutical industry gift giving. The American Journal of Bioethics. 2003；3：39-46.

[2] Wazana A. Physicians and the pharmaceutical industry：Is a gift ever just a gift？JAMA. 2000；283：373-380.

[3] Dana J, Loewenstein G. A social science perspective on gifts to physicians from industry. JAMA. 2003；290：252-255.

往带来一些影响。患者可能会因为注意到这些商业标志削弱对医师的信任，产生不适感或者怀疑情绪，也有可能患者反而会对医师增加不恰当的信任感（特别是国际知名药业的标志）。因此，这些印有商业性标志礼物的大量存在并不有助于医患之间建立恰当的互信关系，反而会阻碍患者对医疗决策的充分知情和有效同意，进而影响患者自主的充分实现。另外，医师也有可能由于接受礼物，基于亏欠和回报心理，而对药品选择和使用做出不恰当的解释和说明，从而干扰患者的自主性。

案例情境 7

李大爷走了不久，科主任周医师走了进来，表情比较沉重。"小赵啊，我刚从院长那开完会。医院对咱们科室有季度效益考核，如果完不成，全科室奖金就不能发，哎……你看这样好不好，咱们开药时量上多一点儿，如果是同类型药物，咱们优先选择贵一点儿的吧。最近我听说 ABC 新出的'压宁'，进口药，效果肯定不错，药价贵一点儿对咱们反而有好处，你说呢？对了，快评职称了，你的论文抓紧啊！"

问题与讨论：
- 您如何评价赵医师所在医院的激励政策？
- 案例中科主任周医师可能对赵医师产生哪些影响？

现代医学呈现出高度组织化的特点。医师的主要执业地点是医疗机构，医疗机构的管理层、上级医师以及机构管理政策对医师的职业精神有很重要的影响。在这个情境中，医院采取的激励政策以及科主任的态度将会给赵医师的专业判断带来很大的影响。为了避免这种情况的发生，医院要避免制定这种有悖医师职业精神的机构政策，医院领导、科室主任和高年资医师更有义务发挥积极影响力，做出行动和表率。

伦理指南：如何处理来自药业的礼物

给医师的建议：

当医师面对药物公司提供的礼物或餐饮时，如何评估是否符合伦理规范以及是否会影响临床判断，建议自我反思如下问题[1]：
- 公众或我的患者会如何看待这些款待？
- 药物公司的目的是什么？
- 我的同事们会如何看待这些款待？
- 如果我自己的医师接受同样的招待，我会如何看待？

给医疗机构的建议[2]：
- 医疗机构有责任向医师提供充足的用于医疗工作的常规物品。
- 医疗机构有责任向医师提供工作餐，并应有经费支持用于学术交流活动的适当餐饮。
- 医疗机构应该鼓励医师个人不接受药业/医药代表提供的用于医疗工作的一般性礼物与餐饮，应该拒绝接受用于个人使用的礼物或豪华餐饮。
- 医疗机构应该明确禁止医师接受来自药业/医药代表的贵重礼物、现金、现金替代物等，并明确相关后果，医疗机构应该明确贵重物品的标准。

---

[1] Sulmasy LS，Bledsoe TA，for the ACP Ethics，Professionalism and Human Rights Committee．American College of Physicians Ethics Manual：Seventh Edition．Ann Intern Med．170：S1-S32.
[2] 北京大学医学部中美医师职业精神研究中心利益冲突研究课题组．医疗行为利益冲突的管理策略．中国医院院长．2016（15）：4.

- 如果药业／医药代表有向机构提供礼物或餐饮的意向，医疗机构应该统一进行审核管理。
- 医疗机构应该告知、劝诫医药代表不要在机构内向医师赠送印有商业标志的礼物。
- 医疗机构应该采取恰当策略，清理机构内由药业／医药代表提供的印有商业标志的一般性礼物。
- 如果药业／医药代表提出向医疗机构、科室赠送教科书、健康资料、教学模具等与医疗工作相关的物品时，应向医疗机构申请，同意后接受并备案，并尽量不突出商业标志。
- 医师在学术会议、继续教育等场合接受的来自药业／医药代表赠送的一般性礼物，属于医师个人财产，但不鼓励在工作场所内使用。
- 医疗机构各级领导干部应该率先做出表率，并接受民主监督。
- 医疗机构应该建立相应机制，对违规问题进行监督和处理。

思考题

1．请列举至少一个让你最有感受和思考的有关医师职业精神的人物、事件或问题。你可以从三个层面来回答：①简要清晰地描述该人物、事件或问题，可以是源自媒体或个人经历，可以是自己的、本单位的、国内的或国外的，但要是现实发生的，不是来自文学艺术作品或个人想象；②要说明为什么和医师职业精神相关；③你个人对这个人物、情境或问题产生的感受、分析和思考。

2．请对《希波克拉底誓言》和《大医精诚》进行批判性阅读。你认为这两部传统医德经典文献是否完全符合当代医师职业精神的要求？哪些内容仍然能对当代医学实践有指导意义，应该继续传承。

3．假设你作为高年级医学生，参与医学院面向应届高考毕业生的咨询活动，有一个想报考临床医学专业的考生向你问道："什么样的人适合学医？"你如何回应。

延伸阅读

1．丛亚丽，David Rothman 主编．《中国医学人文评论（2014）》．北京：北京大学医学出版社，2014．

本书收录了历届参加中美医师职业精神研讨会的专家们关于医师职业精神的研究与思考，内容主要体现中美对此医师职业精神概念的理解、中美对于医师职业精神地调研、医师职业精神与医患关系、利益冲突和患者安全的关系，以及迎接挑战、采取行动等。

2．Wendy Levinson 等著．潘慧 等译．领悟医学职业素养：方法、技巧、案例．北京：中国协和医科大学出版社，2016．

此书提供了职业精神具体行为及系统论观念，提出医学职业精神的四项核心价值：以患者为中心、诚信负责、追求卓越及公平公正分配有限资源。为了达到以上几点，医生、团队成员、医疗管理者和领导者需要学习相应的具体行为。

3．Richard Cruess 等著．刘惠军，唐健 等译．医学职业精神培育．北京：北京大学医学出版社，2013．

此书聚焦于医学职业精神的教育与养成。包括职业精神的认知基础，职业精神的教育理论基础，在各个层次（本科阶段、研究生阶段、继续教育阶段）建立开展职业精神教育项目的指导原则，介绍了一些知名专业机构的成功教育经验。

4．David Stern 主编．邓洪，熊婉，万学红译．医师职业素养测评．成都：四川大学出版社，2008．

此书聚焦于医师职业精神的测评，内容包括医师职业素养测评的理论框架、内容须知，以及测评方法等，具有很强的可操作性。

5．Spandorfer J，eds．Professionalism in Medicine：A Case-based Guide for Medical Students．Cambridge：Cambridge University Press．2010．

此书是关于医师职业精神的案例集，提供了系统而丰富的案例情境以及多元的分析视角。

（唐　健）

第四章

临床决策的伦理考量

【引言】

医生为患者诊治疾病时，常常在多种诊疗方案中选择一种或制订一个诊疗方案，即临床决策。临床决策蕴含在医患诊疗活动或交往行为中，表现为医患沟通，依赖于决策主体的思维方式与价值观念。那么，医患应该如何做出最佳的临床决策？又应该依据什么标准制订最佳方案？这些问题反映了临床决策的技术与人文内涵，既体现医生的技术光辉与伦理智慧，也彰显医学的科学之善与艺术之美。

知识要点 ···

临床伦理决策的含义
家长式决策、知情决策的含义与局限
共同决策的含义与特点
"四象限"模型的内容

···

第一节 临床决策中的技术与人文内涵

案例 4-1 ——————————

临床思维与行为

一名 34 岁的女性（需照顾两个年幼的孩子）患者来门诊看病。医生经过询问，得知她近三天尿频、排尿困难，但无发热或腰痛。医生怀疑是尿道细菌感染，让她做尿常规检查，结果显示每高倍视野下只有一两个白细胞。这时，有必要做尿样细菌培养吗？这个检查要等两天后才能出结果。与此同时，医生还需思考是否使用抗生素治疗；如果用，应该用哪种药？是现在开药还是等两天后尿样培养结果出来再决定？另外，医生也可以既不进行细菌培养也不开药，让患者观察几天，看症状是否会自行缓解，再决定是否复诊。

【案例来源：[美] Milton C. Weinstein 等编著. 临床决策分析. 北京：北京联合出版社，2015.】

案例 4-1（续）

问题与思考：

1. 该医生正在做什么？
2. 医生应该与患者讨论下一步的诊疗方案吗？
3. 在确定诊疗方案前，除了医学科学问题，医生还应该考虑哪些问题？为什么？

一、临床决策的含义

决策是指为了实现某一行为目标，基于一定的信息和经验，对影响目标实现的诸因素进行分析、计算、权衡和判断择优的过程，或者从若干个备选行动方案中选择一种的过程。在医疗卫生领域，按照决策范围的不同，决策可分为宏观医学决策和微观医学决策。前者即卫生政策的制定，关系和影响公共卫生政策、医疗卫生服务等社会重大问题的研究和判断，是国家领导机关和管理机构的事务；后者又被称为临床决策[1]。临床决策（clinical decision-making）指在临床实践中，有关诊断、治疗、护理、康复、保健等医学技术干预手段的选择和确定过程。基于不同的临床目标和行为，或不同的决策主体，广义的临床决策包括诊疗决策（或治疗决策）和护理决策。前者由医生与患者参与，后者由护士与患者参与。本章仅阐述狭义的临床决策，即诊疗决策。

（一）技术视角的科学决策

在医学层面，临床决策是指训练有素的医生为解决疾病的诊治问题，在权衡不同诊治方案利弊后，对患者所做的一种有益选择；是应用科学的、合乎逻辑的思辨方法和程序进行临床推理，根据已知的科学知识与原理，结合患者的临床信息，建立诊断和进行鉴别诊断，包括进一步检查、化验和观察、治疗、康复措施等在内的选择过程。根据决策依据不同，临床决策可分为经验决策和循证决策（或科学决策）。前者是指在长期临床经验积累的基础上所做出的决定，它既不强调多方案选优，也不依靠科学的分析方法，因而是主观性很强的决策过程。后者则强调收集全面的研究证据，使用科学的方法进行技术分析，在遵循证据的基础上，选择最优方案[2]。

科学决策主要根据专业学术组织制定的"指南（guideline）"，应用循证医学的理念和相关成果，运用现代决策分析法做出临床决策。"指南"通常由权威学术团体进行集思广益的专题讨论，反映当前学科的发展动态，有利于统一认识和规范临床行为[2]。

循证医学是以科学证据为基础，以人群研究为当前最佳证据，以患者为中心，兼顾经济效益和价值取向。循证医学的蓬勃发展使临床实践更加有据可依。在具体实践中，医生还应基于本国国情和社会医学因素、个别案例的具体情况等进行综合分析和判断。

决策分析法是一种权衡各种备选方案的利弊选择最佳方案的分析方法。它能够为医生的决策提供一个分析框架和工具，以预估病情的预后和转归、患者的存活机会、治疗方案的成本-效益、治疗手段带来的不良反应和患者的耐受程度、患者的生存质量等[2]。随着计算机技术和统计方法的普及和推广，临床决策分析方法不断进步和完善。

临床医学是一门充满不确定性的科学，临床决策问题特别是治疗决策一直是医疗实践的

[1] 刘典恩. 临床决策与卫生政策. 医学与哲学，2005，26（18）：8-12.
[2] 周同甫. 临床思维与临床决策. 成都：四川大学出版社. 2011：268.

核心挑战之一。自 20 世纪 90 年代以来，患者日益增长的需求和价值多元化，以及医疗卫生改革，给临床系统带来了前所未有的变化，这些改变都在潜移默化地对医生施加无形的压力，促使临床决策符合安全性和有效性的基本标准。长期以来，医生习惯于根据自己的知识经验和习惯做出临床决策。不过，随着医学技术的发展，新的诊疗手段或方法为医生提供了多种选择路径，有关医疗实践的信息量在快速增长，文献资料和各种研究结果的可及性也日益提升。这些进步虽不能减少医学干预措施和疾病转归的不确定性，但可以使医生在短时间内尽可能多地获得所需的医学知识或信息，帮助他们做出科学分析，避免单凭个人经验或直觉所导致的主观错误决策。因此，医生在面对复杂和艰难的决策时，应在充分掌握最佳科学证据的基础上，借助决策论和概率论的方法，同时结合具体病例进行临床分析，才能正确选择医学干预手段。

（二）人文视角的临床伦理决策

医学技术日新月异，各种检验方法、药物治疗、手术术式等技术干预手段层出不穷，为医生提供了帮助患者抗击病魔的多种备选方案，提升医学技术的权威性。然而，在面对不同方案之间的技术力量竞争时，医生更需思考应该采取何种方案，才能更加安全、有效、经济地诊治患者；在面对不同病情、性格的患者和（或）其家属时，医生也会考虑应该采取何种方法完成决策，才能令患者更加满意。显然，上述问题属于技术无法解决的伦理问题。

医生应该采取何种诊疗方案是一个实质伦理问题，是医生应该实现何种诊疗目标的行为目的问题。普遍意义的目标应是祛除患者疾苦，实现患者利益最大化。然而，每个患者的疾苦性质、程度和意义不同，利益诉求、偏好和价值观亦不同，所以每个临床决策所关乎的具体患者的诊疗目标也不同。这在很大程度上决定了临床决策是复杂的、独特的，它受到大量随机因素的影响，因人而异、因病而异。尽管在严格意义上，每个临床决策都无先例可循，但这不意味着没有一般规律或共性原则可循。如刘虹在其著作《临床哲学思维》中提出治疗决策的基本原则[1]包括：①整体联系的目标治疗原则，即从整体着眼兼顾各种联系，治疗目标导向要全面把握好局部治疗和全身治疗，对因治疗和对症治疗，对抗治疗和调动治疗的关系；②心身统一的综合治疗原则，即把躯体治疗和精神治疗有机地结合起来，互相促进，提高疗效；③个体化治疗原则，即考虑患者的个体差异，所处的具体环境、空间和时间等，在治疗时加以区别对待；④效益原则，即应从对患者的整体效益诸方面考虑利弊，不可单凭"有效"的原则进行治疗。基于此，一个最优化的治疗方案应兼具科学和人文特征，即不仅符合疗效好、安全性高和针对性强等科学标准，还应顾及患者的心理精神、社会背景和价值观等人文关切。

医生应该如何完成决策过程是一个程序伦理问题，是在实现患者利益最大化目标的过程中，应该采取何种行为模式或行动策略等行为手段问题。无论医生还是患者都希望可以制订出一个最优的方案，然而，临床决策总是不可避免地面临不确定性问题，如临床资料本身的模糊性，资料解释的多样性，临床信息与疾病关系的不确定性，治疗效果的不确定性等。所以，临床决策虽不能确保最终决定是最优选择，但应确保采取合理的决策方法以获得最优化方案。凯西·查尔斯（Cathy Charles）等总结出决策包括三个过程[2]：①信息交换；②商议和审查；③最终做出决定。在临床实践中，医生问诊，患者回答，提供个体的疾病感受和体验信息；患者询问，医生解释说明，分享治疗经验、技术干预的利与弊信息；基于上述信息，医患共同讨论不确定性和诊治目标，力图找到有利于个体患者治疗的最优化方案。可见，当临床决策结果不确定时，一个好的决策过程应是实现一个好结果的重要途径，它将有助于确定临床决策的目标，帮助患者理解不确定性，以做出更好的选择。

---

[1] 刘虹. 临床哲学思维. 南京：东南大学出版社. 2011：171-172，175-177.

[2] Charles C, Gafni A, Whelan T. Shared decision-making in the medical encounter：what does it mean? Social Science & Medicine，1997，44（5）：681-692.

总之，临床决策是医疗活动的核心环节之一，蕴含着技术光辉与人文智慧。医生凭借其专业知识和临床经验，依据患者提供的主诉、偏好和意愿，考虑患者的特殊境遇，经过缜密的临床推论与判断，权衡各种可选方案的风险和利益后，做出有关疾病诊断、治疗、预防、健康管理等决定的全过程，涉及医学、伦理、法律、心理等多个领域知识的运用。可见，临床决策既是一种决定，也是一个过程；既是一个思维过程，也是一个行为过程；既是一种技术干预行为，也是一种伦理考量行为。

二、临床决策的技术与人文特征

临床决策关系患者疾病的治疗、转归、预后以及患者将来的生活质量，因此它不仅涉及医生，还包括患者及其家属。一方面它能够提供一个决策框架，帮助医生斟酌、比较每一个可行的方案，并权衡利弊，规范决策行为；另一方面为实现决策目标，它需要医患彼此沟通、共同参与制订对患者有利的最优化方案。因此，现代临床决策通常兼具技术与人文特征。[1]

以技术理性为基础的特征包括：①循证性：几乎所有的临床实践领域都已经或正在应用循证医学指南或证据。在临床决策中，采用循证医学的结论和方法指导临床医学实践，已经成为当今临床医学存在与发展的重要基础之一。②经验性：虽然循证医学已被广泛应用于临床，但当下许多疾病的诊疗在很大程度上依然需要遵从经验模式，在遵循医学指南和选择证据的决策中也离不开经验的指导，即医生个体积累的临床诊疗方法和疗效。③逻辑性：合理的临床思维一方面取决于丰富的医学知识和经验，另一方面取决于正确合理的逻辑思维，良好的逻辑思维可以为解决临床问题提供一个合理、正确的流程，有助于避免因临床思维问题而导致决策失误。

以人文理念为基础的特征包括：①伦理性：伦理道德存在于临床决策的每个层面与环节，是指导做出科学、正确、合理、及时、符合患者最佳利益的临床决策的保证；现在越来越强调医患双方在临床决策中的平等性，以保障患者的人格、权益受到真正的尊重和保护。②合法性：临床决策过程不能超越法律，每个环节都必须接受法律的约束。这要求医生必须具备基本的法律素质，依法行医，把遵法守法融汇在医学生涯的全过程，渗透在临床决策的全过程。③经济性：由于社会及个人资源的有限性，加上医疗保险的限制，成本支出已成为临床决策的主要影响因素，医学和社会的发展要求在临床决策中倡导经济、节俭、适度原则。④整合性：在临床中，医生以个人经验为基础，获取患者的文化、经济背景等信息，结合临床指征以及研究实验和观察性实验的研究结果，获得一个整合的临床判断，并通过组合分析实现整合性的临床决策。

总之，通过临床决策可以决定个体在何时需要何种医学处置，但在实践过程中有一定的主观性。每一位医生收集临床资料后，根据自己对所谓"事实（证据）"的解释或理解，构筑对某个特定疾病状态的论点。对某一特定病例，可能没有唯一的诊疗方案，医生会有多个选择，面对各种不同风险和利益的诊疗方案，以及医疗服务质量和费用等问题。因此，医生应尽最大可能为每位患者选择最安全、有效、经济，符合患者最佳利益的诊疗方案。

[1] 张忠鲁. 多维视野下的临床决策. 医学与哲学，2005，26（18）：13-16.

第二节　临床决策的行为方式：决策模式

案例 4-2

医生与患儿家长共情共商

　　某儿童医院接收了一个患重症肺炎的孩子，主要表现为发热、咳嗽，胸部 CT 提示肺部病变十分广泛。主管医师根据以往的临床经验判定，患儿最好行纤维支气管镜检查及灌洗治疗，并向患儿家长详细介绍了该治疗的必要性，优点是集检查与治疗于一体，较为便捷、有效，但缺点是向肺内注水，患儿感觉就像呛水，肯定不好受。患儿的父母均表示听明白了医生的讲解，既希望自己的孩子早日得到正确诊断和治疗，但又十分疼爱自己的孩子，不忍心让他遭罪。主管医师体会到了这对夫妇的为难之处，一再保证所用的镇静药物不会让孩子记得这次不愉快的体验。即便这样，患儿的母亲仍是忧心忡忡，并坦率地表达了自己的看法："就算不记得，但我儿子还是要承受痛苦啊。医生，您说能不能只是给孩子雾化，用抗生素及勤拍背等方法把孩子这个肺炎治好啊？"

　　主管医师听完很有感触，虽然从医生的角度来看，给孩子做纤维支气管镜的检查是符合孩子最大利益的，可是每一个孩子都是家长的心头肉，家长更希望孩子有一个舒适的就医体验。这种爱子之心是不应该被现代医学所忽略的。主管医师想了想，对家长说："你说的方法不是不可以，但是病情迁延下去，对孩子也不是件好事。这样吧，做检查也不是紧着这几天，可以按照你说的方法试一试。如果孩子体温控制得好，我们就按你的方法来；如果孩子病情没有好转，就按我说的方法试一试，怎么样？"患儿的父母欣然同意了。最后，孩子因发热持续，家长采纳了医生的意见进行了纤维支气管镜检查。过了两天，孩子病情好转出院。

　　【案例来源：张新庆. 家长担心孩子受苦，治疗该怎么进行？健康报. 2018.】

　　问题与思考：

　　1. 医生采取的是什么类型的临床决策模式？

　　2. 医生的临床决策模式是否合理？为什么？

　　临床决策是医生诊疗工作必不可少的环节，亦是医患交往的重要环节。它不仅是一种选择，还是一个过程，即为了最终决定而不断权衡的过程。该过程可能是复杂的、变化的。那么，在此过程中医生应该采取何种行为方式？在医患关系的历史进程中，根据医生和患者在决策中角色、作用和地位的差异，临床决策模式可以概括为三种类型：家长式决策、知情决策和共同决策。每种临床决策模式源于不同的社会历史背景，其诞生与应用具有积极意义和临床特征，但同时也不可避免地产生伦理问题或面临实践挑战。

一、家长式决策

　　家长式决策（paternalistic decision-making）是指医生在医疗活动中全权代理患者进行决策。在此模式下，由于医生完全处于主导地位，并主导最终的决定，患者则处于被动、依赖地位，完全听从医生的决定，即"医生说什么，患者做什么"，所以这种模式又称医生主导型决策。它基于医生与患者之间医学知识的不对等和信息的不对称，预设患者的疾病只是躯体结构上异常和功能上障碍的客观存在，医生可以通过知识和技术祛除机体异常、修复生理功能，因此临床决策由医生主导，是医生的事务。

家长式决策的思想源于家长主义（paternalism），又称父爱主义，意指在家庭中父亲作为最具权威的人，对孩子的生活起到指导、支配作用。自希波克拉底以来，父爱主义成为医疗实践的主要范式。在医学知识与信息不对称的情况下，患者是弱势者，在疾病的折磨下像一个无助的孩子，渴望得到医生的帮助；医生是绝对权威者，具有专业知识和技术，救人于疾苦，像家长一样关爱、照顾患者。医学家长主义即指医生为了患者的利益，为患者做出决定或选择。

在此思想指引下，医生在临床决策中，一切为了患者的需要和利益，做出符合患者最佳利益的选择，这体现了医者仁心仁爱的美德，也是医生应遵守的基本义务。然而，尽管家长式决策带有利他思想，但只是目的利于患者，而实现目的的手段明显缺乏主体表达意愿和偏好的过程，以致最终的选择只是符合医生视角的患者最佳利益，缺乏患者利益的真正主体（即患者）视角，可能导致决策结果并非患者最佳利益。进而，由于完全由医生主导决策，与患者沟通的内容、形式、信息量以及最终诊疗方案完全取决于医生，所以这种决策模式也带有一定的强迫性，即医生做出选择，患者被动接受由医生选择的方案，即使可能会违背患者意愿。

著名生命伦理学家詹姆士·邱卓思（James F. Childress）认为，父爱主义"限制他人自主的行为目的，是对被限制人予以帮助，因此被证明是正当的"[1]。也就是说，父爱主义就是为了他人利益而干涉他人自由的行为。那么，当医生为了患者的利益而有意限制其自主权时，医生的行善目的是否可以为其家长式决策提供合理辩护？对此，应结合具体临床情境具体辨析。当患者丧失意识，生命处于危急状态，需要紧急抢救的时候，毋庸置疑，维护患者的最佳利益是抢救生命。那么，医生采取家长式决策，未经患者同意而采取救治措施，是可以得到伦理学辩护的。相反，当患者有自主意识的时候，如果医生漠视其自主性，忽视患者的感受和想法，只把患者及其疾病视为自己诊疗行为的客体，那么医生采取家长式决策则是不正当的行为方式。

家长式决策模式长期占据临床实践，医生以绝对权威的姿态全权主导临床决策过程和结果。不过，从20世纪70年代以来，受患者权利运动的启蒙以及当下医患纠纷的困扰，家长式决策在非紧急决策中逐渐失去主导地位。

二、知情决策

知情决策（informed decision-making）（或告知式决策）指患者在知晓不同诊疗方案可能带给他/她的利益和风险后，基于个人需求、偏好或信仰，做出诊疗方案的选择。由于在此过程中，医生只是告知不同方案的医疗信息，患者主导选择，做出决定，所以又称为患者主导型决策。该决策模式诞生于医疗自由主义倡导和保护患者权利的时代，尤其是患者的自主决定权。它尊重患者为人的尊严，承认患者在医患关系中的平等地位，因此具有积极的历史意义。

医疗自由主义思想萌生于1946年纽伦堡审判之后，知情同意原则被广泛推崇，从临床研究到临床诊疗实践。20世纪70年代患者权利运动的发展，尤其是在美国地区，伴随医学丑闻的发生，医者权威被质疑、被挑战，传统医患信任出现坍塌之势，以尊重患者自主性为道德基础的知情决策模式应运而生。患者不再信任医生告诉他们的诊疗决定，作为患病的主体，他们认为自己应比医生具有更多的决定权，应成为自己诊疗行为的主人。随着全球经济的发展，医疗卫生经济亦发生了潜移默化的变革，患者渐渐转化为"消费者"，即医疗服务的购买者，要与医疗服务的提供者讨价还价和谈判[2]。对医疗服务提供者、服务方式的自主选择亦极大地提

[1] James F. Childress. Who Should Decide? Paternalism in Health Care. New York：Oxford University Press，1985，12-16.
[2] 杨廉平，王迪飞，唐玉清，等．患方在危重临床决策中的地位探讨．中国卫生事业管理，2012，29（4）：282-284.

升了患者的医疗自主权。可以说，医疗自由主义思想导致医患关系的结构性变动。在临床决策中，医生由指导、命令变成告知；患者由被动接受变成主动选择。这种知情决策模式颠覆了家长式决策模式，赋予了患者进行临床决策的主体性与合理性。

基于医疗自由主义思想的知情决策倡导尊重个人权利，相对于忽视个人权利的家长式决策，更能体现对个人价值和尊严的尊重。然而，知情决策模式在医疗自主权被滥用的情况下容易导致过度或片面强调患者的自主选择，导致在医疗实践中尊重自主原则被提升到至高无上的地位，甚至异化为医生免责的护身符。在临床决策中，担心医患纠纷的医生更热衷于听从患者的意愿，让患者选择、签字，即使患者的意愿或决定有损于患者的生命健康利益。例如，只要患者或家属不在知情同意书上签字，医生就不进行治疗或抢救。当医生一味坚持患方选择，而不顾患方意愿或偏好是否有悖医学原则，此时医生已退缩为一个绝对的告知者、自保者，不再是患者生命健康的指导者、护佑者。

可见，知情决策在很大程度上提升了患者参与临床决策的主体地位，增强了患者的决策权。但同时，该模式完全由患者做主，未纳入医生的专业考量和经验建议，有时会损害患者的生命健康利益。

三、共同决策

共同决策（shared decision-making）又译为共享决策，作为一种现代临床决策模式，是对家长式决策和知情决策的纠正与整合。它倡导医患合作式的临床互动，医患建立一种平等合作关系，彼此沟通交流，共享信息，所以又称为医患平等型决策。医生告知患者治疗方案的经验疗效、受益、预后以及风险，患者则告诉医生自己对疾病的认知、需求以及选择偏好和价值取向，医患共同协商，最终共同制订出更科学且符合患者最佳利益的诊疗方案。可见，在共同决策模式下，医患关系呈现医患双方的主体间性，医患的主导性处于一个动态平衡的关系。

"医患共同决策"的概念首先于20世纪70年代在美国总统委员会的《医学和生物医学研究伦理问题研究报告》中被提出[1]，由此开始受到关注。在科技日新月异、技术风险不确定性增强的时代，该模式克服家长式决策和知情决策模式中的个体主体性困境，以交互主体性替代传统的主客关系；超越传统医患主体间的对立地位，强调医患主体的共在性与平等性。2003年，世界卫生组织在对欧洲12个国家进行卫生服务评估时，将是否把患者的意愿或偏好纳入临床决策考量作为医疗服务质量评估的指标之一。2010年12月，18个国家的56名专家在奥地利萨尔兹堡发表宣言，号召临床实践实施医患共同决策模式。进入21世纪，借助互联网，人们在就医之前即可初步搜索有关疾病诊治的相关知识，可以便利地满足患者自主了解自身疾病的欲望，也增强了患者参与临床决策的能力和主动性。

与前两种决策模式相比，共同决策的优势在于医患结成决策共同体，彼此间双向分享信息，充分交流沟通，发挥各自的能力和作用。该模式有利于建立医患信任关系，化解患者对治疗方案的疑虑，指导患者对治疗效果的合理预期，提高患者对医疗服务的满意度以及对诊疗方案的依从性。然而，在临床实践中，这一理想的决策模式的实现却面临实践挑战。共同决策模式呼吁患者主动参与，而非知情决策模式下患者的单纯选择，这要求患者具有一定的理解力和沟通能力。毋庸置疑，患者的素质良莠不齐，为了提升患者参与决策的能力，医生需具有耐心和智慧，在有限的诊疗时间内与患者实现有效沟通。另外，共同决策要求医患共同协商，这意味着医生应重视患者的参与，平等对待患者，不应向家长式决策模式那样凭专业知识自恃权威地位；与此同时，患者亦应主动参与，不应过度依赖或惯性地被动接受。

[1] Listed N. The President's Advisory Commission on Consumer Protection and Quality in the Health Care Industry：report synopsis. Caring，1998，17（3）：22-41.

总之，随着医学技术干预能力的提升，患者参与意识和能力的增强，医生也越来越希望通过患者参与和充分沟通来化解技术风险。共同决策模式强调医患共情、共策，充分尊重医患双方的主体性，有利于医患沟通协作，是当前符合医患价值诉求的一种决策模式。

第三节　临床决策的依据："四象限"模型

案例 4-3

医生应该听从患方意愿直接开药吗?

一个 20 岁的女孩在父亲的陪同下来皮肤科门诊就医，未等医生询问病情，患者的父亲不耐烦地说："这是银屑病，已经很多年了，快给我们开点儿阿维 A 就好了。"医生耐住性子，心平气和地对这位父亲说："阿维 A 这种药物的副作用很大，是不能随便开的。在使用这类药物之前，需要排除很多药物使用的禁忌证，如肝功能、肾功能、血脂异常……"没等医生说完，这位父亲就大声嚷嚷："就你们医院啰嗦，乱开检查，我女儿这些毛病都没有，不用检查，直接开药吧，其他医院都直接开药。"站在一旁的女孩感到不知所措，医患双方僵持不下。

医生试着耐心地询问女孩为何要直接开药，并对女孩的父亲说："她这个病看起来很严重，吃药可以缓解，但也没那么紧急，做几个检查花不了多少钱，费不了多少时间，这绝对是为她的安全着想。她还很年轻，这个药物可能带给她包括肝、血脂甚至是怀孕等方面的风险，你也一定不想让她以后有什么更大的问题吧？"这位父亲又表示之前已做过各种检查，医生继续解释道："肝肾功能等指标是一个动态变化的过程，需要定期检测，不是说之前没事儿，现在也没事儿，检查一下，还是更有安全保证的。如果你们实在不愿意做检查，也可以，我给你开，但出现什么问题，你要对此负责的。"

女孩的父亲不再争执，带着女儿去做了检查。一个多小时后，患者带着检查结果回到门诊，医生又认真地讲解了检查结果的每一项重要指标以及其监测意义。检查结果的确没什么问题，他们很开心。领过药之后，女孩的父亲向医生道了歉。

【案例来源：张新庆."不检查，就不给开药"有道理吗？健康报．2018．】

问题与思考：

1. 医生应该听从患方（患者及其父亲）直接开药的意愿吗？为什么？

2. 医生在制定临床决策时考虑了哪些方面的问题？

为了在收集、整理临床数据的基础上识别和辨析临床技术问题和伦理问题，最终提出解决问题的对策建议，美国华盛顿大学医学院的阿尔博特·琼森（Albert R．Jonsen）、芝加哥大学的马克·西格勒（Mark Siegler）和得克萨斯大学医学部的威廉·温斯莱德（William J. Winslade）共同创建了"四象限"模型（"Four Boxes"model），包括医学指征、患者意愿、生命质量和情境因素四个模块。该模型能够引导医生构建逻辑思维和决策框架，在临床医学数据与伦理问题之间建立相关性联系，整合诊疗思维与伦理辩证思维，将医学伦理原则具体化为临床决策的对策依据。

一、医学指征

医学指征（medical indications）是有关患者生理和（或）心理状态的事实数据、观点和解释说明，依此为临床诊断和治疗行为提供理性的基础，以实现对疾病和损伤进行预防、治疗和康复的全部医学目的[1]。辨析或证明医疗技术干预的正当性与合理性，可以帮助医生思考与权衡为患者提供的医疗技术服务是否充分必要，主要遵循的是有利原则和不伤害原则。为此，全面了解和分析临床案例中医疗技术的利弊问题显得尤为重要。

第一，应知晓患者的病情，了解疾病的性质，即鉴别、判断案例中的疾病属于哪种类型。从发病和病程特点看，一个疾病可能是急性的，即发病急、病程短；可能是慢性的，具有病情持久性、发展渐进性的特点；可能是危急的，如不迅速治疗将很快导致机体的严重损伤；或者可能是非危急的，疾病进程缓慢。从治疗角度看，一个疾病可能是严重的不治之症，或者是可治之症；有的治疗是针对病因的根治，有的只是针对症状的支持性疗法。

第二，应明确医学技术干预的目的。干预的目的可能是治愈疾病，或者通过缓解症状、疼痛、痛苦等手段，维持或改善生命质量；可能是促进健康、预防疾病或避免早逝；可能是改善器官或系统的功能状态，或者维持目前的状态；可能是教育和指导患者理性看待他们的病情与预后；可能是避免治疗过程中对患者的伤害；亦可能是为患者提供终末期舒缓疗护和支持性治疗。医疗技术干预有时是为了达到某一个目的，有时是为了多个目的，但无论目的的数量多寡，目标都应该是明确的。

第三，应判断医学技术干预的正当性。现代医学技术的进步使得临床干预手段不胜枚举，从会诊到药物、再到手术，每一类干预手段又是种类繁多，数不胜数。仅当医学技术干预有助于患者生理或精神状态的改善时，技术干预才能够被证明是正当的，否则便是不当干预。临床上，导致医学技术不当干预的原因很多，但无外乎因人而为、因人而异、因病而异等主客观原因。

第四，应该正确认识和评估每种治疗方案的不确定性。实际上，临床判断因医学科学的性质和个体差异总是存在不确定性。临床医护人员的主要目标就是通过分析临床数据、医学技术和逻辑分析，尽可能将临床判断的不确定性减少到令人可以接受的程度，以达到确诊和制定治疗方案的目的。临床判断不可避免的不确定性，可以通过循证医学方法、临床对照试验的数据或者遵循临床指南等方法降低，这些路径可以帮助医生分析、推理，以解决临床医学问题。

第五，应该确保患者能够从医学技术干预中获益且避免伤害。任何医疗技术干预的不确定性都伴随着受益与风险，患者在获得利益的同时也会承受伤害或风险（生理、心理精神、社会、经济等方面）的负担。风险-受益比值既是临床决策的主要依据，也是保护患者的主要指标。合理的风险-受益比值并非越小越好，而应是无论受益是否有上限，对患者的伤害都应该有底线。在权衡受益与风险的时候，不伤害原则相较于有利原则，应该是优先的原则。

总之，医学技术干预必须符合医学指征，只有客观公正的临床判断，才能保障医学专业精神基石之科学精神。为此，有利与不伤害原则有利于帮助医生做出正确的临床判断。

二、患者意愿

判断医学指征的目的主要是帮助医生做出一个尽可能科学的临床判断，向患者推荐一个相对客观的治疗方案。不过，患者可能基于他/她的意愿接受或者拒绝。所谓患者意愿（patient preferences），是指在医生充分告知的基础上，患者对自身健康的临床诊疗问题所做的判断和选择，常常根据自身经验、信仰和价值观做出决定[1]。由于尊重自主原则强调每个人都有其道

[1] Albert R. Jonsen, Mark Siegler, William J. Winslade, Clinical Ethics: A Practical Approach to Ethical Decisions in Clinical Medicine. 7th ed. New York: MacMillan Publishing Co., Inc., 2010: 47.

德价值观念和维护其自身权利不被侵犯的尊严，所以患者意愿模块的内容是尊重自主原则的具体应用，医生首先应承认每个患者都有权利为其未来的生活计划和行动做出自己的选择。

第一，患者应被告知医学技术干预的受益和风险，并在理解这些信息的基础上表达意愿。医生应首先为患者提供表达意愿、做出决定的必要医学信息，这正是临床上合乎伦理和法律规范的知情同意的部分内容，它所强调的是医生告知患者信息的行为，即应该告知患者哪些信息，应该如何告知患者信息。当前，知情同意已成为医患诊疗关系的核心内容，其过程包含共同参与、相互沟通、彼此尊重和共同决策。

第二，患者应具有同意能力。同意能力的字面含义是同意或拒绝临床治疗方案的能力，但实际是指正确理解疾病状态和医学技术干预的后果的能力、语言交流能力以及审慎思考临床治疗方案的能力。通常情况下，法律上公民行为能力的确定（依据年龄、神智等）能够为临床患者同意能力的判断提供依据。有同意能力的患者在充分知情、审慎思考且非被迫的情况下做出的理性选择，他们的意愿应该被尊重。

第三，无同意能力患者应有预先意愿或代理决策人。无同意能力的患者预先表达的理性意愿，应具备足以证明其正当性、合法性的条件，如受国家法律支持或保护，以具有法律效力的形式记录并保存，应该被尊重。若无同意能力的患者没有预先表达意愿，应该由患者的法定代理决策人知情同意。应当强调的是，代理决策人并不是替患者做决定，而是替患者代言其意愿，即如果患者有同意能力，可能做出的决定。因此，代理决策人应在熟知患者的价值观的基础上，做出合乎患者意愿的选择。

第四，应弄清楚患者不愿意或不配合治疗的原因。医生向患者推荐的治疗方案尽管是合乎科学的临床判断，患者依然有权拒绝。在此情况下，医生应首先判断患者的拒绝是否理性，自愿是否合乎伦理的考量。如果患者的拒绝是非理性的（因情绪或心理的郁闷）、非自愿的（因缺乏家人支持或经济原因），那么疏解患者的心理焦虑和困扰，为患者提供社会帮助、咨询，常常是有效的方法。如果患者的拒绝是理性的（因不同文化、信仰背景下的价值观差异），那么在尽义务劝说失败的情况下，将治疗方案调整为患者能够接受的方案，是合乎伦理的行为。

综上所述，虽然医生不能仅仅根据医学指征、漠视患者意愿而实施医学技术干预，但也不能仅仅根据患者意愿而不当实施医学技术干预。合乎伦理的医学技术干预应是医学指征和患者意愿共同作用的结果，是两个模块的整合与共识。

三、生命质量

医学指征综合反映患者的生命状态以证明医学技术干预的正当性，患者意愿根源于患者对生命与死亡的价值观，所以无论医学指征还是患者意愿，都需要权衡患者的生命状态，判断其生命质量（quality of life）。生命质量包含患者的生命状态和生活状态，作为一个价值判断，包含一些主客观指标，如生理和精神状态、智力功能、社会角色的作用、对生活的满意度或幸福安康感等[1]。临床治疗和患者意愿都以改善患者的生命质量为目的，为此，对生命质量的预测应采取合理的方法，基于令人信服的标准。

第一，应由医患共同评价患者的生命质量。对生命质量的评价主要有两种视角：一种是医生对患者生命质量的评价，如用一些医学指标或心理量表测量患者的生命质量，这是基于医学指征的判断；另一种是患者基于自身感受、经验、价值观对其生命质量的评价，这是基于患者意愿的判断。医生测量的临床数据划出了生命质量的评价区间或界限，患者主观感受是在评价区间或界限里的进一步定位。两种评价视角是相辅相成的关系，避免单一视角的偏移。

---

[1] Pearlman R.A.，Uhlmann R.F.，Quality of Life in the Elderly．In Journal of Applied Gerontology，1988，7（3）：316-330.

第二，对于无同意能力的患者，应由其代理决策人参与生命质量的评价。对于那些患有严重疾病的患者，临床采用的是能够被社会普遍接受的"患者最佳利益"标准，即假设所有人在身患严重疾病时希望获得以下最佳利益：能够活着，具有理解和交流能力，能够生活自理，没有疼痛和痛苦，以及能够获得满足感。

第三，医生对患者生命质量的评价应避免偏见。医生在为患者提供临床服务时应一视同仁，不能因其种族、民族、性别、年龄、职业、宗教等人口学特征而歧视他们，在评价患者生命质量时亦应如此。不过，除了这些人口学特征外，生命质量评价还会考虑患者的生活习惯、社会价值、经济收入等社会学特征，医生应避免主观歧视或偏见。如一个有抽烟习惯的肺癌患者的生命质量可能并不低于一个无抽烟习惯的同类肺癌患者，一个经济劣势者的生命质量也可能不低于一个经济优势者。

第四，对有严重疾病患者的生命质量评价，主要包括三种类型。第一种类型是行动受限的生命质量，指患者因身体的严重缺陷而无法从事人类的一般实践活动，如截肢者、截瘫者。这类患者虽身体痛苦、生活不便，但智力健全。第二种类型是严重受损的生命质量，一般指因严重、不可逆身体疾病而身体功能受限的患者，他们的交流能力减弱，饱受痛苦和疼痛煎熬。第三种类型是极度削弱的生命质量，指患者处于极度虚弱状态，并伴有明显的、不可逆的感知觉和智力损伤。对患者生命质量类型的判定常常影响着改善患者生命质量、使用或终止生命维持技术等临床决策。

第五，对于放弃生命维持技术干预的患者，应该制订适宜的生命质量促进计划。放弃生命维持技术并不等于即刻放弃生命，只是放弃医学技术干预。因此，对于这类患者，医生的临床决策目的应是缓解患者的疼痛，以及确保其舒适安然有尊严死亡。不同国家地区有关患者尊严死亡的规范不尽相同，主要涉及主动或被动安乐死、医生协助自杀、自然死亡等伦理争议。

总之，医学技术干预和尊重患者意愿的目的均是最大限度地促进患者的生命质量，患者生命质量评估是临床决策不可避免的核心问题。对生命质量的判断不是一个静止的思想实验，而是一个动态的临床实践。因此，有利原则、不伤害原则、尊重自主原则的相辅相成，是保障患者生命质量的必要伦理原则与论证方法。

四、情境因素

尽管临床医学关注的是特定案例中患者诊疗是否合乎医学指征、患者意愿，是否促进患者的生命质量，但仅此并不能做出临床决策，因为医生 - 患者两个道德主体在做出个体选择时都会受到所处情境的影响和制约，如利益冲突、家庭关系、经济条件、宗教信仰、法律法规、医疗卫生制度等[1]。情境因素（contextual features）主要运用公正原则应对临床决策中的医患利益冲突问题，以及如何在所有相关主体中合理分配社会系统中的利益与负担问题。

第一，医患主体间的利益冲突对临床决策的影响。医师职业精神要求医生以患者利益至上，即医生诊疗行为的动机应是促进或维护患者的利益，如果医生为了个人利益而损害患者利益即是不道德的。然而，医生是一个社会人，保持身体健康、增加经济收入、有时间陪伴家人等这些社会人的正当需求或欲望，他们亦不能免俗，但这可能与患者的利益相冲突。因此，要求医生以纯粹的利他行为建立医患信任关系是不切实际的道德理想，制定公正的制度和规范，合理分配医患之间的利益与负担，维护各方应有的权利，监督各方应尽的义务，是在广泛社会背景下实现医患信任的必然之路，也是有效防范医患之间利益冲突的正当策略。

第二，家属与患者之间的利益冲突对临床决策的影响。家属可能为患者提供情感与精神支

[1] Albert R. Jonsen，Mark Siegler，William J. Winslade，Clinical Ethics：A Practical Approach to Ethical Decisions in Clinical Medicine．7th ed．New York：MacMillan Publishing Co.，Inc.，2010，162-163.

持，与患者分享医学信息，替患者表达其价值观和意愿，或者为患者支付医疗费用等。然而，当患者家属参与临床决策时，可能因价值观差异、利益负担权重考量的差异而产生家属与患者之间的利益冲突问题。解决此类冲突的策略应是，坚持患者利益至上，同时尽可能减少对家属的伤害。

第三，经济因素对临床决策的影响。患者接受医疗服务的帮助，因此应向提供医疗服务方交纳医疗服务费。不过，临床决策似乎不应受到经济因素制约，因为经济的不平等会造成患者享受医疗服务机会的不平等，违背公正原则。尽管如此，实践中经济因素常常制约临床诊疗方案的选择，特别是在最佳的诊疗方案需要患者承受不能负担的医疗费用时，医患将面临经济制约临床决策的难题。对此，临床决策往往无奈地退而求其次，医生需提供患者经济上可以承受的其他诊疗方案。不过，在急诊抢救患者生命的情况下，医疗机构也常常坚持患者生命至上的原则。

第四，稀缺医疗资源的公正分配及优化利用影响临床决策。所谓稀缺医疗资源，主要指患者需求大于医疗卫生供给的资源，如医护人员、重症监护病房（ICU）床位、政府财力、供移植的器官等。公正地分配稀缺医疗资源是人们可以接受的伦理原则，但问题是何谓公正分配？公正的标准是什么？虽然确定公正分配的标准在很大程度上属于公共卫生制度的范畴，但在有些情境中则属于临床决策的范畴，且延伸至优化利用医疗资源的伦理问题，包括个体患者之间、个人与社会群体之间的资源竞争。

第五，宗教信仰对临床决策的影响。宗教信仰或教义在某种程度上影响着持有该信仰的患者的意愿，如对疼痛、疾病或死亡的价值观。尽管这可能与医生救死扶伤的义务相冲突，如耶和华见证派拒绝以挽救其生命为目的的输血治疗，但医生应该尊重患者的宗教信仰。

第六，法律法规对临床决策的影响。遵守法律法规是对医生医疗行为的底线道德要求，了解与临床日常实践息息相关的法律法规知识，如知情同意、保密等，有助于医生免除法律责任或避免法律诉讼。然而，有时法律法规与临床伦理原则相冲突。例如，有的医生认为帮助濒死患者减轻痛苦的主动安乐死是可以得到伦理学辩护的，然而绝大多数国家法律禁止；法律要求在患者无同意能力的情况下，医生须获得患者家属的签字才能实施手术，这可能出现家属拒绝签字而医生无法手术救治患者的伦理难题。

第七，临床研究或教学对临床决策的影响。临床研究的目的是获取可普遍化的科学知识，推动医学科技的发展，造福人类社会。临床教学的目的是增长医学生的临床知识与技能，为社会培养称职的未来医生，造福人类社会。不过临床研究和教学的主要目的是帮助或服务未来患者，而临床医学的目的是当下患者。为了防止医生利用医患关系诱迫患者成为受试者或教学对象，医疗机构应制定相关制度，杜绝临床研究或教学对临床决策的不当影响。

第八，公共卫生或安全考量对临床决策的影响。公共卫生的传统目标是控制传染病，保障水和食品供应的安全，应对自然灾害。随着人们对健康的重视，现代公共卫生的目标不断扩展，如对人群开展健康促进教育，对危害公共健康的行为或生活方式预警，促进预防保健措施等。因此，医生在临床决策中应具有传染病防控意识，以及对患者进行疾病防控、康复以及健康促进的教育义务。

综上可知，前三个模块的核心目标是判断特定案例中个体患者的生命利益，情境特征模块所关注的是如何真正地实现患者的生命利益。只有将患者的个人生命利益置于社会实践背景下考量，才能真正做出符合患者最佳利益的临床决策。

临床决策是临床诊疗的核心过程，也是医患交往的重要内容。吴阶平院士曾言"客观事物充满着辩证法，临床医学处处闪耀着辩证法的光辉。"临床决策中的辩证法思维既内化于决策过程的正当合理性，也外显于决策结果的科学性和伦理性。这既是医者对患者尊严的尊重和最佳利益的维护，也是影响医患关系和谐发展的重要因素之一。因此，一个智慧的医者应遵循正当的临床决策模式，并善于运用"四象限"模型与患者共同做出诊疗抉择。

思考题

1．临床决策的人文特征包括什么？
2．临床决策模式包括哪些类型？不同类型可能面临什么伦理问题或实践挑战？
3．临床决策的"四象限"模型是什么？每一象限分别遵循什么医学伦理基本原则？

延伸阅读

1．Albert R. Jonsen，Mark Siegler，William J. Winslade，*Clinical Ethics：A Practical Approach to Ethical Decisions in Clinical Medicine*（Seventh Edition），New York：MacMillan Publishing Co.，Inc.，2010

该书的目的是帮助所有参与患者临床决策的医生、护士、患者、社工、心理咨询师、伦理委员或牧师等临床人士发现、辨别、分析并解决临床伦理问题。这些问题产生于有关患者疗护的日常临床实践中，关乎患者利益的最佳决策，不仅涉及技术知识，还涵盖伦理考量。为此，作者提出医学指征、患者意愿、生命质量和情境因素四个模块，为临床人士提供一套行之有效的临床决策指南，以应对知情同意、保密与讲真话、放弃或继续生命维持干预、终末期患者照顾、医疗差错、稀有资源分配等伦理冲突问题。

2．（美）施瓦茨著，《制定医疗决策——医生指南》，郑明华译。北京：人民卫生出版社，2011

该书涵盖了有关医学决策制定的所有重大主题，从确定卫生保健目标和宗旨以及评估生活价值和质量的方法入手，探讨理解不确定性、信息发展以及家庭问题、公共健康和社会价值等问题，以帮助医师和其他卫生保健专业人员更好地理解医学决策的概念和原则。

3．刘虹著，《临床哲学思维》，南京：东南大学出版社，2011

该书从哲学分析的视角不仅诠释了医学术语，如正常与异常、典型与非典型、原发与并发、拟诊与确诊、误诊、预后、过度医疗、医疗差错等，还引导医生运用自己所学的医学知识，对临床资料进行综合分析和逻辑推理，从复杂的临床资料中找出主因，甄别诱因，透视疾病发生发展的本质与规律，遵循医学决策的原则等。这些内容为临床决策提供了必要且具体的技术分析和哲学思辨的视角与思维。

（梁立智 张 楠）

产前遗传咨询伦理、法律规范与实践

【引言】

在产前遗传咨询领域，通过对产前检查结果、产前诊断结果、求咨者的遗传学资料等进行遗传学分析，医生能够越来越准确地向准父母报告潜在的胎儿畸形、疾病以及因此可能会给家庭带来的生理、心理、社会、经济等各方面的影响，帮助准父母对妊娠事项进行自主决策。在这个过程中会涉及系列伦理、法律问题。因此，在注重科学技术的同时，医务人员应遵循产前遗传咨询伦理、法律规范，做到"科技保障，伦理优先"。

知识要点 ●●

产前遗传咨询伦理原则
产前遗传咨询伦理准则
错误出生、错误生命
非指令性咨询
产前诊断伦理、法律问题

●●●

案例 5-1

Hunter 案

美国一对夫妇（原告）生下两个患有杜氏肌营养不良症的孩子。他们诉称，鉴于遗传病的家族史，普通的产科医生应该将母亲转诊给遗传咨询师进行专门的遗传咨询。法官判决被告应承担赔偿责任。

思考：医生转诊过程中需考虑哪些伦理问题？

Mckay 案

某女士生下一女，却被告知女儿右手掌畸形，而此前进行的两次产前超声检查结果均为"胎儿良好"。法院审理后认为，超声检查不能查出所有的胎儿畸形，这是现有临床医学技术所限。但医疗机构有义务将此向被检查者给予必要说明，而医院未履行此告知义务，故判决医院赔偿。

思考：医务人员应如何履行告知义务，保障患者的知情同意权？

案例 5-1（续）

Becker 案

一位 38 岁孕妇，唐氏筛查阳性，但医师未建议做产前诊断，最终产下一名唐氏综合征患儿，法院判决医院承担赔偿责任。

思考：本案例中医师违反了哪些法律、法规？

第一节　产前遗传咨询制度简述

本章所述产前遗传咨询制度是指我国目前实行遗传咨询、产前筛查（prenatal screening）、产前咨询、产前检查与产前诊断相结合的孕产妇产前保健制度，主要包括行业准入与转诊制度、产前遗传咨询的技术准入制度、产前遗传咨询的伦理、法律规范。

一、行业准入与转诊制度

行业准入制度（即对从业机构与人员的资质要求）与转诊制度是至关重要的。因其决定了从业机构及其人员是否具有合格的科技素养与人文素养，是"科技保障、伦理优先"[1]的前提条件。我国目前尚缺乏完备的"临床遗传学医师和遗传咨询师"准入制度，尚未形成完备的转诊制度，绝大部分遗传咨询工作由普通临床医生完成（其中绝大部分是产科医生和儿科医生），大多缺乏有关的技术与人文培训，水平参差不齐。

二、产前遗传咨询技术简述

遗传咨询（genetic counseling）又称遗传商谈，遗传咨询是产前诊断的内容之一，但并非其必要组成部分。参照 2006 年美国国家遗传咨询协会的定义，遗传咨询是一个帮助人们理解和适应遗传因素对疾病的作用及其对医学、心理和家庭影响的过程。该过程包括：①通过分析家族史和疾病史，评估遗传病发生和再发的风险率。②进行有关疾病的遗传方式、实验室检测、治疗或控制病情、预防疾病等教育，并提供与疾病有关的各种可以求助的渠道、诊疗去向及目前研究现状和进展。③促进知情选择和对所患疾病及其再发风险的逐步认知和接收[2]。除了产前诊断相关的遗传咨询外，人们也可通过各种遗传学检查和遗传咨询寻求对自身的遗传状况的了解。

产前诊断（prenatal diagnosis，PD）又称宫内诊断（intrauterine diagnosis）或出生前诊断（antenatal diagnosis），是指在胎儿出生前应用各种方法诊断胎儿是否患有某种遗传病或先天疾病的一种手段，是影像学、细胞遗传学、分子遗传学、生物化学和临床医学实践紧密结合的一门学科。常见的产前诊断技术如绒毛活检（CVS）、羊膜腔穿刺、脐静脉穿刺，通过对绒毛、羊水、脐血细胞进行产前遗传学分析，以判断胎儿的染色体和（或）基因组是否正常，胎儿是否罹患遗传性疾病。由于其操作过程具有侵入性，所以有一定并发症的发生风险，有文献统

---

[1] 张迅，兰里吉，苏旭，等. 论遗传咨询和保健服务的科技保障与伦理优先. 医学与哲学（人文社会医学版），2008，29（7）：38-39.

[2] Resta R，Biesecker BB，Bennett，RL，et al. A new definition of genetic counseling：National Society of Genetic Counselors' Task Force report. J. Genet Couns，2006，15（2）：77-83.

计，羊膜腔穿刺术为 0.2% ～ 0.3%，CVS 为 0.5%。此外，孕妇在衡量遗传检测的风险和益处时，往往会考虑在得知胎儿的额外信息后是不是要继续怀孕、该如何决策，这时孕妇的思想斗争很激烈，往往伴随焦虑与困扰，这是初次筛查和随后的诊断测试（复查随访）要特别注意的[1]。

三、遗传咨询与产前诊断的伦理、法律规范

1998 年，世界卫生组织（WHO）通过了《医学遗传与遗传咨询中伦理问题的国际准则》（以下简称"98 准则"）。"98 准则"提出，"我们呼吁 WHO 及其成员……确保伦理学的原则在一个国家或全世界范围内得到贯彻，保证遗传学的进展能以一种符合伦理学原则的方式造福全人类。遗传学和生物医学技术为科学研究开辟了一条崭新的大道，提供了许多急需的治疗手段。但是，当人的生命和尊严受到威胁时，就不能单独用技术来左右伦理，医疗技术实践和方法也不能受制于各种经济利益的古怪思维和个人兴趣、恐惧或忧虑。"产前遗传咨询属于医学遗传与遗传咨询的分支领域，适用"98 准则"。

除"98 准则"外，公认的医学伦理准则在本领域是适用的，例如《纽伦堡法典》《赫尔辛基宣言》等。世界多国也针对性出台相应的法律规范与伦理准则。在我国，除了关于执业医师、医疗机构、诊疗技术的一般卫生管理法律规范外，还专门出台了《母婴保健法》及其配套的行政法规、部门规章、技术规范等对这一领域进行规范。被公认为"社会生活百科全书"的《中华人民共和国民法典》是适用于遗传咨询领域的重要法律。

简而言之，前述伦理、法律规范、准入制度以及行业技术规范要求等共同组成了产前遗传咨询制度的实质内容。值得注意的是，目前我国此方面相关法律制度尚不完善，应参照公认的国际伦理准则（尤其是"98 准则"），结合我国国情，逐步予以建立健全。

第二节　错误出生与错误生命

产前遗传咨询的发展开启了所谓"错误出生"或"错误生命"的诉讼之门，两者区别见表 5-1。

表5-1　"错误出生"与"错误生命"比较

错误生命	错误出生
孩子为原告（或监护人）提起诉讼	孩子父母为原告提起诉讼
理由：因为医生的过错，孩子忍受出生缺陷的痛苦	理由：①由于医疗过失，出生缺陷孩子的父母被剥夺自主决定是否终止妊娠的机会 ②母亲的自我决定权受到侵犯 ③母亲/父母对关于生出遗传或先天畸形孩子的潜在风险缺乏知情理解，特别是因没有被告知并实施产前诊断

一、错误出生

错误出生（wrongful birth，又称不当出生）之诉是指母亲或双亲为原告发起对医疗机构的诉

[1] Katherine Drabiak-Syed. Currents in Contemporary Bioethics. Waiving Informed Consent to Prenatal Screening and Diagnosis? Problems with Paradoxical Negotiation in Surrogacy Contracts. Journal of Law，Medicine & Ethics，2011（fall）：559-564.

讼。原告往往认为因医疗过失被一个不想要的、通常是残疾的孩子所累，而这是本可以避免的。

1996 年，在 Hunter 案中，一对夫妇生下两个患有杜氏肌营养不良症的孩子。法官认为，鉴于遗传病的家族史，医生应该将母亲转诊给遗传咨询师进行专门的遗传咨询。Hunter 案之后，在加拿大，如果患者不具备相关经验或遗传咨询的专业知识，医生应当告知有遗传病家族史的患者其孩子患病的可能性，否则视为存在医疗过失，应赔偿其"错误出生"的损失。在该判例引导下，医生对高龄妇女的义务是向患者解释染色体异常增加的风险，向她提供产前基因检测的咨询服务并准确告知其检查结果。为患者建立一个完整的家族病史档案也应当成为医生的注意义务的一部分。在另一起错误出生案例中，美国的一家法院判决，医生没有对患者进行族谱调查，违反了医疗注意义务，存在医疗过失。

我国也有诸多关于错误出生的案例，摘选其中三个，见表 5-2。

表5-2　中国错误出生案例[1]

案件名称	案情摘要
何某某与重庆市某医院人格权纠纷案	由于某医院未认真观察诊断，出具了脊柱连续性好的诊查结果，侵犯了原告的知情选择权。原告在怀孕期间，仅于怀孕 37 周左右做过一次 B 超检查，自身行为亦存在过错
容某某诉广东某医院医疗损害责任纠纷案	被告未对胎儿可能存在肢体远端缺如的风险引起足够的重视，客观上侵犯了原告在胎儿出生前的知情权与生育选择权
李某某诉河南某医院医疗损害责任纠纷案	原告与被告之间建立了医疗服务合同，但给被告进行 B 超检查的医务人员均无执业医师资格，且诊治过程中存在过错，致使原告失去了选择不让不健康婴儿出生的机会，侵害了原告的民事权利

从我国上述关于 B 超检查引发纠纷的案例可以看出，在施行产前诊断前，医师有必要让孕妇了解她目前的状况、胎儿患某种遗传病的危险性及可能的后果、所施行的产前诊断及其技术操作的安全性、风险性及结果的不确定性等信息，并在她知情理解后签署知情同意书。知情同意是为了保证求咨者的知情同意权，即通过全面告知让求咨者在充分知情、理解的前提下做出自主决定。然而，在实践中有些医生并没有重视求咨者（或者说患者）的知情同意权，只是把患者签字的同意书当成是医疗行为的"免责书"，这是不符合伦理要求及法律规定的。有的医生认为 B 超不可能发现所有的残疾，所以医院不应当对"错误出生"承担法律责任，此观点有一定道理。但需要注意的是，前述案例中法院判决医院赔偿，并不是认为医务人员没有通过 B 超发现所有异常情况属于医疗过错，而是因为涉案医务人员没有将 B 超存在一定漏检率的信息告知患者，即未做到全面告知。这往往导致患者丧失"警惕性"，而不再采取进一步检查而发现异常状况，进而丧失了自主选择是否继续妊娠的机会。本案中，医生未履行全面告知义务，侵害了患者知情后自主决定的权利，存在医疗过失，因此应对"错误出生"导致的损失承担赔偿责任。

二、错误生命

错误生命（wrongful life）之诉是指由涉案孩子发起或代表涉案孩子发起的针对孩子的母亲或其他人的诉讼，声称涉案孩子不得不忍受一种不值得活下去的生存方式[2]。大部分国家的

[1] 吕成龙. 错误出生的法理寻踪与新解. 清华法律评论，2005（1）：102-122.
[2] Paola Frati，Vittorio Fineschi，Mariantonia Di Sanzo，et al. Preimplantation and prenatal diagnosis，wrongful birth and wrongful life：A global view of bioethical and legal controversies. Human Reproduction Update，2017，23（3）：338-357.

法律和判例不支持错误生命的诉讼，但也有支持的罕有判例。

（一）英国

在 1982 年的英国 McKay 案中，法院驳回了关于错误生命的诉讼请求，声称医生没有终止孩子生命的责任，生命本身不能构成伤害。法院还指出，如果支持这种诉讼请求，可能会迫使医生建议孕妇堕胎，贬低残疾儿童的生命价值。

但是，之后的英国《人类受精和胚胎学法》在《先天性残疾法》中增加了新的内容，允许涉案孩子就胚胎选择植入中的植入前基因诊断（PGD）失误而出生后的残疾提出诉讼。法案支持"错误生命"的理由是，如果医生尽到注意义务而选择健康的胚胎，那么提出索赔的孩子就不会出生。英国议会通过这项法律似乎是在 PGD 这种特定情况下认可了错误生命的说法。

（二）澳大利亚

1995 年，澳大利亚昆士兰州最高法院以"一个人没有不应被生出来的权利"为由驳回了将"错误生命"作为诉由。2002 年 3 月，三名先天重度畸形的儿童以错误生命为由向新南威尔士州最高法院提出诉讼。该案件的律师希望依据美国和法国的先例形成一个澳大利亚的法律诉讼先例，以便因医疗过失而出生的残疾儿童可以进行索赔。法院认为，医生的注意义务是不造成伤害，而不是提出终止妊娠的建议。法官深信"人类生命的珍贵本质和错误生命说法对人类生命价值具有侵蚀性"。

（三）美国

美国对错误生命的看法在各州并不完全一致，错误生命诉讼只在美国三个州得到过承认，而在其他十九个州法院已经被驳回，其中五个州颁布了禁止错误生命诉讼的法案。例如，在 Christensen vs Thornby 的案例中，明尼苏达最高法院驳回了错误生命的诉讼请求，判定孩子的出生是一件好事。在 Becker 案中，医生未告知产妇因其高龄导致患唐氏综合征的风险升高，并且未为其提供羊膜穿刺术。虽然法院认定医生对婴儿有责任，而且医疗过失是婴儿出生的直接原因，但多数意见认为，缺陷婴儿的出生不能构成对孩子的伤害，并且不可能估计其损害。同样，宾夕法尼亚州和伊利诺斯州最高法院都判决，先天畸形婴儿的诉讼不能胜诉，因为法院无法确定如果一个孩子没有出生是否会过得更好，以及（医生）疏忽与（患儿）畸形之间的因果关系。

尽管有这些先例，在加利福尼亚州、新泽西州和华盛顿州等司法管辖区，对错误生命的诉讼已经有获得法院支持的判例。1980 年，在加利福尼亚，一对夫妇起诉某实验室，因为实验室给出的Tay-Sachs 病携带者测试结果是错误的。根据这一结果，求咨夫妇决定生育，但他们的孩子出生后被诊断为Tay-Sachs 病。Curlender 法院不考虑如果被告谨慎行事将会导致原告根本不存在这一哲学争论，判决被告赔偿孩子因"错误生命"而产生的损失。1984 年，美国新泽西州最高法院审理了一起关于医生错误解读母亲风疹检测结果的案例。法官认为，关于错误生命的胜诉并没有贬低孩子的生命价值，而是对"生命呼救、帮助他们减轻痛苦"的回应。

第三节　产前遗传咨询的伦理、法律规范

遗传学知识应用于医学实践时，必须充分考虑医学伦理规范，包括产前遗传咨询的伦理原则、准则等伦理规范，而现行法律规范和技术规范应当是更为基本的要求。

一、产前遗传咨询的伦理原则

依据相关准则，产前遗传咨询的伦理原则包括：对个人和家庭应是有利的；不能做损害其

利益的事情；通知个人后充分尊重其自主选择权；不能违背公平和社会公义。这些原则与传统的生命医学伦理原则是一致的（表 5-3）。

但是医学遗传学所涉及的内容已经大大超出了传统的医学结构和医患关系所涵盖的内容。例如：遗传信息可能会影响整个家庭而不仅仅是患者个人；遗传检查的结果可以预测个人或其家庭成员将来可能发生的不利事件；遗传信息和目前作出的选择可能会影响下一代；医学遗传学咨询有无倾向性的传统等。

表5-3　生命医学伦理原则

名称	内容
尊重自主原则	尊重个人的自主权，保护没有自主决定能力的人
有利原则	优先考虑个人的利益，尽最大可能做到对其健康有利
不伤害原则	避免并阻止对个人的损伤，或至少使伤害最小化
公正原则	公正平等地对待个人，社会中卫生工作的权利和义务尽可能平均分配

尊重自主原则包括：尊重有自决能力的个人的自我决定和自主选择；保护丧失自主权的人，如儿童或脑损伤的人。

有利原则是指医生的义务应为患者及其家庭谋最大福利。有利原则还与医学改善人类健康状况的目的一致，因此要求涉及的人员进行自愿合作。

不伤害原则是医学的传统原则。不伤害患者意味着有义务防止任何情况的伤害发生，如伤害不能避免，应使这种对个人和家庭造成的伤害最小化。

公正原则的目标描述有些不同，公平地对待个人，给他们应得到的东西，或给他们应赋予的东西，分配公平意味着应平等公正地分配利益（如财产）和负担（如税务），从而增进社会的和谐共处和团结协作。卫生事业中利益（如诊断和治疗的权利）和负担（如昂贵治疗中需自己承担的份额或医学研究的风险）的分配应由经伦理校正后的法规来管理，包括机会均等、按需分配等。

二、产前遗传咨询的伦理学准则

参照国际公认的生命医学伦理原则、"98 准则"，结合我国的临床实践，在遗传咨询及产前诊断相关遗传学服务的临床实践中应遵循如下伦理准则（表 5-4）。

表5-4　遗传咨询的伦理准则

- 尊重患者及其家庭，包括不隐瞒任何事实，尊重患者的决定，提供准确、无偏倚的信息（自主权）
- 保证家庭的完整性（自主权，非恶意）
- 不向患者及其家庭隐瞒任何与健康有关的事实（非恶意，自主权）
- 保护患者及其家庭的隐私，使他们免受雇主保险公司和学校的不公正的打扰（非恶意）
- 告知患者及其家庭，其他学术性机构有可能误用遗传信息（非恶意）
- 告知求咨者有伦理义务提醒其血亲，他们有一定的遗传危险性（非恶意）
- 告知求咨者如果想要孩子，则向其配偶/伴侣说明自己是某种遗传病的基因携带者是明智的，但说明后可能会给婚姻带来一定的负面影响（非恶意）
- 告知人们公开承认自己携带有某种可能影响公共安全的遗传基因是其道德责任（非恶意）
- 尽可能公正地提供遗传信息（自主权）

续表

- 除非有有效的治疗手段，否则应采取非指导性咨询方式（自主权、有利）

- 无论何时，只要涉及儿童或青少年，应尊重他们的意见（自主权）

- 如果合适或求咨者要求，咨询人员有义务和他们保持接触（非恶意，有利，自主权）

- 向求咨者完整地公布检查结果，包括模棱两可的结果，人员之间的不同观点都应向求咨者讲明

- 保持接触意味着追踪新进展，除非患者及其家庭要求，有关的新进展都应及时与他们联系，包括新的或矛盾的观点

（一）医师应熟练掌握、运用专业知识，做出准确诊断

依据"98 准则"，医疗机构应提供持续的质量控制服务，包括实验室操作质量控制；及时提供应有的服务和后续治疗；禁止医学上不需要的检查和治疗。产前遗传咨询要求做到"科技保障，伦理优先"，因此熟练掌握、运用遗传知识与产前诊断等技术，做出准确的诊断，是伦理、法律规范最基本的要求。

1. 不断提高诊断的准确性　临床遗传病学家、产科医师以及儿科医师等经常会面对因为家族中存在某种遗传性疾病而寻求指导的求咨者（患者），可能是求咨者的前一个孩子、已故的同胞或父母所患有的遗传性疾病。如果没有准确的诊断，遗传咨询是不可能进行的。既往准确的诊断不仅对再发风险的评估和交流十分重要，而且对将来准确的产前诊断更为重要。例如，就黏多糖贮积症而言，仅知道前一个孩子患有黏多糖贮积症是不够的，还应该确切地知道是黏多糖贮积症的哪一型、甚至是哪一亚型，因为它们是由于不同的酶缺陷所造成的。再如，就肢带肌无力而言，仅仅有肢带肌无力的病史无助于产前诊断，因为该组疾病中有两种属于常染色体显性遗传（1A 型和 1B 型），至少有六种是常染色体隐性遗传（2A-2F 型）。同样，就癫痫而言，目前有超过 45 个基因和易感基因位点与癫痫有关，仅仅有癫痫的病史并不能说明是哪一个基因受累。还如，如果家庭中前一个孩子被诊断为颅缝早闭，则在进行遗传咨询之前要明确其致病原因（如可能），因为有 7 个基因的突变（*FGFR1*，*FGFR2*，*FGFR3*，*TWIST1*，*EFNB1*，*MSX2*，*RAB23*）和单基因综合征形式的颅缝早闭明确相关，而且染色体异常也可能是该病的病因。

实践中，下列情况经常导致诊断不准确，存在重大伦理、法律风险，应注意避免：由于母体细胞污染而未能准确判断胎儿性别或遗传病；由于将标本玻片弄混而未能诊断出遗传病；未能进行有适应证的检查（例如，准妈妈的姐妹或同胞的孩子患有唐氏综合征，染色体核型不明，而实际上却是由于非平衡易位所致）；未能准确分析胎儿的核型；B 超未能发现明显的胎儿异常；未能发现显著的染色体嵌合现象；对生化或 DNA 分析结果做出不准确的解释或错误的再次解释；没有对生化分析进行合适的对照分析；没有选择正确的实验；未将特殊检测的标本送到专门的实验室；未将重要的实验室结果与临床医师进行沟通和交流；培养失败或细胞培养污染，导致细胞不生长，没有时间进行后续检查，并导致染色体异常儿的出生；看不懂实验室报告，却又不和实验室进行沟通以弄清楚结果的意义。

2. 掌握好遗传咨询的时机　遗传咨询最好的时机是在孕前或婚前，以获得携带者的检测、产前诊断或其他重要的选择机会。因此，虽然孕期进行遗传咨询非常重要，但进行遗传咨询的最佳时间并不在孕期当中。育龄妇女在孕前进行产前检查和遗传咨询是非常重要的。

实践中，如果面对一个有致死性畸形的新生儿，临床医生应在这个孩子出生的当天或母亲出院之前就告知这对夫妇遗传咨询的必要性，并在征得该夫妇知情同意后提供遗传咨询的服务。此时和他们进行交流沟通并给予上述支持与帮助是十分重要的。

（二）遗传检测应是自愿的

对于成年的个人或人群，禁止采取强迫、诱导或其他不当手段进行遗传检验。进行任何检验时，都应确保个人（家庭如达成一致意见为最佳）根据其意愿或道德信仰做出拒绝或接受决定的权利。任何检验前都应充分告知求咨者本检验的目的、可能引起的后果及可能出现的多种情况。只有为了改进医疗护理水平才能在儿童中进行这种检查，例如，只有某种疾病的早期治疗对儿童有利时，才可在新生儿中进行这种疾病的筛查。产前诊断只对需要这种检查的夫妇提供服务，不得强迫他们接受。当胎儿患有某种遗传缺陷（genetic defect）时，不得根据产前诊断的结果强迫其父母继续或终止妊娠。唯有求咨者、产妇有最终的关于生育决定权，而不是医生或政府。

（三）尊重个人和家庭

通过遗传咨询，能够建立起专业性的医疗保健关系对求咨者提供相关指导，求咨者能获得准确、全面公正的信息，并允许他们或其家庭做出自主的决定。遗传相关的所有问题中的自主选择权主要表现如下：在生育问题上表现为妇女应是最重要的决策者；求咨者自愿接受服务，包括检验和治疗；避免政府、社会或医生的压力；无论个人的知识水平如何，尊重他们的决定；如果存在患者及其父母组成的团体，应与他们密切合作。

在咨询者提供了准确、完整而无偏倚的信息后，在求咨者知情、理解、自愿的基础上，综合考虑个人和家庭的福利与负担，尊重个人的决定，保护家庭的完整。对遗传咨询提供者（咨询者）的伦理要求主要体现在如下几个方面：

1．全面、准确、完整而无偏倚地告知。在咨询中，咨询者应当向求咨者全面、准确、完整而无偏倚地告知所有与健康有关的信息，这是求咨者可以做出自由选择的前提，也是咨询者与求咨者之间公开交流与信任所必需的。同时，咨询者应告知求咨者有道德上的义务去说明可能影响公共安全、家族成员利益的遗传状态，求咨者有告知家庭的道德义务。咨询者应告知求咨者其他机构有可能会错误使用他们的遗传信息。咨询者在进行遗传咨询时要注意各方面的问题，不能够仅仅依据求咨者提出的问题提供咨询，因为求咨者往往因不具备相关经验或遗传咨询的专业知识而导致认识不全面或偏差。例如，面对一对有生育重度智力障碍儿风险的夫妇，临床医生在进行产前遗传咨询时应该考虑以下内容（包括但不限于）：智障儿对这对夫妇的相互关系可能造成的后果；对家中其他孩子的影响；受累孩子出生后将遭受的痛苦；家庭可能会遇到的社会歧视；智障儿给家庭带来的源自经济和社会的负担；夫妇俩是否需要避孕等信息。

2．不因遗传咨询而造成个人伤害。在已发表的推荐意见和指南中指出，应极力主张人们在接受预测性遗传诊断前后都应该进行遗传咨询，但禁止对18岁以下的未成年人进行预测性遗传诊断，除非他或她有可能患有危及生命的疾病（如2B型多发性内分泌肿瘤）。在出现症状之前对人们进行预测性遗传诊断可能会造成的伤害主要来自阳性结果，这常会使患者十分沮丧，甚至可能会因为抑郁而自杀。在考虑对一些没有治疗方法的、仅仅限于一些减轻痛苦措施的疾病进行预测性遗传诊断的时候要特别慎重，避免因此对个人造成不必要的伤害。

3．双亲的咨询。很多咨询情况是很复杂的，如果夫妇双方只有一人前来进行遗传咨询，或者夫妇双方意见不一致，则很难有理想的咨询效果。临床医生或者咨询者常常会遇到一个极度焦虑的父亲或母亲自己一个人来进行遗传咨询，之后又将咨询者的解释不准确地转达给配偶，由于缺乏对风险概率的准则评价，可能会引起不必要的情绪波动与生活混乱。因此，尽可能强调夫妇双方都来参加遗传咨询，并建议在预约的时候就强调这一点。

4．保护家庭完整。"首先不伤害"是医学伦理的基本要求。最小必要原则要求咨询者将咨询可能带来的伤害概率降到最低，除了最大化降低对个人的伤害概率外，也包括最大化降低对家庭的伤害概率。在预测性遗传诊断过程中尤其要关注保护家庭完整原则，正如人们常讲的"宁拆十座庙，不拆一桩婚"，起码不要因为遗传咨询医师的告知不当而导致不必要的家庭解体。例如，对于 X 连锁的遗传疾病，在表达遗传信息的时候，应尽量淡化个人责任，鼓励家庭共同承担责任，以保护女性和维护家庭的完整。再如，在进行产前诊断时发现或意识到孕妇的胎儿和她的丈夫没有血缘关系，这种情况往往伴随着潜在而严重的个人、医学、社会和法律等问题，也往往涉及若干伦理原则之间的冲突（如诚实、保密、有利、不伤害等原则的冲突），提供咨询的医师必须谨慎处理此类问题，保护家庭完整是重点要考虑的因素。如果在产前诊断之前的知情同意过程中告知孕妇，有可能会发现胎儿与其丈夫没有血缘关系，则孕妇有可能会拒绝进行指征明确的绒毛取材术或羊膜腔穿刺术。考虑保护家庭完整、保密、不伤害原则等因素，咨询人员应和孕妇单独进行一次遗传咨询，她的决定常指引咨询人员下一步应怎么做。

（四）非指令性咨询

普通临床科室在告知过程中常常需要提出指导性建议。遗传咨询的工作与普通科室不同，产前遗传咨询的显著特点之一是非指令性咨询（non-directive counseling）。依据"98 准则"，非指令性咨询有两个重要元素：一是提供准确、完备且无偏倚的信息，使求咨者及其家庭可据此做出决定；二是应理解和同情求咨者的境遇，提供帮助使他们能做出自己的决定。在非指令性咨询中，专业人员不应故意歪曲事实，误导前来咨询的人做出专业人员自己认为的最佳选择。咨询者应当做到患者及其家庭都认为咨询人员提供的信息是准确的，并不能辨别其中含有的主观偏倚成分。非指令性咨询也不意味着仅仅提供信息，让患者及其家庭单独决定而咨询人员袖手旁观。大部分求咨者希望与关心他们的人交流，咨询人员应帮助他们理解并表达出其价值观，帮助求咨者做出自己的决定。从事非指令性咨询的人员不应告诉求咨者去做什么，做决定是求咨者及其家庭的事情。咨询人员应尽可能支持所有的决定。

遗传咨询之所以应用非指令性咨询，一个重要原因是遗传性疾病有以下特点：大部分是诊断措施，而鲜有有效的治疗手段。如果将来有效治疗手段越来越多，或者常见多基因疾患的易感性筛查提示生活方式的改变对患者的健康有利，那么，此类遗传性疾病的咨询方式也许会与普通医学领域一样，建议某种对患者有利的治疗或改变某种不利的生活方式，而不再采用非指令性咨询。

与非指令性咨询不同，指令性咨询则是对求咨者提供建议并表述咨询人员的观点，或选择性地强化求咨者的行为、想法或情绪，例如建议终止妊娠。采用指令性建议的内在危险性是临床医生或咨询师有机会（无论是潜意识的还是下意识的）将其自己的宗教、种族、优生学或其他信仰或道德观点融入他们所提供的遗传咨询中。有研究表明，专科医生（主要的原因可能是缺乏遗传咨询的培训）不是临床遗传学医师，更倾向于为患者提供指令性咨询。非指令性咨询这一原则被医学遗传学家、世界卫生组织遗传咨询专家委员会所公认，也被多个国家的针对遗传咨询医师态度的研究所证实。无论如何，与生育选择有关的咨询仍应以"非指令性"为主。

简而言之，非指令性咨询是指由求咨者来选择做出自己认为最佳的决定，而不是由咨询人员代替求咨者决定。非指令性遗传咨询是价值中立的，很多时候遗传学家的价值与求咨者（或患者）不同，咨询者要充分尊重求咨者的自愿性和自我决定权，对求咨者的处境和决定不做价值判断，不强制求咨者听从自己的建议。

（五）书面同意或拒绝

患者有权利同意或拒绝一个指征明确的产前诊断技术，例如羊膜腔穿刺术。这种情况下，我国法律要求（如原《侵权责任法》第五十五条、《基本医疗卫生健康与促进法》第三十二条）取得患者的书面同意，医疗规范要求医生应在病案中记录所有与患者之间重要的告知内容。如果医生只是口头建议做羊膜腔穿刺术，不在病案中做任何记录，未取得患者的书面意见（包括电子形式），当患者坚持医生没有建议过做羊膜腔穿刺术时，且咨询提供者如果不能证明曾经做过口头的告知，则可能存在举证不能的法律风险。

（六）保密、结果的公开与警示义务

如未征得当事人的知情同意，咨询者不得将检查结果泄露给求咨者的雇主、保险公司、学校、政府机关或其他研究机构。结果公开和保密的问题是医学遗传学中最常见的伦理问题，由于向其他研究机构泄露检查结果可能会造成伤害，因此应尽最大努力保密。但有时某一个体的遗传结果常提示他／她的亲属存在某种遗传危险因素，遗传咨询人员对其亲属是否也存在伦理上的警示义务呢？此时，咨询者应鼓励受检者本人劝说其亲属前来咨询。如果受检者（求咨者）拒绝，尤其是当存在经济、有效的治疗或预防措施时，咨询者应直接与其亲属联系。但要注意的是，咨询者只能提供与其遗传危险性有关的信息，不能告诉拒绝通知他们的受检者的遗传状态或身份，咨询者应确保进行足够的随访。表5-5列举了公开和保密准则的基本内容。

表5-5　公开和保密准则

- 专业人员应向受试者公开所有与其本身或胎儿的健康状态有关的检查结果
- 充足的信息是自由选择的先决条件，是咨询者与受试者建立开诚布公相互信任关系所必需的
- 检查结果包括正常结果，应及时通知受试者与健康有直接关系的结果。如非亲生子或没有 X 连锁疾病时胎儿的性别等
- 当为了保护易受伤的家庭或为国家法律禁止时，可不通知受试者
- 除非在新生儿或儿童中查出可以治疗的疾病，否则受试者及其家属不希望知道遗传信息包括检查结果的愿望应得到尊重
- 查出可能引起严重心理或社会伤害的结果应暂时保密，在公开的义务范围内，咨询者应判断受试者何时已有足够的心理准备
- 如果一对夫妇想要孩子，应鼓励求咨者向其配偶公开检查结果，宣传此为求咨者职责的一部分；如地点合适，咨询者应告知求咨者遗传信息可能对其亲属有帮助，应要求求咨者转告其亲属来寻求咨询，向亲属提供遗传信息可以让他们了解其自身的遗传危险性，特别是当可以消除严重的心理负担时

（七）产前诊断

产前诊断的目的是诊断胎儿是否罹患某种遗传性疾病，将此信息告知那对夫妇，可以帮助他们做出选择：继续妊娠（为难产和新生儿特护做准备）还是终止妊娠。产前诊断只是为了给父母或医生提供一些有关胎儿健康状况的信息；除非有强奸或乱伦，不用做确定父亲的亲子鉴定；除非为了排除性遗传连锁性疾病，否则不做性别选择。由于胎儿细胞的 DNA 分析技术及超声、母体血清生化指标筛查技术、胎儿游离 DNA 筛查技术的广泛应用，遗传病和胎儿畸形的产前诊断已扩展到数百种疾病。在进行产前诊断前和阳性结果得出后，为进行知情后自主选择而来咨询特别重要。母体血清生化指标筛查前，应告知受检者检查目的、利益和局限性，任何异常结果尚需经介入性产前诊断实验证实（表5-6，表5-7）。

表5-6　产前诊断及相应咨询伦理准则

- 遗传学服务包括产前诊断应公平分配，首先提供给最需要的人，不应考虑其支付能力或其他因素
- 产前诊断应是自愿参加，未来孩子的父母有权决定某一遗传病是否需要进行产前诊断及是否堕胎
- 如有医学指征，则无论这对夫妇关于堕胎的态度如何，都应行这项检查
- 在某些情况下，产前诊断的结果对为罹病胎儿的出生做准备有帮助
- 产前诊断的目的只能是向父母和医生反映胎儿的健康情况，除非有强奸或乱伦
- 产前诊断不应用来做亲子鉴定，除非存在性连锁疾病，否则不做性别选择
- 没有医学指证，仅为了缓解孕妇焦虑的产前诊断不得优先于有医学指证的检查

续表

- 产前诊断前应进行咨询

- 医生应向孕妇或夫妇公布所有相关的临床结果，包括该病临床上可能出现的所有情况

- 应尽可能尊重并保护孕妇及其配偶做出的有关罹病胎儿的选择，在家庭、法律文化和该国社会结构许可的范围内，应由该夫妇而非医务人员做出决定

- 检查前咨询将使检查后的咨询（发现罹病胎儿的父母）简化，因为检查前进行过咨询的父母准备得更充分

表5-7　产前诊断的咨询要点

- 可能检查出的主要疾病的名称及主要特点，不必列出所有疾病的名单，根据该病对胎儿父母及家庭生活的影响程度，简要描述疾病的特点

- 出生后该病治疗及辅助设施的情况

- 描述胎儿患有该病的可能性（危险度）应以多种方式表达（比例、概率和语言表达等）

- 出现不利结果、幸运结果和其他意外结果的可能性

- 罹病胎儿现有的处理方式：如继续妊娠，然后在家照顾患儿；由某研究机构对患儿进行研究的可能；让别人收养；终止妊娠；产前治疗或出生后早期治疗

- 实验室或超声检查出现模棱两可结果的可能性

- 告知父母即使得知胎儿患有某种疾病，对胎儿也没有太大的好处，因为绝大多数疾病目前都不能进行产前治疗

- 告知父母即使行产前诊断，也不能保证生出的胎儿绝对健康。因为还有很多疾病出生前无法诊断，或者因为除了要检查的这种遗传病外，医务人员并不清楚这个家庭是否属于其他疾病的高危人群

- 检查过程可能对胎儿和母体造成的危险

- 可能造成的非医源性风险（如对父母就业及医疗保障的影响等）

- 告知孕早期的非介入性检查，如母体的 AFP 筛查，可能只是产前诊断一系列检查的第一步，后续检查可能会要求堕胎

- 告知检查的费用，如可能的话，询问孕妇或夫妇的资金来源情况

- 告知为遗传病患者服务的专家组人员或有关组织的姓名、地址，如愿意可与他们联系

1. 遗传咨询是产前诊断的前置程序　通常的情况是，夫妇双方或夫妇之一并不能理解一次产前诊断的针对性（通常一次产前诊断仅针对先证者的一种疾病），他们有时误认为任何原因的智力障碍都可以被检出或被排除。临床医生明智的做法是敦促夫妇双方在介入性产前诊断操作（如绒毛活检、羊膜腔穿刺术）之前来参加遗传咨询，如上做法最主要的益处在于能够让双方对产前诊断的风险和局限性有一个清晰的了解，对他们的家族史有更深入的了解，并且也有机会发现在此家庭中还存在明显的遗传病（在遗传咨询前未被诊断）。应告知预约遗传咨询的孕妇让其配偶一起参加咨询的重要性，以避免其后他们对产前诊断的风险、选择以及局限性产生误解。虽然一般而言获取孕妇本人的知情同意即可，但应鼓励孕妇征得家庭的意见，双亲的咨询更有利于保持家庭的完整。

在进行产前遗传学诊断前，咨询人员应告知夫妇双方目前医疗技术的局限性。如 B 超，应告知存在一定的漏检率；检测染色体病，应告知有潜在的母体细胞污染和嵌合体的可能性。如果胎儿可能罹患的是 X- 连锁性脑积水、小头畸形或其他严重的 X- 连锁性疾病，而诊断又达不到 100% 的肯定性，则夫妇双方可以选择判定胎儿性别来作为他们继续或终止妊娠的基础。DNA 连锁分析以及某些生化分析的结果都可能达不到 100% 的肯定性。

咨询人员应当告知受检夫妇在进行羊膜腔穿刺术或绒毛活检术之前要进行胎儿核型分析或其他生化指标的检测所需要花费的时间。在此期间，患者夫妇的焦虑可能会出于对检测结果的

漫长等待而有所加重，应注意安抚情绪。尽管由于细胞培养失败或污染而导致的产前诊断没有结果的可能性很小，但仍应告知患者夫妇有发生这种情况的可能性。

在适当的时候咨询人员应与受检夫妇仔细讨论潜在的假阳性或假阴性结果的可能性。任何产前诊断令人不知所措的结果都应立即告诉受检夫妇，在这种情况下临床医师的作用不是试图去缓解这意料之外的打击或保护受检夫妇免受这些可能很难解释的信息的伤害，而是应该将所有可靠的信息与受检夫妇进行交流，包括那些无法准确解释的结果。染色体微列阵技术应用之后尤其如此。对羊水细胞进行 DNA 分析之后可能会获得无法解释的微缺失或微重复的结果，这就要求对胎儿父母进行这种检查以明确其致病意义。因此，美国妇产科医师协会、美国医学遗传学会、国际产前诊断协会等权威学术团体的指南都强调，在任何产前遗传学检测前和都应提供相应的遗传咨询，并且这是强制性要求，国内的有关专家共识也提出了类似要求。

2．知情同意原则在产前诊断的运用　必须告知求咨者产前诊断可能有误差。尽管一般认为产前诊断的准确性超过 99%，但并不是 100% 准确。咨询人员存在下述情况（包括但不限于），则存在因未履行充分告知义务而导致的伦理及法律风险，甚至会产生巨额赔偿，例如导致错误出生。这些情况有：未建议患者进行产前诊断；未提供有关发生或再发风险的准确信息；未对明显异常的、会导致灾难性后果的结果进行解释；未及时告知产前诊断的结果，以致导致染色体异常患儿的出生；当第一次产前诊断细胞培养失败时，实验室建议进行第二次羊膜腔穿刺术，但是临床医生没有及时与患者沟通，从而导致有可能被检测出的遗传缺陷儿的出生；未建议孕妇进行产前筛查或未能准确解释结果或未采取正确行动；未告知超声可能不能发现所有的胎儿异常；未建议围孕期增补叶酸，而之后又有缺陷新生儿出生；未建议进行有适应证的携带者检测（种族特点、家族史）；未能建议患者更改或停止服用有致畸性的药物（如丙戊酸钠），从而导致缺陷儿的出生；未能或延迟对前一个孩子的严重的遗传性疾病进行诊断，从而使有风险的夫妇在再次妊娠之后丧失产前诊断的选择机会，并导致另一个患儿的出生。

根据对既往世界范围内的有关产前诊断的调查以及两个正式的关于羊膜腔穿刺术的研究结果，总错误率可能在 0.1%～0.6% 的范围。将所有和受检夫妇相关的有关羊膜腔穿刺术和产前遗传学诊断的信息，尤其是针对他们的特定情况的有关信息与其进行交流之后，应签署知情同意书。针对遗传相关性疾病的知情同意书，每个临床医师都应有一份特殊的涵盖所有可能发生的不测事件的知情同意书推荐模板，在此基础上再针对求咨者的具体情况的告知内容。

知情同意书中的语言应是非专业技术性的，具体、明确、通俗易懂。对于拒绝进行产前诊断、母血清学筛查或特殊遗传学检测的求咨者，建议临床医师将讨论内容以及求咨者的拒绝意见记录在医疗文件中，并取得求咨者的书面意见（书面形式包括纸质形式、电子形式）。在一些案件中，有些原告声称他们的临床医师既没有和他们讨论产前诊断或母血清学筛查的相关问题，也没有建议他们做这些检查，因医疗机构举证不能，从而原告胜诉。

3．产前诊断相关堕胎问题　一般认为，遗传缺陷（例如唐氏综合征）不是堕胎（终止妊娠）的合理理由。"98 准则"规定，当胎儿患有某种遗传缺陷时，不得根据产前诊断的结果强迫其父母继续或终止妊娠。唯有求咨者，而不是医生或政府享有有关生育的决定权，妇女是有关生育的所有问题中最重要的决策者。这些体现了堕胎的自愿原则，同时也是我国相关法律的基本原则。"98 准则"还指出，关于产前诊断后堕胎的问题随文化宗教和国家法律的不同而有很大的差别，国际准则并不能解决这些差异，只能提出不同国家法律框架下产前诊断的通用准则。2006 年我国《产前诊断技术管理办法》第二十四条规定，在发现胎儿异常的情况下，经治医生必须将继续妊娠和终止妊娠可能出现的结果以及进一步处理意见，以书面形式明确告知孕妇，由孕妇夫妻双方自行选择处理方案，并签署知情同意书。若孕妇缺乏认知能力，由其近亲属代为选择。涉及伦理问题的应当提请医学伦理委员会讨论。由此可见，该规定与"98 准则"是基本一致的，体现了医疗机构在这种情况下的法定义务。

　　近年来，我国新生儿外科及矫形外科技术水平显著提高，故根据出生缺陷的类型和严重程度，有时可以决定对非严重遗传缺陷的治疗方案，包括是否手术干预、手术时机等。对已进入围产期而非严重的遗传缺陷的胎儿，本着尊重生命的原则无须终止妊娠；特殊情况则须提请医学伦理委员会讨论决定。在某些情况下，允许有严重缺陷的新生儿自然死亡，是道德允许的，并没有违背不伤害原则等伦理规范。当生存质量极为低下、侵入性医疗干预或重症监护给患者带来的伤害大于福利时，对围产期胎儿、新生儿和婴儿不给予或撤除治疗是合理的，如死婴（脑死亡情况）、出生窒息引起的严重脑损伤、GM2 神经节苷脂贮积症变异型 B（家族性黑矇性痴呆症）、无脑儿等。但是患有唐氏综合征的胎儿或新生儿本身并不是终止妊娠以及允许新生儿死亡的充分条件。从我国现行法律的规定看，我国对于堕胎的态度是侧重于孕妇的自主决定权，而非胎儿的生命利益，产前诊断后是否终止妊娠，则由家庭参与决策，最终由孕妇自主决定。因为我国法律尚不认可胎儿有生命权，因此几乎不存在孕妇自主选择与胎儿生命利益平衡方面的法律障碍，孕妇的自主决定权占有几乎绝对的优势。

（八）隐私权、个人信息保护及基因歧视的防范

　　依据"98 准则"，任何时候遗传资料都应是保密的，遗传资料（即遗传信息、遗传数据或基因数据）只能用来为个人或其家庭谋福利，用来改善治疗或预防疾病，只有他们有权知晓详细情况。医学遗传学工作者应收齐有关医疗保健的资料并妥善保存于保密档案中。除非求咨者知情并授权后，遗传资料不得泄漏给保险公司、雇主、学校等机构及其他个体。在某些国家或许可能或必须通过法律手段来替受试者保密并保护其不受歧视。由于个人的基因得自父母，传之子孙，并且与或远或近的某些亲属有部分相同，因此每一种遗传诊断、检验和治疗必然涉及很多人的遗传信息（遗传数据、基因数据），从而涉及基因隐私。伦理规范要求遗传数据只能用于给此家庭或种族的成员谋福利，而绝不能用来诬蔑或歧视他们。遗传学认为根本没有所谓的人类"高级"或"低级"基因组，人类正是依靠其基因的多样性与环境之间的相互作用来丰富自身和繁衍后代。基于对人类尊严的尊重，各国对遗传数据有不同程度的立法保护。例如在美国，有隐私法案、健康保险与责任法案、反基因歧视法案等保护患者免受遗传信息等隐私泄露导致的基因歧视。在欧盟，则有一般数据保护案例等法规保护自然人的基因数据。粗略估计，目前全球超过 130 个国家和地区制定了个人数据（包括基因数据等个人敏感数据，有的国家称为个人信息）的相关法律。2021 年 8 月 20 日，《中华人民共和国个人信息保护法》通过并于当年 11 月 1 日起执行。另外，网络安全法对个人信息保护仅提出了原则性的规定；于 2021 年 1 月 1 日生效的《中华人民共和国民法典》首次设立人格权编，对自然人隐私权、个人信息保护做出了原则性规定，列举了自然人的个人信息权利及信息控制者、处理者对于个人信息的法定义务，与国际主流的隐私保护、个人信息保护法律、伦理准则在原则上基本一致，这是我国立法的进步。但是，仅有宣誓性的原则性法律规定是远远不够的，尚需立法对此进一步细化，制定既符合中国国情、又与国际接轨的、具有可操作性的个人信息保护法，完善、细化相关机制，以真正让这些"原则"得到切实执行，隐私权、个人信息保护权得到切实保障，以促进数据的有序流动及科技创新。

　　依据相关法律、伦理规范，在遗传咨询实践中应采取一些基本的具体措施，保护患者的隐私，避免基因歧视的发生，如接诊区、候诊区、检查区分开，一次只限一位患者（及其家属）进入接诊区，其他患者则有秩序地坐在候诊区等候，不能随意进入接诊区或检查区；遗传咨询医师有责任向患者说明咨询工作者的保密原则，以及应用这一原则的限度；遗传咨询工作中的有关信息，包括病案记录、辅助检查结果和其他资料均属专业信息，应在严格保密的情况下进行保存，不得列入其他资料之中；遗传咨询医师只有在患者或家属同意的情况下才能对患者（及家系）进行影像学资料采集；在因专业需要进行病例讨论，或采用病例进行教学、科研、写作等工作时，应隐去那些可能据以辨认出患者的有关信息；遗传咨询师应学习现有法律对基因隐私的保护情况，并向有就业、投保等方面有顾虑的求咨者讲解相关保护政策，并提出自己的建议；遗传咨询师应使用非歧视语言，非歧视性语言强调有关遗传性疾病的用语的人情味，例如：某人患有唐氏综合征，最好称为"患有唐氏综合征的人或儿童"，而不要称为"唐氏综合征儿童"或"唐氏综合征患者"；应避免应用诬蔑或诋毁残疾人的词汇，应用非歧视性语言，尊重患者的人格（自主权）；应防范在就业保险和升学等问题上因遗传信息而出现的不公平的歧视对待；不得未经求咨者同意，将本用于咨询的个人信息用于科学研究等。

（九）再次联系的职责

医学遗传学卓越和快速的进展也引入了一个"新"的职责：当有新的信息时，尤其是当这个信息和患者的健康和生育问题有关时，遗传咨询人员有义务和患者再次取得联系。"98 准则"要求，应及时提供应有的服务和后续治疗。

如果有些病例有可能出现一些有显著进展的合理的检测方法（如携带者的检测或产前诊断）时，建议应该与求咨者（患者）联系，这一建议应在医疗病程中被记录下来。

（十）公平分配资源给最需要的人

公平与正义原则决定了所有人都有权平等得到遗传学服务。应鼓励 WHO 的成员国根据《WHO 科学工作组关于遗传疾病控制的报告》所推荐的方针制订各自关于遗传学服务标准的卫生政策。每个国家的人们根据相应的卫生标准，都有权利平等地得到必要的遗传学服务，某部分人（弱势群体），如妇女、儿童和残疾人，在某些社会处于特别不利的位置，因易受伤害应予以特别关注。无论他们身处何地，只要当他们有受到伤害的危险时，专业人员都应提供帮助予以保护。在遗传学服务中，应优先考虑负担最重的项目和广大人民群众的需要。应特别努力在基本医疗水平上普及遗传学服务，使用能满足群众需要、期望和信仰的技术和人员。不应仅仅为了迎合社会富裕阶层的需要而发展昂贵的、普通大众无法企及的高技术服务，否则往往造成医疗资源的不公正应用。分配公平与正义的原则应确保有限的资源根据需要公平使用，应反对一味迎合消费者口味、滥用遗传学服务来满足非医学原因的文化或个人欲望。

三、实践中伦理原则的冲突、权衡与细化

在实践中遇到的案例是复杂多变的，很多表现出的是伦理原则、规则的相互冲突，具体到每个案例的情境中，需要咨询人员熟练运用伦理原则、准则，综合考虑文化传统、法律规范、经济状况、习俗信仰等综合因素，结合求咨者的具体情况，对伦理原则及准则进行权衡和细化，具体问题具体分析，努力寻求正确的解决方案。例如，一对夫妻育有遗传缺陷的孩子，但检查后发现孩子与父亲无血缘关系。作为负责咨询的医生，是否应将非亲子关系告诉妻子？接下来是否应将非亲子关系告诉丈夫？对于该夫妻拟再生育一健康孩子的计划，如何建议？这个案例实际上存在着自主原则与不伤害原则、保护家庭完整（不伤害原则、有利原则）与诚实义务（公共道德义务）、诚实义务与保密义务等伦理原则、准则冲突，应如何解决呢？——一项对 19 个国家的遗传病学者的跨文化研究：本案例中，96% 受访者（且所有的国家都超过 90%）表示不会将非亲子关系告知父亲；81% 的受访者说将避开父亲私下告诉母亲，由她决定是否告诉丈夫；13% 的人表示将撒谎（例如告诉他们两人都是遗传的贡献者）；2% 的医生表示孩子的问题是新的基因突变的结果；只有 4% 的受访者表示会如实告知夫妇双方。对父亲隐瞒事实的理由包括：保全家庭（58%）、尊重母亲的决定权（30%）、尊重母亲的隐私权（13%）。女性遗传学者比男性学者更倾向于把潜在的婚姻危机作为决策依据[1]。那么，哪个方案是正确的呢？有标准答案吗？这里我们看到的是每个受访者都会考虑（包括但不限于）尊

---

[1] Tom L Beauchamp，James F Childress. 生命医学伦理原则，（5 版）. 李伦，译. 北京：北京大学出版社，2014：282.

重自主、不伤害、有利（保护家庭完整、保密）、诚实等原则、规则或道德义务，进行权衡与细化后，会援引某一项主要作为决策的伦理依据，例如"避开父亲私下告诉母亲，由她决定是否告诉丈夫"体现的是保密、尊重自主、不伤害、有利（保全家庭）原则；表示将撒谎的人（13%）及表示孩子的问题是新的基因突变结果的医生（2%）则选择的是体现家长主义的"善意的谎言"，初衷是保护家庭的不伤害、有利原则，但与诚实义务与尊重自主相冲突；如实告知夫妇双方的受访者（4%）优先考虑的是诚实义务（无论是医疗契约义务还是公共道德义务都要求要诚实），则把保全家庭、保密、尊重自主放到了次要的位置。受访者们的选择方式的区别根源于对伦理原则、准则的优先选择顺序不同。本章认为，多数人选择尊重母亲隐私权、保护家庭完整、尊重母亲的自主选择权（由其自主决定是否告知丈夫实情而非医生直接告知）是比较妥当的，但需要注意的是，难以有令所有人均满意的完美方案，这可能就是现实的复杂性表现所决定的。

思考题

由于遗传性疾病存在可能向后代传递的特殊性，产前诊断后往往涉及是否生育、是否终止妊娠的选择，因此在产前遗传咨询过程中，必然会涉及许多相关伦理、法律问题，需要思考与讨论的系列问题（包括但不限于）：

1．产前诊断确定胎儿存在遗传缺陷时，如何平衡孕妇自我决定的权利与未出生的孩子的最大利益？

2．遗传缺陷是否是终止妊娠的合理理由？什么样的遗传缺陷才具有终止妊娠的合理性？

3．医师是否可以做出"指令性"终止妊娠的建议？

4．谁有权决定是终止妊娠还是继续怀孕最后让孩子出生？

5．如果孕妇在经过遗传咨询、产前诊断后生出有遗传缺陷的宝宝，是否应当支持家长提起错误出生之诉？能否支持孩子提起错误生命之诉？

6．如果在遗传咨询时发现了异常问题（例如非亲子关系），医师在如实告知义务、保密义务与保护家庭完整之间应如何抉择？

7．如果发现求咨者家庭成员也存在遗传缺陷，咨询人员是否有告知家庭成员的义务？求咨者是否有告知家庭成员的义务？

8．如果保密措施不当，泄露了求咨者的遗传信息，甚至导致基因污名化而受到基因歧视，咨询机构及其医务人员会有什么样的道德风险与法律风险？如何补救？

延伸阅读

1．《中华人民共和国民法典》侵权责任编第六章 医疗损害责任：

本章为医疗损害责任纠纷案件的裁判依据，学习掌握本章相关法条，不仅有利于医疗纠纷的处理，而且更能帮助同学们提高医疗纠纷的防范水平。

2．《中华人民共和国基本医疗卫生与健康促进法》关于医疗卫生机构、医务人员的执业规则等相关规定，例如关于保障患者知情同意权的规定（第三十二条），能帮助同学们树立尊重患者权利、依法行医的观念，指导同学们的诊疗活动。

3．《中华人民共和国母婴保健法》为从事产前遗传咨询工作的特别法律，掌握本法及本法整套文件，是对本专业诊疗活动的最低要求。

（刘瑞爽　戚庆炜）

第六章

堕胎、辅助生殖与缺陷新生儿的伦理问题

【引言】

　　生命观是人们对生命所秉持的基本观念，它包含了人类对生命问题的直觉和思考，通过其对待生命的态度和行为得以体现。更全面、深刻、合理的生命观念可以助人解决现实中所面对的精神、心理和生活难题，并驱除情绪焦虑、逾越心理障碍、获得心灵安顿、走向生命的充实和丰富。一个人或社会拥有何种生命观通常是非常显见的事实，而现代医学技术的应用，特别是在人生命初始阶段的干预措施，如人工流产、人类辅助生殖技术和如何对待有缺陷新生儿等行为和实践提供了一面镜子，可以映照出人类的生命观念及其"瑕疵"，并借此为人们反思自身的生命观，探寻一种更为深刻、适宜的生命观念提供契机。

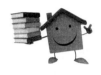

知识要点 ·····························

人工流产中的主要伦理争议和伦理问题
人类辅助生殖技术应用所带来的伦理问题
缺陷新生儿所涉及的主要伦理问题

·······································

第一节　人工流产 / 堕胎的伦理问题

案例 6-1 ———————————————————————

罗伊诉韦德案

　　1969 年 6 月，21 岁的得克萨斯州女服务生诺玛·麦克维（Norma McCorvey）发现自己怀了第三个孩子。由于没有能力生育和抚养孩子，她回到达拉斯县要求医生为她堕胎。但当地法律只允许在强奸情况下的堕胎，朋友们劝她假称自己被强奸以获得合法的堕胎。然而因没有警方报告记录的被指控的强奸案，又鉴于得克萨斯州法令只允许"为了挽救母亲的生命"而堕胎规定，这一计划失败了。她试图获得非法堕胎，但发现未经许可的设施已被警方关闭。最后，因为既无钱到可以合法堕胎的其他州进行手术，又不能在当地终止妊娠，所以分娩后不得不将孩子交给不知身份的人收养。

案例 6-1（续）

1970 年，在了解到诺玛的情况后，律师琳达·科菲和萨拉·韦丁顿接待了她，并让其化名珍·罗伊（Jane Roe）提起诉讼，被告是达拉斯县地方检察官亨利·韦德，他代表得克萨斯州。6 月 17 日，由得克萨斯州北部地区法官萨拉·T. 休斯、威廉·泰勒和第五巡回上诉法院法官欧文·罗布戈德堡组成的地方法院 3 名法官小组一致宣布得克萨斯州法律违宪，侵犯了第九修正案中的隐私权。1973 年，美国联邦最高法院对"罗伊诉韦德案"的裁决使堕胎在全美合法化。但是，支持和反对堕胎的法律争执不仅没有因此了结，反而越来越激烈，有人通过不同的方法试图推翻"罗伊诉韦德案"，连诺玛本人也在 1995 年成为反堕胎运动的一员，直到 2017 年去世她都支持将堕胎视为非法。在美国，有些反对堕胎的人士采取暴力抗议的形式，如炸毁堕胎诊所、枪杀堕胎医生。仅 1984 年，美国就发生了 24 起针对堕胎诊所的纵火和爆炸案。（根据《医学伦理学经典案例》一书中相关内容改写）[1]

问题与思考：

1. 堕胎应该被禁止吗？为什么？
2. 中西方在对待堕胎问题上的观念与制度有何不同？

欧美社会和文化中的堕胎（abortion）在我国通常被称为人工流产或打胎。两者在此问题上存在的不仅是表述上的差异，更主要的是对待该现象或问题的看法、社会关注，以及伦理和法律对待与处理的不同。有人单纯地将这样的差异视为文化特别是宗教所致的、既定事实的不同，却较少反思和追问为什么会有如此之大的差别，这种差别背后是否包含着对生命的不同理解和认知，并且直接影响着社会对待生命的态度、政策和制度。

一、人工流产 / 堕胎：医学问题 *vs* 伦理问题

堕胎或人工流产既是一个医学问题，也是一个道德问题。几乎所有时代与堕胎有关的讨论都与医学在这个问题上的技术发展与变化有某种联系，但是堕胎问题从终极意义上讲不是科学或医学问题，而是道德问题，它属于应该由医生、孕妇、社会制度制定者以及社会公众的道德心智共同解决的问题。

（一）堕胎问题在西方的历史演变

人类有关堕胎的文献记载可追溯到 3000 多年前，《汉谟拉比法典》第 282 条法令和《亚述法典》第 90 条都有禁止妇女堕胎的规定，其原因是堕胎行为侵犯了丈夫的财产权。在古希腊《希波克拉底誓言》中明确提出："吾将……不给妇女提供堕胎之术。"随着基督教在欧洲的传播，西方世界对堕胎应予惩治的态度越来越明确，其主要理由是基于"人的生命是神圣的，应当保护将要出生的婴儿，因为他还没有接受洗礼。"[2] 在此期间，宗教领导人对胎儿生命地位的认知差异，也会导致对堕胎行为惩罚的力度有宽严之别。文艺复兴运动后，教会力量逐步式微，对堕胎行为的惩罚也逐步由国王的司法部门管辖而非教会法庭负责。同时，社会也开始意识到从法律和证据的角度判断堕胎是意外事故还是自然流产是比较困难的，除非本人供认不

[1] 格雷戈里·E. 彭斯. 医学伦理学经典案例. 聂精保，胡林英等译. 长沙：湖南科技出版社，2010：122-123.
[2] 让-伊夫·勒纳乌尔，卡特琳·瓦朗蒂. 不存在的孩子——19—20 世纪堕胎史. 高煜，译. 北京：中国人民大学出版社，2012：1.

讳。产科学的发展以及对妊娠和生产知识的扩展，对于堕胎的社会宽容也在逐步增加。

自 16 世纪以来，医疗性堕胎的观点被一些医学专业人士提出作为挽救母亲生命的最后手段。经过两百多年的辩论，像英国、德国、荷兰和法国等欧洲主要国家都基本公开承认了医疗性堕胎的正当性。但是堕胎在西方文化中成为"一个人人皆知的问题"[1]却是近现代以来的事情。19 世纪被戏称为"堕胎普及"的世纪，堕胎行为比以往任何时代都明显地多起来，并蔓延到所有社会阶层，一方面是源于社会生活的巨大变化，另一方面是因为医学技术的改变和堕胎方法的有效性。尽管在西方社会中依然存在着极为强大的反堕胎力量，但是随着女性在社会中地位的提升，要求国家或政府消除对堕胎限制的力量逐步成为主流。20 世纪 70 年代以后，堕胎由"最初是被禁止的，因此受到严厉的处罚。后来得到容忍，并且被自由化。最后它变成了一种权利。"[1]到 20 世纪末，除极少数的信仰天主教的国家外，西方绝大多数国家已经从法律上消除了对堕胎行为的绝对限制，但是西方文化中反对堕胎的力量依然保持着一定的强势和社会影响力，并且成为政治生活中不时被讨论的议题。

（二）堕胎问题在中国文化中的历史演变

人工流产，在中国民间俗称为"下胎""去胎""打胎""半产""小产""堕胎"等。由此可见，堕胎现象在中国同样存在。《后汉书》中记载有汉灵帝后妃王美人畏惧何皇后而服药打胎失败之事。隋代巢元方等在《诸病源候论》中专门列有"妊娠欲去胎候"，指出若"妊娠之人羸瘦，或挟疾病，既不能养胎，兼害妊娠故去之。"可见隋代的医生已经提出了医疗性堕胎的问题。唐代孙思邈所著《千金要方》中也记载了若干种终止妊娠的办法，但主要是药物，也有用针灸终止妇女妊娠的方法。《唐律·斗讼》中有对堕胎定罪量刑的记载，其后历朝都承袭了大唐律例禁止打胎的做法[2]。从官方层面说，中国古代社会是反对和禁止堕胎的；但从日常生活层面看，堕胎现象可能一直都存在，民间将堕胎药物称为"虎狼之药"，或许表明观念上时人也认为堕胎是一种杀生、不被认可的行为，其中隐含着人们的是非判断。但在现实的需求面前，堕胎的禁忌是脆弱的，如自"明代开始将美洲的旱作物引进中国而导致社会人口的急剧膨胀，民间出现了打胎减少生育的社会现象"。清代纪晓岚在《阅微草堂笔记》中曾以严厉口吻批评拒绝为奸情所致的怀孕妇女提供堕胎帮助的医师："固执一理，而不揆事势之利害。"[3]清末民初，打胎广告更是堂而皇之地进入公共视野，为此一些进步人士还将其视为有伤风化的现象而呼吁进行改良，当然重点也可能是遍布的打胎广告而非堕胎本身。

与西方基督教主导的社会文化不同，中国传统社会对堕胎问题缺乏主流的、明确的意见，较少被关注和讨论。虽然也认为有不道德的方面，但似乎没那么严重，不太涉及明显的是非问题，他人对堕胎现象多选择视而不见或不置可否的态度。新中国实施的计划生育政策，一定程度上再度弱化了国人对堕胎行为的"罪感"，堕胎人数大幅上升。中国台湾和香港同时期也保持着相对较高的堕胎率。虽然在香港，堕胎也被认定为违法行为，但其曾是世界上堕胎率最高的地区。每一例堕胎行为都可能有各自的具体理由，但中华文化圈中的堕胎高发现象也许暗示了其共有的生命观念。从这些现象一方面可以看到人们对堕胎行为的宽容，另一方面也部分地揭示出人们在生命问题上所持有的观念和认知：结束妊娠的行为不是在杀死一个生命或一个人，人的生命从出生或成活开始。

堕胎／人工流产随着医学的发展而成为简单易行的选择，但是其对女性身体和精神的伤害并没有消除，仅从这点来说，其就不仅仅应该限于从医学内部去思考或认识。对堕胎／人工流

[1] 让-伊夫·勒纳乌尔，卡特琳·瓦朗蒂. 不存在的孩子——19—20世纪堕胎史. 高煜，译. 北京：中国人民大学出版社，2012：309.
[2] 黄守愚. 人工流产与火葬：天道无常与人性善恶的吊诡——对当今社会一般思想的反思. http://net.blogchina.com/blog/article/833897.
[3] 纪昀. 阅微草堂笔记. 杭州：浙江古籍出版社，2010：132.

产行为选择的是非判断值得讨论和关注，是因为其还与人们生命观念的澄明与社会政策的制定、人类生活的完善密切相关，并有助于人们过一种更好的生活。

二、人工流产／堕胎的主要伦理问题

从时间上看，人类社会经历了对堕胎问题从禁止到宽容的变化趋势；从空间上看，当今世界的国家和文化中，对堕胎采取绝对禁止和完全宽容的都是少数，大部分持有的是温和的态度和措施，允许一定限度内的堕胎行为存在。事实上，从观念的角度来说，影响人们对堕胎问题采取不同的立场和做法，归结起来是因为他们属于两个完全对立的阵营：支持堕胎的"亲选择派"（pro-chioce）和反对堕胎的"亲生命派"（pro-life）。前者认为堕胎就如同切掉盲肠，只是一般的手术而已并无特别之处，只要孕妇同意就可以；后者则认为胎儿是一个生命，具有完全的道德地位，堕胎就是谋杀。[1] 但是从直觉或实践的角度说，这种极端的、抽象的和绝对的立场并不能代表大多数人的观点和信念；经验性的调查显示，大多数人关于堕胎问题倾向于采取的最合理立场是介于这两个极端之间，年龄、教育、宗教信仰、生育孩子的数量等因素都可能成为影响人们对堕胎问题认知和态度及选择的因素，无论选择堕胎与否，都不是单纯的观念决定了女性的行为选择。但堕胎之所以成为一个伦理难题、社会问题，确实是基于这两个极端的生命观念的对立，源于秉持两种极端观念的人群之间在观念上的不可调和性。

（一）胎儿的生命权

胎儿是不是一个生命？胎儿是不是一个人？这是在堕胎问题论证中是否应该承认胎儿有生命权的关键点，问题在于对这个问题的回答不是由受到影响的胎儿自身来回答，而必须由其他人来代为行使权利。在医疗中，我们都认为代理人的决定必须是对被代理人有利的决策才是可以的，因为堕胎行为涉及的对象即胎儿（这里是笼统的说明，不明确区分其处于发育的何种阶段）是一个无法主张自身利益和权利的存在。他们依赖于他人有关生命和人的观念而存在或不存在。对这个对象的不同认知和观念导致了重要的伦理问题。在拥有某种宗教信仰的人群中，他们认为胎儿是一个生命，甚至有人认为从受精卵开始就已经是一个人了，更严苛的宗教徒甚至连避孕、不以生育为目的的性行为都反对。但是对于没有特别的宗教信仰的人群来说，是否将胎儿视为生命或人就因人而异了，缺乏统一的认识。

胎儿作为人的生命成长发育过程中的一个阶段，完全否认胎儿是一个生命或人的观念和做法既不符合自然，也非合乎人类理性。美国哲学家罗纳德·德沃金提出，如果首先确立胎儿是人，然后再谈胎儿应得到的权利，这种主张生命的衍生性观点使得对堕胎问题的思考和讨论陷入无休止的争议中；他提出关于生命的超然性观点，主张每一个生命本身都有内在价值，胎儿也是一个生命，应该被尊重和人道地对待，但是堕胎是杀死一个生命，和杀死一个婴儿、成年人是不一样的，最主要的原因在于生命中所包含的人的创造性努力是不同的。[2] 这种观点导向一种对待生命的谨慎态度，但并不绝对反对堕胎行为。这也是当今世界大部分国家或人群对堕胎所持有的基本态度和认知。

（二）妇女的自主权

近现代以来，随着女性经济和社会地位的改变，女性自身对堕胎／人工流产的态度和认知也在发生变化，特别是女权主义的兴起更使得堕胎不只是女性无奈的选择，而是一种女性应得的自主权利，即女性获得一种对生殖控制的自由和平等权利。堕胎支持者雪莉·普利兹曾表达过这样的观点，没有堕胎自由，女性将永远被牵制，也将永远是二等公民。但女性在获得法律

---

[1] 许志伟，朱晓虹译．生命伦理：对当代生命科技的道德评估．北京：中国社会科学出版社，2006：262.
[2] 罗纳德·德沃金．生命的自主权：堕胎、安乐死与个人自由的论辩．郭贞伶，陈雅汝，译．北京：中国政法大学出版社，2013：9-28.

所认可的一定程度的堕胎自主权利之后，是否真正获得自由和平等尚需进一步评估。赞成人工流产的古特马赫研究所（Guttmacher Institute）也承认几乎半数堕胎都充满了随意性，"女性给出的堕胎借口，包括她们已经有了好几个孩子，希望推迟下一个孩子的降临；她们和性伙伴分手或不合；孩子妨碍了她们的学习或者工作。"故而有人认为："堕胎就是通过各种方法——往往是不管这种方法有多危险——结束不合心意的怀孕而已，常常有如经历一场悲剧。说堕胎是一种解放，这种思想毋宁说是把目的和手段混淆起来了，因为虽说堕胎权确实是解放，但堕胎行为本身是一种具有一定危险性的行为，是在两种伤害之间进行选择，是最后的手段。因此，堕胎不可能平凡化。怀疑这一点，就损害了妇女的尊严和责任，而且误解了个人自由的意愿。……因为自由当然不是靠拒绝一个孩子来体现，而是靠选择的可能性来体现……只有在选择成为可能的情况下，它才是正确的。生育不比堕胎更自由，只有按照自己的意愿行使做母亲的权利，才是真正的解放。"[1]

尽管在堕胎问题上存在着两种对立的态度，并分别诉诸女性的权利和胎儿的生命，但是从根本上看，堕胎问题所揭示的核心伦理问题其实是人类自身如何理解和看待生命这个抽象而具体的问题。自康德之后，生命平等的理念更为普遍化，每一个生命都是平等的，应该被视为目的而不能仅仅视为手段来对待。但是当生命之间存在冲突，必须做出选择时，人的生命之间的微妙差异就成为判断和选择的要素。

第二节　人类辅助生殖技术应用的伦理问题

 案例 6-2

广州八胞胎案

广州李姓夫妇结婚没有孩子，2010 年初，他们决定借助体外受精技术（*in-vitro fertilization*，IVF，即试管婴儿）助孕。他们将孕育成功的 8 个胚胎先后植入母亲和雇用来的两位代孕母亲的子宫内。母亲在 11 月份成功分娩了三胞胎，几天后两位代孕母亲也分别生产了三胞胎和双胞胎。为了照顾八个孩子，夫妇俩雇用了 11 个家政服务员、8 个临时保姆、2 个管家和 1 个厨师，每个月的生活费共计 10 万元，试管婴儿花费 100 多万元人民币。李姓夫妇是成功的商人，他们说负担 8 个孩子的生活费用对他们不是困难。8 个孩子 100 天的照片传到网络引起媒体和社会关注，广东省卫生行政部门责成市卫生行政部门介入调查处理，并针对此事件成立了专项调查组，对报道情况进行调查，加紧查明事实真相。广东省卫生行政部门声明任何机构开展"代孕"行为，都是违反卫生部 2001 年发布的《人类辅助生殖技术管理办法》规定，一经查实，必须严肃查处。

问题与思考：
1．人们在使用人类辅助生殖技术时是否应该受到限制？
2．代孕特别是商业代孕为什么被大多数国家所禁止？

[1] 让-伊夫·勒纳乌尔，卡特琳·瓦朗蒂. 不存在的孩子——19-20 世纪堕胎史. 高煜，译. 北京：中国人民大学出版社，2012：320.

近现代医学高技术的发展与应用在很多方面、不同程度地改变了人类的自然生存状态和形式，同时也改变了与此相关的固有观念。其中医学技术对人类生命初始状态的干预就已经和正在挑战一些原有的生命观念和行为方式，带来了新的思考和伦理问题。人类辅助生殖技术的应用所带来的问题进一步触及人们如何看待人自身、如何看待人的生命等核心问题。

一、从堕胎到人类辅助生殖技术

在人类历史上，堕胎现象一直都存在，而不能生育的妇女也是如此，但这两类人群少有联系，无论是实践上还是在思想方面。但随着人类辅助生殖技术的发展和应用，原来完全不相干的的两者却建立起了某种联系，将堕胎与人类辅助生殖技术的应用放在一起思考，可以窥见人类在生殖方面存在的些许悖论。

（一）生与不生的悖论

在堕胎现象作为一个历史问题依然广泛存在的情况下，人类辅助生殖技术的应用和被推崇，突显了一个人类整体的行为悖论：能生的人不想生，为此不惜突破一些禁忌、道德和法律的限制；想生的人不能生，费尽周折求助于医学技术的帮助，为此不惜承受不可预知的风险或者突破一些曾经的人类社会规制。在传统文化中这两个群体可能是合作者，但在现代社会中它们之间的联系趋于疏离。在一定意义上，不生与生对人类来说都是一个问题。

（二）选择与责任的悖论

长期以来，人类生殖活动一直被视为最具自然属性的活动，人类最初对堕胎行为的反对也可以看作是对自然意志违逆的不宽容。早期人类因为能力和理性的限制而选择敬畏大自然，敬畏生命。但是随着人类整体上对自然界了解的深入和理性能力的增强，对自然不再保持敬畏，堕胎和人类辅助生殖技术的滥觞就是人类在自身生殖问题上的集中体现。但是随之而来的一个自然或人类的悖论则是：人们要在生育问题上抛弃自然的束缚，希冀借助自身的能力来干预自己的生殖大事，根据自己的判断来选择生还是不生——虽然人们如此行事的目的是以为自己在做出"正确"的选择，但是依靠人的理性判断是否可以必然或能够做对的事情？虽然在人类的生殖问题上，自然也会"犯错误"，但是悖论就在于人类是否允许自己制造"错误"，特别是当该"错误"可能是发生在未来出生的孩子身上时。另外，经过漫长的历史经验，人类在一定程度上学会了忍耐自然对人所犯的错误，却不能容忍人类自身由于疏忽和能力不够而出现的错误：一个母亲可以接受一个上天送来的脑瘫孩子，却不能接受唐氏综合征筛查之后出生的脑瘫婴儿并由此而责怪医务人员。总体来说，现代人类学会了运用自己发明的医学新技术，但是可能还没有习惯忍受自己犯的错误。不仅辅助生殖中存在着这样的悖论，堕胎也存在同样的情况。

（三）自我意志与孩子利益的悖论

在堕胎和人类辅助生殖技术应用中存在的第三个悖论是怀孕女性及其背后相关者的自我意志与生殖行为中孩子的生命和健康利益。显而易见，在大多数的堕胎行为中，孩子的利益被置于次要考虑，但是也有人辩称，如果法律限制女性实施堕胎的话，那给女性带来的危害是显而易见的。照顾孩子是一项巨大的负担，将会影响女性一生的幸福和前途，心理上的伤害也同样是巨大的。另外，那些被不幸降生到这个世界的孩子的生活也会很遭，因为通常情况下，他们的出生环境都不会很好。人类辅助生殖技术表面上看似以生育孩子为目的，但是随着人类辅助生殖技术发展的多元化，设计和定制婴儿的征兆越来越明显，生殖行为有可能并不是以孩子为目的，而是为了实现生育者自身的意志或目的，孩子只是实现其目的的结果或工具。

二、人类辅助生殖技术应用中的主要伦理问题

人类辅助生殖技术（assisted reproductive technology，ART）作为人类对自身生殖行为的一

种人为干预，自然地产生了社会和伦理的问题，因为人类对自然的生殖行为是没有是非或对错要求的，通过自然生殖方式生育的后代，无论孩子是美丽还是丑陋、聪明还是愚痴、健康抑或残疾，父母和社会所能做的就是接受，但是对于借助人类辅助生殖技术生育后代的人们和社会来说，一方面要面对人类自身错误的风险，另一方面要应对由于技术应用所带来的新的伦理、法律和社会问题，同时还要提防其加剧某些道德风险和社会问题的可能性。

（一）人类辅助生殖技术的安全性问题

人类辅助生殖技术应用的安全性自其诞生以来就存在了，随着该技术的广泛应用，人们对该技术的担心逐步被技术的发展和完善以及对孩子的渴望所消除或压倒。但是与自然生育一样，人类辅助生殖技术也不可能是没有风险的。因其为人工的干预手段，所以一方面人们可能对技术的安全性要求更高，另一方面也有可能不孕不育父母因为对孩子的强烈渴求而忽略辅助生殖技术生育孩子的某些健康风险。但是人类辅助生殖技术的安全性问题依然客观存在，但一些公开发表的关于人类辅助生殖技术缺陷的文章所揭示的问题通常被人们对该技术的追捧掩蔽了。事实上一些不孕症可以通过服用促排卵药、输卵管治疗来治愈且花费也少，不分病因地为不孕患者实施人工辅助生殖技术并无必要。况且某些特定的人类辅助生殖技术如冷冻胚胎技术的应用可能增加先天缺陷的婴儿产生。同时，因为商业利益的驱使，也有导致技术滥用的可能。开展人类辅助生殖技术的医疗机构在经济利益的趋使下，极有可能违规开展人类辅助生殖技术，不严格执行技术规范、技术标准和伦理原则。这些做法不仅会危及母婴安全，还影响了人类辅助生殖技术的发展。故而对人类辅助生殖技术的实施人员，一方面需保持对涉及人的生物医学技术应用的谨慎态度，另一方面也有必要教育社会公众在应用技术时保持理性态度。

（二）父母对完美孩子的追求问题

人类辅助生殖技术在帮助无法通过自然方式怀孕的父母得到孩子的同时，也对一些父母们要求理想的孩子产生了一定的诱导。类似"名人精子库"和"美女卵子库"的喧嚣、"设计婴儿"等新概念的出现可以看作这种诱导的具体体现。辅助生殖技术的发展全面地展示了人类的欲望空间，所幸这只是全部人类生活的一隅，但忽视的是这小小的一隅也会与人类的全部生活发生联系。当然人类的许多行为或多或少是为了满足自身的欲望，甚至有不少哲人都曾经讲过，正是人类无穷无尽的欲望推动了社会的进步和发展。人的欲望并非天然为恶，无限度的欲望才是人类的敌人。作为理性之存在的人类必须寻找合理欲望的限度，控制欲望和权利膨胀，强化责任，改变行为，不可无理性地完全依赖于自己的欲望来左右生活的方向。在人类的生殖活动中，人们除了要满足自己的欲望和权利外，还必须为不在场的、不存在的孩子承担责任做正确的选择。正如迈克尔·桑德尔在《反对完美》一书中所写的那样："珍视孩子为上天恩赐的礼物，就是全新接纳孩子的原貌，而不是把他们当成我们自己设计的物品，或父母意志的产物，抑或满足野心的工具，因父母对孩子的爱并非视孩子恰巧具备的天赋和特质而定。"[1]对于今天的哲学家来说，其首要和唯一的义务或责任是保护人们不受自身不人道行为的影响。因为对于大多数人而言，他们并不能意识到这一点，通常这种不人道行为往往是不自觉的，但却非常有诱惑力。渴望健康、美丽、聪颖、智慧……的孩子，这些要求是父母们对下一代的美好期许，对任何一个父母来说都是正常不过的表现，但是由此而要求完美进而拒绝接受遗憾也可能是一种病态的表现，需要实施人类辅助生殖技术的各方参与者慎思谨行。

（三）代孕问题

在一定意义上，代孕母亲（surrogate mother）的存在其实不是人类辅助生殖技术中的伦理问题，而是该技术应用所衍生出来的伦理问题。其主要形式有两种：女性接受他人委托，通过

---

[1] Michael J. Sandel．The case against perfection．The Atlantic Monthly．2004（4）：50-62．

将他人的精子或受精卵移植入自己的子宫而为他人生育子女的行为，前者为不完全代孕，后者为完全代孕。代孕母亲的出现，最初主要是不能怀孕妇女的替代选择，但后来一些可以自己妊娠的女性出于某些特殊的原因或需求，也选择寻找代孕母亲生育孩子。同时，一些国家对同性婚姻的法律认可也使得代孕母亲成为一种新需求。所以对于代孕的需求来说，目前有两大类的人群：不能怀孕的人群和不想怀孕的女性。不能怀孕的女性有疾病导致和单纯年龄导致的不孕，对于疾病所致的不孕，需找代孕母亲几乎是没有伦理争议的，但是对于高龄女性寻找代孕母亲的做法存在一些争议，这主要是从孩子成长的利益角度考虑的。但是可能有人会认为相对于不出生，是否接受一个年长的母亲是一种更好的选择。如果说不能怀孕而寻找代孕母亲在道德或伦理上可以获得辩护，那么不想怀孕的女性也寻求代孕是否也可以获得辩护？

成为代孕母亲的人群从目的区分也可以分为两大类：为了助人或获得金钱。对于那些单纯或主要为了助人而成为代孕母亲的女性，她们的行为无疑在道德上是可以辩护的，但是对出于金钱目的而选择成为代孕母亲，人们的认识并不完全一致。有人认为出于金钱目的的商业代孕是将女性贬低为生育工具，进一步造成了这些女性在社会中的不平等地位。但也有人认为代孕为这些女性提供了获取社会资源、改变不利地位的机会。这两种情况可能都是事实，但是从目前大多数国家对商业代孕的限制，似乎也可以推断出当代人们在代孕母亲问题上的价值选择或秉持的基本观念。

第三节　如何对待有缺陷新生儿的伦理问题

案例 6-3

缺陷新生儿出生，谁的责任？

2006 年 6 月 8 日，张某因停经 1 个多月到某医科大学附属第一医院就诊，诊断为早孕，并于 8 月建立围产保健手册。张某随后在该院进行了血清学产前筛查，一周后检测结果出来，确定为"唐氏综合征风险值高危，建议进一步就诊"。此后医院对张某又做了两次羊膜腔穿刺未见明显异常，两个月后张某做脐带穿刺检查，因胎儿过小，抽取脐血失败。在孕妇及家属一再要求下，医院在两周后依据前两次羊水细胞培养的情况做出胎儿染色体"核型正常，G 显带未见明显异常"的检验报告。此后，张某在该院继续进行常规产前检查，并于 2006 年 12 月底在医院剖宫产生下孩子。新生儿经该院和附属儿童医院诊断为唐氏综合征。张某及家属认为医院在孕妇的产前检查中存在医疗过错，未及时发现胎儿患唐氏综合征及其他病变症状，违背风险告知义务而侵犯了张某及其丈夫终止妊娠的生育选择权，造成新生儿从出生即终身残疾，起诉要求医院赔偿患儿康复费 5 万元、残疾赔偿金 20 万元、护理费 36 万元及精神损害抚慰金 5 万元，合计 66 万元。[来自网络新闻报道]

为帮助他人让缺陷新生儿出生，是否正当？

艾玛和德鲁是一对英国夫妇。2015 年初，艾玛通过试管婴儿技术怀上了一对龙凤胎，但是在孕期超声波检查后，医生告诉他们男宝宝没事，但女宝宝患有先天无脑畸形，可能会在怀孕中变成死胎或者出生后几天甚至几小时内死亡。医生建议对

案例 6-3（续）

女胎采取终止妊娠的医疗措施，若不采取措施可能会导致早产概率增加，甚至会影响健康宝宝的发育成长。夫妻俩很纠结，但是最后他们决定把这个有缺陷的孩子生下来。夫妻俩希望把女儿的悲剧变成别人的"希望"，即不管女儿生下来能活多久，他们都决定在她去世之后把器官捐献出去，他们给女儿取名为 Hope（希望）。2015 年 11 月，艾玛通过剖宫产，Hope 跟她的双胞胎哥哥来到这个世界。Hope 出生的那天，所有亲戚都来了，没有人说话，每个人只是安静地轮流抱着她。Hope 在出生后 74 分钟离开了人世。她离世后，立马被送去进行器官捐赠，她的肾捐给了一个急需进行肾移植的患者。她的肝细胞被提取出来，将帮助 5 个患者延长肝的寿命。

问题与思考：

1. 谁应该为有缺陷新生儿的出生负责？
2. 谁有权利决定应该如何对待有缺陷的新生儿？

在缺少产前诊断和有效治疗手段存在之前，对于有缺陷新生儿的出生，绝大多数父母和社会只能接受。在古希腊时期的斯巴达，将有出生缺陷或天生体弱的孩子置之旷野、任其生灭是一种社会允许的做法。另外，医学技术的不发达使得有严重出生缺陷的孩子存活的机会极小。但医学的发展带来了改变，随着人们对世界和自身知识的掌握能力增强，基因检测、产前诊断等技术的应用为人们实现自己对孩子健康的要求提供了可能性。社会统计和数据信息也为从社会角度而非个体的视角思考出生缺陷问题奠定了基础，让人们通过这些信息间接认知到有缺陷新生儿的出生所造成的儿童死亡或残疾，以及对家庭和社会的疾病负担、情感和心理上的巨大伤害。出生缺陷的概念改变着人们的行为，改变社会或时代对缺陷新生儿的对待方式以及人们关于生命的认知。

一、出生缺陷成为全球性社会问题

世界卫生组织对出生缺陷（birth defects）的定义是指胎儿出生前就存在的结构、功能或代谢方面的异常，包括解剖结构畸形、功能不全、生长发育障碍和代谢异常。目前医学上一般将出生缺陷分为两大类：结构性异常（structural disorders）和功能性异常（functional disorders）。导致出生缺陷发生的原因很多，其中胎儿酒精暴露、放射或有毒物质接触、吸烟、传染病、孕母缺乏营养、身体约束措施、遗传因素、社会经济地位、胎儿父母的年龄等是目前医学界公认的可能会导致产生缺陷的诱因，除此之外，还有一些未被研究、知晓的因素也可能导致出生缺陷问题。在已知因素中，又可大致分为环境、生活方式和遗传三大类。

在当代社会中出生缺陷已经成为全球性的重要人口健康问题，据统计预测全世界每年至少有 330 万 5 岁以下儿童死于出生缺陷。我国的新生儿出生缺陷发生率也呈现出不断上升的趋势，出生缺陷总发生率约为 5.6%，其中出生时临床明显可见的出生缺陷约有 25 万例。其中，约 35% 的患儿在出生后死亡，40% 患儿出现终生残疾。过高的缺陷新生儿的出生率，对一个国家经济发展、人口素质形成了负面影响。据不完全统计，中国每年因神经管畸形造成的经济负担超过 2 亿元，先天愚型的治疗费用则超过 20 亿元。有人预测如果所有的先天性心脏病患儿都得到诊治，每年的治疗费将高达 120 亿元。

从社会负担的角度看，出生缺陷无论对家庭还是国家都是巨大的，在如何减少这种负担方面，早在 1999 年世界卫生组织即提出了出生缺陷的"三级预防"策略：一级预防是提供致畸信息服务（TIS），为生殖医学咨询提供科学依据。主要措施包括婚前检查、遗传咨询、建议最佳生育年龄、孕期合理营养、预防感染、谨慎用药、戒烟戒酒、避免接触放射线和有毒有害物质等。二级预防是提供产前筛查与产前诊断等干预措施，对妊娠女性做到"三早"，即"早发现""早诊断""早治疗"。对不能治疗的缺陷通过早发现使孕妇适时终止妊娠，减少缺陷发生。三级预防是新生儿筛查和出生缺陷疾病的治疗。随着医学研究的深入和医疗技术的进步，出生缺陷三级预防的具体内容也在不断丰富。

世界卫生组织提出的预防出生缺陷的三级概念，已经成为防止出生缺陷发生，并进行可能的治疗的指南，许多国家和地区也建立了相应的制度安排。近年来我国也建立了婚检、产前筛查及产前诊断、新生儿疾病筛查的"三道防线"。随着出生缺陷干预工作的深入，一些省份提出了"零级干预"的概念，政府及有关部门法律法规的实施、政策干预和社会行为干预等措施。但是不可否认的是，由于人的多样性存在的事实，出生缺陷依然存在，人们对待出生缺陷新生儿的行为和做法也可能有新的社会影响，所以出生缺陷问题可能会是一个长久的社会问题。

二、缺陷新生儿对待的伦理问题

在医学检查技术、治疗手段有限的时期，缺陷新生儿尚不是一个社会问题，直到 1900 年人类婴儿与儿童的死亡率依然非常高，不仅是有缺陷的新生儿，即便出生时健康的儿童在当时活下来都是一件非常不容易的事情。"'二战'之后，在联合国所定义的世界不发达地区，仍有为数众多的婴儿和儿童死去。20 世纪 50 年代初期，超过 100 个国家有 1/5 的孩子没有活过 1 岁。……1960 年世界银行估计全世界有 41 个国家的儿童 5 岁前死亡率高于 1/5，部分国家甚至要接近 2/5。"[1] 伴随着医学的发展，这其中有关生命孕育的医学知识的增加、对影响胎儿健康发育的诸多因素的研究和掌握、对有缺陷出生婴儿治疗技术的提升以及养育缺陷孩子所产生的经济和社会负担等，使得围绕有缺陷新生儿的出生演变成需要社会思考和伦理讨论的问题。特别是随着物质匮乏状况的渐渐远去，社会的认识也发生了翻天覆地的变化，一些国家已经为唐氏综合征等先天疾患的新生儿或儿童提供了制度保障，让他们活得有尊严。如何合伦理地对待缺陷新生儿是制度设计的问题，更是观念问题，唯有合理的观念才有可能促进合理制度的建设。

（一）预防出生缺陷的责任

由于历史的原因和平权思想的影响，优生的提法曾经遭到一定的批判。但是现代医学研究的发展在认识和实践的层面均为优生提供了条件，充裕的备孕知识供给、基因咨询、遗传检测和围产期检查都为筛查潜在的出生缺陷胎儿提供了可能。但是作为权力机构强制育龄夫妇接受婚前或孕前、孕期检查是否合法，是目前一些国家面临的政策困境。1994 年我国《婚姻登记管理条例》曾规定居民办理结婚登记需要提交"婚前医学检查证明"，但是在 2003 年新条例中取消了强制婚检制度，因为该制度在实施过程中也存在一些问题。孕前或孕期的强制检查也没有强制的法律规定。在这些制度规定的背后实际上包含着生育健康问题是个人责任的理念。但是在个人没有充足的知识和生育健康意识的情况下，这种责任也是不可能被真正履行的。强制婚检制度取消后，新生儿出生缺陷率出现了增长趋势，我国已是世界上出生缺陷高发的国家之一，每年的出生缺陷儿数量约占全世界的 20%。目前，婚检、孕检都是个人的自由选择，对缺陷新生儿出生的责任也是属于个人或其家庭的，逻辑上自由与责任是一致的，人们会自然选择负责任的行为，或者尽力预防出生缺陷的发生，或者负担其对缺陷新生儿的抚养义务。但由于知识的不足或经济的无力，或不良环境对胎儿畸形的影响，使得总有一些人没有办法担负

---

[1] 安格斯·迪顿. 逃离不平等：健康、财富及不平等的根源. 崔传刚，译. 北京：中信出版社，2014：74.

起应当的义务和责任。对于这部分个人无法承担的义务，也许就需要社会或权力部门的适当干预和介入承担其相应的责任。

（二）缺陷新生儿的治疗负担

由于各种因素导致出生缺陷发生之后，如何对待这些已经出生的孩子，在不同的文化和制度下也有着极大的差异。一般而论，如果社会的普遍价值和观念是每一个个体都是组成社会的不可或缺的成员，那么父母对于孩子的决定权相对要弱一些，而孩子的治疗负担就能够获得更多的社会资源和力量的支持；相反，如果社会的普遍观念为孩子是属于父母的或者其家庭的，那么父母或家庭就对其有比较强的决定权，这种观念下还会有更复杂的问题出现。如果家庭中成员的决策地位不同，也会出现意见不一致的情况，父母更甚至母亲可能并不是最终的决策者。由于决策者不同或对孩子命运决策权的不同，孩子是否治疗或治疗负担的承担者也相应地发生变化。由于家庭和个体与社会对治疗负担的感受度是不一致的，所以这将影响最终的决策结果本身。因治疗的经济负担而放弃对缺陷新生儿——特别是缺陷程度没有特别严重的孩子的救治，这种做法将会对一个社会所保留的人性和文明程度提出挑战。

（三）严重出生缺陷标准的制定

德沃金在《生命的自主权》一书中提出了生命具有内在价值的观点，"这种价值和人们喜不喜欢、想不想要、需不需要、有没有用，并没有关系。大多数人至少都会认为，有些物体或事件具有这种内在价值，我们认为应该推崇并保护它们，因为它们本身就是如此重要，并非我们或其他人想要或喜欢他们。"[1] 而人的生命就具有这样的价值，即每一个生命因其自身就具有价值，并不需要任何的条件，也不应该因其出生时是有缺陷或健康而有差别。但是从医学实践的角度看，对于不同程度的出生缺陷，医生有时候还是会给出不同的建议：放弃治疗还是积极抢救。对于医学界来说，他们确实可能会有这样的一个标准，但是这个标准是医师个人化的还是行业的共识？如果是后者，其所根据的标准是什么？对于社会是否也需要知晓或了解甚至接受这样的一个标准，如何评判这样的标准是合理的？即便是这样的标准具有一定的专业合理性，但也必须是一种非强制性的标准以便人们有选择的余地和空间。

（四）严重缺陷新生儿的安乐死问题

1968年，美国境遇伦理学创立者约瑟夫·弗来彻（Joseph Fletcher）在《大西洋月刊》撰文写道："生育唐氏综合征孩童的父母对于弃养病儿一事并不需要感到罪恶，无论这种弃养是把他们放在疗养院还是置于死地。诚然这是很悲哀的，相当恐怖的。"[2] 另一位生物伦理学教授彼得·辛格（Peter Singer）曾提出，对于身患严重智力障碍的新生婴儿来说，如果婴儿的父母和主治医生都确信这些新生儿活下去将是一种非人道的徒劳时，当务之急就是对婴儿实施安乐死。尽管存在着这样的哲学观点，但是对于很多人来说，依然会认为剥夺有缺陷新生儿的生命是一种错误的、残忍的做法。让严重缺陷的新生儿自然死亡还是给予其安乐死？这到底是一种个人情感的问题，还是应该赋予一个客观标准的事情，至今似乎人们还无法给出一个标准的答案。

---

[1] 罗纳德·M.德沃金.生命的自主权：堕胎、安乐死与个人自由.北京：中国政法大学出版社，2013：88-89.

[2] Bernard Bard，Joseph Fletcher．"The Right to Die"．The Atlantic Monthly，1968，221（14）：59-64.

第四节　相关伦理问题的规范性指南

一、堕胎 / 人工流产的规范性指南

　　自古以来，堕胎就从来不是单纯的个人问题，个人所拥有的宗教及哲学观点、社会经济发展水平、医学技术水平、不同社会经历、教育水平与政治信仰等，都会对人们关于堕胎的想法和结论产生影响，并进而影响最终法律在堕胎问题上的制度呈现。可以说一定程度上不是法律决定了人们在是否堕胎上的选择，而是有关堕胎的法律是被人们的观念和做法决定的，一旦相关法律被制定确实会影响一些人的行为和选择，但法律从来不是影响人们行为选择的唯一力量。从历史的、整体的角度看，堕胎在绝大多数国家是受到限制或不鼓励的，但是自 20 世纪以来，在世界范围内堕胎开始表现出自由化、宽松化的趋势，特别是 20 世纪 90 年代以来有的国家如比利时和保加利亚开始向着自由化的方向发展，但也有一些国家如波兰、德国则向着对堕胎进行更加严格控制的方向发展。但即使是更加严格地控制堕胎，相对于历史上大多数时期也在总体趋势上是趋于宽松的。这在很大程度上得益于全世界对人权保障的重视，特别是女性权利的提升。

　　目前世界各国对堕胎问题的立法模式基本有三种：完全禁止、特殊理由下的允许和完全开放。采取第一、三种态度的国家较少，大部分国家的立法采取的是有条件的允许，只不过条件的严苛程度不同。在奉行天主教的国家如爱尔兰，其《反堕胎法》堪称欧洲最严厉的法律，将堕胎认定为非法行为：堕胎、医师为他人堕胎或提供堕胎相应信息都将导致 14 年以下的监禁。例外情况只有在继续妊娠将导致孕妇生命受到威胁，或不堕胎将可能导致女性的死亡或自杀行为时，才会被允许。瑞士的堕胎法律制定于 1937 年，是目前欧洲仍然生效的最古老的堕胎法律，根据这项法律，自行堕胎的妇女或协助堕胎的医师会被处以 5 年监禁和严厉罚款。韩国也是发达国家中少数仍禁止堕胎的国家，其有关堕胎的法律设立于 1953 年。根据此项法律，执行手术的医生最长可被判处监禁 2 年，堕胎的女性则面临最长为 1 年的刑期或最高 200 万韩元（约 11786 元人民币）的罚款，只有包含强奸、乱伦或妇女健康风险的堕胎才是合法的。但是这项法律在 2019 年 4 月被韩国最高法院最终裁定为违反宪法，且不能上诉，要求国会必须在 2020 年底前对现行法律进行修订，若届时未能提出新法，则旧法将被废除。

　　除此之外，已知的其他一些国家如美国、英国、法国、意大利、葡萄牙、瑞典、俄国、阿根廷、西班牙、日本、斯里兰卡等国家都有关于堕胎的明确相关法律。美国自 1973 年的"罗伊诉韦德案"后，联邦最高法院判决禁止堕胎的法律违宪，但将孕期划分为三个阶段：怀孕的前 3 个月，由孕妇和主治医生决定是否堕胎；中间 3 个月由各州以孕妇健康为主规定堕胎程序；最后 3 个月鉴于胎儿可以体外存活，各州可以规定禁止堕胎，但保护母亲生命或健康的情形除外。尽管如此，美国的堕胎法律还是会受到政治力量的极大影响，堕胎是历年美国总统大选的议题，2003 年共和党总统小布什曾签署《禁止晚期堕胎法案》。近年来，美国有些州如阿拉巴马州、密苏里州、南达科他州的有关堕胎的法律也出现了变化。2019 年 5 月 14 日，阿拉巴马州议会以 25 票同意、6 票反对通过一项趋于"全面禁止堕胎"的法案，规定除孕妇有严重危险、宫外孕以及胎儿有致死畸形的情况外，任何人、任何情况下都不得堕胎。堕胎者将被判处谋杀重罪，帮助堕胎的医生会被处以最高 99 年的有期徒刑。英国的《堕胎法》颁布于 1967 年，该法律规定若由两名执业医生确认继续妊娠会危及、损害孕妇生命健康或其他子女的身体和精神健康，或胎儿出生后将会有身体和精神上的畸形导致重残，则可由一名执业医生终止怀孕。除在紧急情况下，终止怀孕必须在根据《国民保健署法》管理的医院进行。法国虽然在

1975 年颁布了允许妇女堕胎的法律规定，但有一些限制，如未满 17 周岁的未成年少女必须在父母的陪同下前往医院堕胎，成年妇女在怀孕 12 周之后不准堕胎等。在日本，其《母体保护法》规定，怀孕 22 周以内实施堕胎是可以的，若 22 周后的继续妊娠或分娩会在身体或经济上对母体健康造成显著伤害或性侵导致的怀孕也可选择堕胎。由此可见，日本的法律对堕胎的限制是非常宽容的。

我国没有专门针对堕胎的法律，尽管近年来有法律人士主张应将禁止堕胎写入法律，可至今还没有实现，但《中华人民共和国人口与计划生育法》第三十九条明确规定"严禁非医学需要的选择性别的人工终止妊娠"。据此规定，一些地方政府又做了细节上的规定，如哈尔滨市政府规定，怀孕 14 周以上做人工流产要经过行政审批；贵阳市《禁止选择性终止妊娠规定》中要求，除一些特殊情形外，禁止（医生）为怀孕 14 周以上的妇女施行人工流产，否则最高可处以违法所得 6 倍以下，或 3 万元以下罚款。这些规定的主要目的是避免性别歧视和性别选择，使得人口结构合理化。

我国台湾在优生保健的有关规定中关于人工流产与结扎手术中明确规定了人工流产的施行范围。香港特区的《侵害人身罪条例》第 47 条规定，合法的终止妊娠手术必须在两名注册医生一致判断认为继续怀孕对孕妇生命或孕妇生理或精神健康的威胁会大于终止妊娠，或胎儿出生后极可能有身心不健全情形而足以造成严重伤残的，或孕妇年龄不足 16 岁才可以，或者孕妇是乱伦、强奸、迫奸、诱奸或迷奸罪案的受害者，并有此前 3 个月内向警方报警的证明。这些规定实际上在很大程度上将是否堕胎的决定权赋予了医师和当事人自己。

二、人类辅助生殖技术应用的规范性指南

自 1978 年第一例试管婴儿路易斯·布朗出生以来，人类辅助生殖技术被人们广泛关注和逐步接受，该技术经历了多年突飞猛进式的发展。与此同时，围绕着该技术的发展所带来的社会、伦理问题也推动了相关法律的建设。拥有该技术的绝大多数国家都以国家管理的模式，在人工生殖的法律规范上，对于技术的利用者、参与者以及施术者，其资格、要件、内容、方法与范围等都做了较为严格的限制和监督。

瑞典是最早对人工辅助生殖技术立法的国家，1984 年 12 月制定，次年 3 月开始实施。英国作为第一例试管婴儿诞生国与人工生殖和胚胎研究高度规范化的国家，在 1982 年由政府成立了人类授精和胚胎学调查委员会，主席是剑桥大学的沃诺克博士。两年后该委员会发布了一份报告，简称《沃诺克报告》。基于该报告，英国分别于 1985 年、1990 年制定了《代孕协定法》和《人类授精和胚胎法》。1990 年德国也颁布了本国针对人工辅助生殖技术的《胚胎保护法》。以此为开端，越来越多的国家制定了有关人类辅助生殖医疗技术应用的法律。尽管存在着社会文化、宗教信仰、经济与医学技术发展水平等差异，但作为专业性极强的法律，其名称大同小异：《人类辅助生殖技术法》（西班牙）、《生殖医疗法》（奥地利、瑞士）、《生殖辅助医疗法》（葡萄牙、希腊、加拿大、意大利）、《胚胎法或胚胎保护法》（德国、荷兰）、《人工生殖法》（丹麦）、《生殖科技医疗法》（挪威）、《不孕治疗法》（芬兰）等。这些法律所规范的领域也存在着很大的共同性，主要包括：被允许应用的技术类型、适用的对象、生育子女的利益和亲子关系、精卵的获取方式、捐赠者的权利和义务、冷冻精卵或胚胎的限制、归属和处置、代孕母亲等问题。不过这些法律、法规在每个具体领域的细节上存在不同之处，有的甚至是天壤之别。如有些国家的辅助生殖技术的使用对象只能是不育夫妇（法国）或婚姻存续期间的异性夫妇，单身妇女或同性恋夫妻则禁用该技术（德国），而有的国家则对此没有禁令，只要确认未来孩子的幸福即可（英国）；又如对于代孕母亲，各国或地区立法所采取的态度和模式有三大类：合法模式（代孕是被允许且合法的。有些国家和地区是有限制的允许，如治疗性的

代孕、非商业的代孕，如英国、加拿大、荷兰、美国的一些州；有些国家、地区也允许商业性的代孕，如印度、泰国、柬埔寨、俄罗斯等）、禁止模式（法律明文规定禁止代孕，如冰岛、德国、法国、中国、意大利、瑞士等）和收养模式（对代孕既不禁止也不鼓励，否认代孕协议的法律效力，遵循分娩者即是孩子母亲的自然原则，委托代孕者只能通过收养的形式成为孩子的法定父母）。尽管在人类辅助生殖技术应用的细节上各国的法律规范存在着差异，不一一细数，但在世界各国的立法中，大多数国家的规制的主要原则集中在优生思想的排除、排除商业主义、维护人性尊严和辅助生殖技术出生子女利益等方面。

我国的人类辅助生殖技术发展始于 20 世纪 80 年代，相应的法律规范的建设则是在 21 世纪初开始的。2001 年 8 月 1 日，国家卫生部曾以部令的形式颁布了《人类辅助生殖技术管理办法》，其中对人类辅助生殖技术的应用进行了法律上的规范，主要内容涉及人类辅助生殖技术实施机构的规范要求、医务人员的责任以及相关管理部门的义务以及处罚的条款等，其中明确了严禁买卖精子、卵子和配子以及严禁医疗机构和医务人员实施任何形式的代孕技术。同年 12 月 17 日又发布了《人类辅助生殖技术规范》，该文件主要是规范人类辅助生殖技术机构及其人员的行为。2003 年 6 月卫生部公布了修订后的《人类辅助生殖技术和人类精子库伦理原则》，规定从事人类辅助生殖技术的医务人员和人类精子库应该遵照执行的行为准则，主要包括有利于患者（供者）的原则、知情同意的原则、保护后代的原则、社会公益原则、保密原则、严防商品化的原则和伦理监督的原则。该文件还对每个原则在人类辅助生殖技术应用中可能涉及的具体行为和领域进行了说明和解释，以便于医务人员理解和实践。

三、有缺陷新生儿对待的规范性指南

普鲁塔克曾在《希腊罗马名人传》中提及古希腊的斯巴达规定孩子的父亲不能按照自己的意愿抚育后代，男性新生儿必须由其父亲抱到一个叫作勒斯克的地方去，那里的部族长老代表国家对孩子进行仔细检查，如果孩子强壮结实，就命令父亲抚养他，并将九千份土地里的一份分给那个婴儿；如果孩子瘦弱畸形，就把他丢在叫泰格托斯山脚下一个峡谷似的叫阿波特泰的地方。据说源自希腊语"euthanatos"的"euthanasia"（安乐死）最初指的就是这些被遗弃孩子的情形。在人类的历史上，杀婴、弃婴的行为一直都存在，但在当代社会中，不仅对健康婴儿的任何伤害是主流社会价值所不允许的，就是对有缺陷新生儿权利的保护也同健康新生儿的情形一样，没有主张区别对待的法律，中外皆然。几乎没有任何国家的法律明确表明有缺陷新生儿与健康新生儿在权利上有何不同，任何一个生命一经出生，就被当作一个人来对待，这已是不可辩驳的共识。但也正是这一共识带来了一个现代社会的困境：在医学技术特别是维生和急救技术如此发达的今天，如何对待严重缺陷新生儿的问题，因为目前还没有法律规范对这一问题给出明确、具体的规定，因此它比成年人的安乐死问题更加复杂和棘手。

2004 年，荷兰格罗宁根大学医学中心经过长期的讨论与研究制定了涉及有残疾新生儿适用安乐死的《格罗宁根草案》，推动该草案制定的是荷兰格罗宁根大学儿科主任爱德华·韦尔哈根（Eduard Verhagen）及其同僚，他们已经就草案内容与荷兰当局达成共识与默契，在荷兰检察院的同意下形成该文件。该草案规定了残疾新生婴儿安乐死的 5 个标准：痛苦无法医治；不可能通过医药或手术减轻；必须获得家长同意；新生婴儿没有任何治愈的希望；有无痛苦执行安乐死的医疗条件。2005 年，韦尔哈根在《新英格兰杂志》上发文称："每年在荷兰出生的20 万名儿童中，大约有 1000 名是在生命的第一年中就死亡的，而其中约 600 名婴儿在死亡之前需要做出有关生命终止的医疗决定。有关终止还是继续治疗患有严重疾病的新生儿的讨论是儿科医疗实践中最困难的方面之一。尽管技术的发展为处理先天性异常和早产提供了手段和工具，但仍难以做出关于何时开始以及何时停止治疗的决定。对于那些患有严重疾病或畸形而又

无法缓解痛苦和无望改善的新生儿的决策则更加困难。"[1] 在荷兰，《格罗宁根草案》的提出让有严重缺陷新生儿的安乐死的实施变得日渐准则化、透明化和公开化，而不是任由医师暗地里私下实行。该草案的出台虽然存在一定的现实需要与合理性，但还是遭到欧美其他国家一些学者的严厉批评，到目前为止，依然只有荷兰是从法律层面直面这一问题的国家，在其他国家严重缺陷新生儿这一群体的存在只能通过偶尔媒体披露的案例引起社会关注。

思考题

1．你认为堕胎是应该被允许还是禁止？为什么？一个国家、地区在此问题上所采取的制度规定会对人们生活的其他方面有什么影响？

2．你怎样看人类辅助生殖技术的发展？该技术的应用是否应该被限制？为什么？人类辅助生殖技术对检视人们的生命观念有帮助吗？

3．你认为什么样的制度安排可以有效避免缺陷新生儿的出生？你认为社会应该通过法律和强制措施来干预人们对待有缺陷新生儿的行为吗？

延伸阅读

1．Judith Jarvis Thomson．A Defense of Abortion．Philosoply & Pulic Affairs．Vol.1, NO 1, Autumn 1971：47-66．

这是一篇关于堕胎问题的非常有影响的学术论文。作者朱迪斯·贾维斯·汤姆森通过使用一系列的道德类比，试图说明堕胎不是在任何情况下都是被允许的，但也绝不是任何情况下都不允许的。当堕胎的理由微不足道时，堕胎就是不正当的；当理由是严肃的且涉及妇女的健康和福利时，堕胎就是正当的。

2．沃诺克报告：The Warnock Report 或 The Report of the Committee of Inquiry into Human Fertilisation and Embryology。

https：//www．bioeticacs．org/iceb/documentos/Warnock_Report_of_the_Committee_of_Inquiry_into_Human_Fertilisation_and_Embryology_1984．pdf．

1978 年，第一例试管婴儿布朗在英国奥尔德姆（Oldham）出生，引发了有关生殖和胚胎技术的争论。为了从法律上对 IVF 技术在英国的应用进行监管，1982 年，英国政府成立人类受精和胚胎学调查委员会，任命玛丽·沃诺克（Mary Warnock）为委员会主席，对人类辅助生殖技术应用引发的社会伦理问题进行讨论研究。1984 年，形成了这份报告，简称《沃诺克报告》。该报告建议并建立一个政府组织规范英国的 IVF 和一般胚胎学等不育症治疗。通过该报告可以了解英国作为人工辅助生殖和胚胎研究高度规范化的国家是如何可能的。

3．（美）金·爱德华兹著，《不存在的女儿》，施清真译，上海：译林出版社，2007

小说的故事始于有着美好生活的亨利夫妇，在一个寒夜迎来了双胞胎儿女，但丈夫发现女儿患有唐氏综合征，便瞒着妻子委托护士卡罗琳把孩子送到福利院，然后骗妻子诺拉说女儿死了。但这不是结束，而是开始……该书曾获《纽约时报》《华盛顿邮报》《出版商周刊》之第一畅销书，《今日美国报》年度好书，并被拍成电影。

（尹秀云）

---

[1] Eduard Verhagen，Pieter JJ Sauer，The Groningen Protocol-Euthanasia in Severely Ill Newborns，The New England Journal of Medicine，2005（3）：352：959-962．

第七章 放弃治疗与死亡的伦理困境与分析

【引言】

　　医学科学技术的发展，给死亡带来深刻的变化。如果说传统社会认为死亡是一种命运，那么医学的发展尤其是医学维持系统的发展，让死亡成为一种选择。这样的变化强烈地冲击着人们固有的伦理观念，从患者、家属到医务人员，再到整个社会都需要经历一场新的思考、权衡，才能让人们在面对死亡时，有更好的选择。

知识要点 ●●

　　终末期患者放弃治疗的伦理争议
　　安乐死的伦理争议
　　尊严死的伦理争议
　　安乐死与尊严死的关系
　　中国传统文化对现代医疗中死亡问题的审视
　　关于终末期患者治疗与死亡的主要道德和法律规范

第一节　放弃治疗与死亡的伦理问题

案例 7-1

卡伦·昆兰（Karen Quinlan）案[1] 与撤除维生设备

　　1975 年 4 月，21 岁的美国女子卡伦·昆兰因为饮酒并服用了镇静药，从而导致呼吸衰竭和脑损伤被送往医院。患者处于"持续性昏迷状态"（persistent vegetative status，PVS），昆兰的父母要求撤掉维持性治疗的呼吸机，但遭到医院的反对。主治医生指出医院没有先例允许他取下呼吸机，并认为这等同于给患者执行死刑。当地教区的牧师支持昆兰父母的观点，认为：天主教徒不必忍受死亡过程中采用的超常规手

---

[1] 卡伦·昆兰案例的发生在美国医疗历史上具有重要地位，深刻影响了患者死亡权利思想的形成，推动了医院伦理委员会的建立，对于传统医学职业道德观念亦进行了重新审视。本案例在第 1 章和第 9 章均从不同的角度有所提及。

案例 7-1（续）

段。后来昆兰的父母向新泽西高等法院提起法律请求，法院认为患者自己的愿望并不清楚。1976 年 1 月，新泽西最高法院以隐私权为依据，认为患者家属有代替患者放弃治疗的权利，最终的判决支持昆兰父母的请求。但主治医生拒绝执行法院的判决，指出做这样的事会让他终身负疚，医院管理者也说："你必须理解我们的立场，昆兰太太。在这所医院里，我们不杀人。"主治医生选择了通过训练逐渐让昆兰能够脱离呼吸机，1976 年 5 月，医院撤除呼吸机，昆兰恢复了自主呼吸。此时，昆兰早已经被压疮溃疡严重腐蚀了身体，髋骨外露，身体状况很差。1976 年 6 月，昆兰住进了一家护理院，靠鼻胃管和静脉输液维持生命，在这种无意识的状态中又度过 10 年，1986 年 6 月，昆兰死于肺炎[1]。

问题与思考：

法院允许终止患者维生设施的使用，是否违背医学人道主义精神？

昆兰案是医学维持系统应用到临床服务以后，发生的第一起关于医学维持系统应用的伦理案件，不仅引发了广泛的讨论，还引起了医学伦理观念的变革。通过这个案例，大家可以注意到，在治疗过程中，患者、家属和医务人员由于不同的考虑所造成的观念冲突。

第二节　放弃治疗的伦理问题与分析

延长生命与减缓痛苦是医学的两个主要目标，随着生命维持系统的应用，一些处于终末期的患者在生命维持系统的帮助下可以延长存活时间，但同时必须承担极大的痛苦，这使得医疗遭遇困难的选择，是不惜代价尽力救治，还是放弃延长性治疗，哪一种才算是好的选择？对这个问题的解答需要重新审视一些传统道德观念。

在传统医德观念的框架里，生命神圣一直是医学最重要的价值观念，医务人员面对患者尽力救治、不放弃也是长期传承的职业道德信念。因此，在昆兰案中我们看到，当时的医生之所以不允许患者选择放弃治疗，是从一贯的职业道德角度去认识的。正如昆兰的主治医生所说，没有这样的先例。从传统职业道德角度说，生命神圣，只要医学还有办法能够让患者"活着"，就要竭尽全力，如果由于没有尽力，患者死亡，那就严重违背了职业道德。可见，医生的认识是有传统道德依据的。但是，当我们把焦点放在昆兰悲惨的境况上时，延长生命的意义受到怀疑，由此很多问题得到了重新审视。

一、无效治疗

"无效治疗"（medical futility），意指不能带给患者好转或恢复的医疗措施。针对终末期患者的医疗措施，只能起到延长有限生命的作用，并不能带给患者好转，考虑患者因此要承担的巨大痛苦，这种延长性治疗的意义开始受到人们的质疑。在 20 世纪 90 年代，无效治疗的概念曾被广泛地讨论，并试图提出一个客观描述性的界定，用以帮助医务人员、患者和家属来做出

[1] 格雷戈里·E.彭斯.医学伦理学经典案例.4 版.聂精保，胡林英等译.长沙：湖南科技出版社.2010.28-38.
[2] Max S. Watson.牛津临床姑息治疗手册.任军，马力文，译.北京：人民卫生出版社.2006.

相应的选择。但是，延长生命的价值对不同的人所具有的意义是不一样的，痛苦的承受力也因人而异，到底什么是"无效"，涉及很多个人的和主观的标准，这使得对"无效治疗"的定义最终没有形成[1]。尽管如此，无效治疗这一概念的出现和对它的讨论是很有价值的。它反映了医学界对维生系统使用意义的重新审视，在终末期患者的治疗中，对延长生命的利益和巨大痛苦的负担之间的权衡上，延长生命不再是至上、至重的，痛苦的负担得到重视。人们越来趋向于认为，如果医学一味地拒绝死亡，会变得不理智。

二、放弃治疗

关于放弃治疗，目前学界还没有统一的定义。我们这里所指的放弃治疗多是在终末期患者的治疗中，患者本人在知道自己的状况和继续治疗效果的基础上，根据个人的价值观念，自愿、理性做出的不接受某些痛苦大、干预度强的医疗措施的决定。

昆兰案发生以后，患者拒绝治疗的权利被写入美国《宪法》，这一权利包括终末期患者放弃治疗的权利。虽然在法律上这种权利得到了保障，但伦理上的合理性则经历了一个争论的过程。这些争议主要集中在以下几个问题上。

（一）从医务人员角度看，允许患者放弃治疗符合道德要求吗？

昆兰案中，主治医生之所以拒绝执行法院的决定，是因为在他看来，允许撤掉呼吸机等同于"杀人"。关于这两者间的关系，有的学者这样解读：从医务人员角度来看，如果允许患者放弃治疗，患者很快死亡，这种"任其死亡"（letting die）的行为一般被视为是对患者死亡的"不作为"，而"杀人"是对患者死亡的"作为"。那么这两种行为在道德上是否一样？我们认为这种区分对于判断放弃治疗是否合乎道德的问题并没有决定意义。因为"仅仅是作为和不作为之间的区别，本身是无法决定道德上是否可以接受"[2]。同时，具体到终末期患者放弃治疗的事情上，这种放弃是否符合道德，是基于继续治疗是否符合患者的利益，是不是患者的真实意愿。

哲学家詹姆斯·瑞切尔斯（James Rachels）认为两者之间是不存在道德区别的，他认为，道德性判定是从动机和效果两方面进行的，两者在动机和效果上不存在区别，是同样好或者同样坏的[1]。生命伦理学家彼得·辛格（Peter Singer）认为两者在道德上是很不同的。伦理学家丹尼尔·卡拉汉（Daniel Callahan）同样也认为两者在道德上是根本不同的，并指出允许放弃治疗符合道德。

理论上的争论还在继续的同时，实践中对这两种行为的对待则是不同的。美国医学会伦理规范警告说蓄意导致他人死亡是不合法的，但并未指出"任其死亡"是不允许的[1]。2013 年，海斯汀中心发布《海斯汀中心关于生命末期维持治疗与护理的决策指南》（以下简称《海斯汀指南》），指出"放弃生命维持治疗在伦理和法律上都区别于自杀、安乐死（euthanasia）和医助自杀（physician assisted suicide）。""长期以来，拒绝治疗的权利得到了解决和充分确立。"这意味着，对于医务人员允许放弃治疗的伦理争议基本告一段落[2]。

（二）"不给"维生设施和"撤除"维生设施是否有道德区别？

有些终末期患者在被送往医院后，可能已经使用上维生设施，之后又决定撤除这些设施。这情况与"不给"维生设施相比，实施的医疗行为是不同的，心理过程也不一样。如果"不

[1] 格雷戈里·E.彭斯.医学伦理学经典案例.4版.聂精保，胡林英等译.长沙：湖南科技出版社.2010.
[2] Deciding to Forego Life-Sustaining Treatment . A Report on the Ethical, Medical, and Legal Issues in Treatment Decisions. President's Commission for the Study of Ethical Problems in Medicine and Biomedical and Behavioral Research. Library of Congress card number 83-600503 For sale by the Superintendent of Documents U.S. Government Printing Office Washington. D.C. 20402.1983.61.

给"（withhold）维生设施，患者的情况是顺着疾病本身的变化而变化（包括死亡）；如果使用维生设施后再撤除（withdraw），那么患者可能会出现死亡，这样撤除和患者的死亡之间"似乎"发生了某种关联（尽管撤除维生设施不是死亡的原因）。同时，从家属和医务人员的角度看，所经历的心理过程也是很不一样的。这种不同是否意味着道德上的区别呢？对于这个问题，《海斯汀指南》指出："'不给'维生治疗和'撤除'维生治疗之间在伦理上没有区别"，分析说"放弃治疗的基本权利不依赖于治疗是否已经开始"，两者在医疗过程和心理过程上是不同的，"然而认识到它们在法律上和道德上都是平等的才至关重要"，"减缓痛苦，阻止不想要的治疗或无意义治疗带来的负担，尊重患者的愿望和偏好或最大利益"[1]都会促使患者做出不接受、终止或者兼顾两者的决定。上述分析是从维护患者拒绝治疗的权利角度，很好地说明了两者之间的关系，患者放弃治疗意味着不接受治疗或者终止治疗等形式。

（三）支持手段的不同是否存在道德区别？

昆兰案发生后，人们对维持手段是否具有道德意义进行了讨论。昆兰案中家属要求撤除呼吸机，而有的案例中（如克罗姗案例[2]）则要求撤销鼻胃管。1957 年，教皇庇护十二世（Pius Ⅻ）指出："一个人应仅仅使用普通保健（来延长生命），而是不是'普通'保健由这个人所属环境、地点、时间和文化所确定。也就是说，这种程度的保健不应对自己或他人带来任何沉重的负担"[3]，指出我们应在多大程度上努力延长终末期患者的生命。一般而言，普通保健主要指营养液、食物和水，特殊保健则如呼吸机、心肺复苏、透析服务等。有学者指出，提供食物和水是"所有人类之间应该互相提供的照顾"[3]。但在实践中，普通保健和特殊保健的界限很难固定，并且和患者的情况有关。人们逐渐认识到，决定患者是否放弃治疗的是利益和负担，而不是保健的特点，因此这种区分的道德意义不再被讨论。普通保健和特殊保健是一种技术上复杂程度或者稀缺程度的区别，对患者带来的益处和负担与此没有必然联系。"患者有拒绝治疗的权利，不管这种治疗是简单的还是复杂的"[1]。

通过上述分析可以看到，在有关终末期患者治疗的伦理问题上，观念转变的轨迹比较明显，不同于传统医德的分析框架，价值的权衡和权利的尊重成为重要的理论特点。生命依然神圣，医务人员仍然有挽救生命的职责，但同时患者也有拒绝治疗的权利，尊重这一权利是医务人员的义务，保证患者的选择是出于本人的利益是医务人员的职责。为了保证终末期患者的利益，具有重要价值的"生前预嘱"或者预先医疗指示（advanced directives）出现，并在越来越多的国家和地区得到施行。

三、生前预嘱

生前预嘱（living will），也称预先医疗指示、意愿书等，是成年个体在意识清醒状态下签署的一份文件，用以说明处于不可治愈的伤病末期时，对于使用或不使用某些医疗处置措施的选择和决定。这份文件的实质就是对生命终末期提前做好医疗安排，这样能够保证，当个人在终末期不能表达个人意愿时，也能实现自己的医疗选择和决定。这份文件只有在终末期失去表达意愿能力时，才会被使用。

生前预嘱对于保障患者利益的作用是重要的，但也有学者看到"预先指令书的一个主要问

---

[1] Nancy Berlinger，Bruce Jennings，Susan M.Wolf. the Hastings center guidelines for decisions on life-sustaining treatment and care near end of life．revised and expanded second edition．Oxford：Oxford University Press，2013．

[2] 1983 年，24 岁美国人南希·克罗姗发生了车祸，经过医疗救治，南希恢复了呼吸和心跳，但陷入了植物状态，同时丧失了吞咽能力，只能靠喂食管维持，出于和昆兰父母同样的考虑，南希父母提出撤掉女儿鼻胃管的要求。详见格雷戈里·E.彭斯．医学伦理学经典案例．4 版．聂精保，胡林英等译．长沙：湖南科技出版社，2010．38-41．

[3] 雷蒙德·埃居，约翰·兰德尔·格罗夫斯．卫生保健伦理学：临床实践指南．应向华，译．北京：北京大学出版社．2005．

题是大多数人不能准确预言在他们实际濒临死亡的时候会有什么样的感觉"[1]，这个问题反映了生死决策的复杂性。

需要指出的是，在把握放弃治疗的概念时，应该注意这个概念所蕴含的逻辑前提。其逻辑前提是：有使用维生设施的可能，能使用，才有选择，进而才有放弃的决定。否则，对那些不能获得维生设施的人而言，允许放弃治疗容易转化成一种权利的剥夺，有失公正。同时，需要注意放弃的是那些创伤性大、痛苦感受大的医学延命措施，而缓和医疗、临终关怀并不是这里要放弃的医疗帮助。

四、临终关怀

现代医学中，临终关怀（hospice care）和舒缓医疗（palliative care）的关系越来越密切，它们通过积极的关怀和照顾并辅以适当的医疗处理，减轻临终患者的身体疼痛和负面的心理状态，以此提高临终阶段的生命质量，帮助临终患者以较好的身心状态走向生命的终点。与普通医疗相比，临终关怀有三个主要特点：第一，不延长、不缩短临终过程，体现出自然死的生命理念。第二，以控制疼痛和减少负面心理状态为主要任务。第三，对患者家属给予心理关怀。从伦理道德角度看，临终关怀具体针对终末期患者的身心状况和特殊需求，无疑是符合患者利益的，也体现了人们的关爱精神。在现实中，对终末期患者来说，在最小化疼痛、痛苦与可能加速死亡过程之间选择，显然前者会是更好的答案[2]。

随着临终关怀的发展，通过以桑德斯和伊丽莎白·罗斯[3]为主的推动，现代医学对于终末期患者的身体和心理，都提供了更为贴心和合意的服务，在减缓病痛、建立良好心理状态方面，让很多临终患者实现了死亡的尊严。所以，临终关怀是现代医学对终末期患者的治疗中发展最为迅速的一项事业。

但需要承认，临终关怀并不能解决患者所有的问题。终末期患者面对的痛苦是多方面的，除了无法控制的疼痛这一生理性的痛苦之外："严重脱水，难以控制的瘙痒和极度疲劳，使得患者彻底精疲力竭。他们中有些在床上翻身不得，他们变得大小便失禁。……最后，它让你完全失去人的尊严。你不能通过医疗来阻止那种感觉"[1]，这些痛苦中有很多是难以准确量化的个体性感受，并且和个人的观念有关，这也许是在相同境遇里产生不同抉择的原因。因此，在现代医学中，虽然临终关怀得到很大的发展，但很多人仍然会有安乐死、尊严死的需求。

第三节　安乐死、尊严死的伦理争议和分析

一、关于安乐死的理解

（一）安乐死的概念

安乐死的概念历来缺少统一认识，这也是对安乐死的争议日益激烈的主要原因。

从内涵上看，安乐死源于希腊语，原意为"好死"或者"无痛苦的死亡"，本是一种良

---

[1] 格雷戈里·E.彭斯.医学伦理学经典案例.4版.聂精保，胡林英等译.长沙：湖南科技出版社，2010：51.

[2] 雷蒙德·埃居，约翰·兰德尔·格罗夫斯.卫生保健伦理学：临床实践指南.应向华，译.北京：北京大学出版社．2005：229-231.

[3] 西希里·桑德斯和伊丽莎白·库布勒·罗斯是现代临终关怀事业发展中最重要的两位女性人物，1967年，桑德斯在伦敦创立世界第一所现代临终关怀院，开创现代意义上的临终关怀医疗。1969年，罗斯所著《死亡与濒临死亡》（On death and dying）一书出版，记录并总结出临终患者面对死亡的心理过程，这对为临终患者提供更加符合心理需求的关怀提供了重要的依据。

好的死亡方式。由于"好死"具有相当的主观性，在价值多元的背景下很难解释，现代学者主张应取"无痛死亡"的表述，从而可避免价值判断上的好坏之别[1]。19 世纪后，"无痛致死术"成为安乐死的另一重要内涵。基于这两方面内涵，从实践上看，安乐死根据意愿和实施方式又被分为多种类型。根据安乐死是否出于患者本人意愿而区分为自愿安乐死（voluntary euthanasia）和非自愿安乐死（involuntary euthanasia）。自愿和非自愿安乐死都具有两种实施方式，即积极安乐死和消极安乐死。积极安乐死是指医务人员通过采取无痛医疗措施加速患者生命的结束，从而让患者解脱痛苦。消极安乐死是指医务人员通过中止、不实施任何干预生命进程的医疗手段，让患者的生命自然结束。这样，安乐死就有四种类型，即自愿积极安乐死、自愿消极安乐死、非自愿积极安乐死和非自愿消极安乐死。

生命伦理学家彼得·辛格（Peter Singer）在其著作《实践伦理学》中指出，安乐死的内涵已经发生改变，现代安乐死是指积极安乐死，而把消极安乐死排除在有关安乐死的讨论范围之外。并把积极安乐死分为三种类型，自愿安乐死、非自愿安乐死和不自愿安乐死（nonvoluntary euthanasia）。其中，不自愿安乐死是指违背患者自主愿望，强迫进行的安乐死[2]。还有些学者从狭义和广义两个层面把握安乐死的概念，其中狭义安乐死仅指上述自愿积极安乐死一种类型，如果指所有的安乐死类型则认为是一种广义安乐死的理解方式[3]。

需要指出的是，随着观念和实践的发展，以终末期患者放弃治疗为主要表现的消极安乐死，无论是其引发争议的伦理问题，还是可接受性，都与"积极安乐死"的分离越来越大。鉴于此，在安乐死的使用中，本文主要是指"积极安乐死"。

（二）安乐死的历史

从人类学角度看，安乐死（euthanasia）从史前时代就存在。古希腊时期，安乐死已经被哲学、政治学、伦理学和医学都探讨过。一直到 19 世纪以前，所谓"无痛"死亡当时还不是真正的"无痛"，而是相比较而言痛苦较少的死亡方式，包括弗兰西斯·培根主张要用知识控制生命的过程，所指的安乐死并不是一个纯粹的医疗措施，而是如中止治疗、照顾等实施方法。19 世纪以后，随着无痛致死术和麻醉的应用，现代意义上的安乐死受到关注，这里主要指医务人员采取无痛措施，加速患者死亡，从而摆脱痛苦。20 世纪 60 年代以后，除了无痛致死术的进一步发展外，维生设施也得到发展和应用，使医学具有了可以在相当长时间内延长终末期患者生命的能力。在这种情况下，安乐死既有积极安乐死（active euthanasia），也出现了消极安乐死（passive euthanasia）即可以延长生命但放弃延长的选择。现代医学中伦理争议大的主要是积极安乐死。

二、安乐死的伦理争议[4]

在现代医学中，围绕着积极安乐死引发的伦理争议越来越激烈，所涉及的问题和观点不断增多。为了更清楚地了解这些内容，我们将结合具体的安乐死类型分别进行介绍。

（一）关于自愿积极安乐死的伦理争议

目前，自愿积极安乐死在实施方式上主要有两种，医生采取措施直接杀死患者和在医生协助下患者自杀。

1997 年，美国加利福尼亚州通过了《尊严死法案》（Death With Dignity Act）。该法案以允许"医助自杀"为主要内容，指出医助自杀不是"安乐死"（这里的"安乐死"是指医生采取

---

[1] Tom L. Beauchamp，Amold I. Davidson．安乐死的定义．中外医学哲学．1998：11-34．

[2] Peter Singer．*Practical Ethics*．Cambridge：Cambridge University Press．1979：127．

[3] 翟晓梅，邱仁宗．生命伦理学导论．北京：清华大学出版社，2005．

[4] 这部分参考了刘月树尚未出版的国家社科基金结项报告．西方医学伦理思想发展史研究．

无痛措施直接导致患者死亡），两者在道德上是不同的。尽管这两种方式在实施行为上存在着不同，但这种不同在有关的伦理争议里并没得到重视，而是同样看待。因此，在介绍相关内容时，我们把这两种形式归结为一类。

1．支持安乐死的主要观点

（1）功利主义论证：功利主义在论证其支持性观点时，着眼于终末期患者的痛苦状态，和无痛给患者带来的利益进行说明。这方面的代表人物如美国伦理学家理查德·勃兰特（Richard Brant），他指出安乐死是符合患者意愿的要求下采取的，是患者所希望的，并没有对患者造成伤害，反而促进了患者的利益。所以，在道德性质上，安乐死和杀害是不同的[1]。伦理学家约瑟夫·弗莱彻尔（Joseph Fletcher）认为在任何主张人道的伦理规范中，帮助一个人逃离悲惨的境况，比允许一个人缓慢、丑陋而痛苦地死去，从道德上看更为合理[2]。彼得·辛格（Peter Singer）也在功利主义立场上阐发了对安乐死的支持理由。辛格十分重视苦乐感受，他认为不能将生命的延长看得比人的苦乐感受更重要。对于自愿安乐死，辛格认为基于理性思考的自愿安乐死，应该得到尊重，当生命处于十分痛苦的悲惨状况时，死亡会成为一种愿望[3]。

（2）义务论论证：义务论对安乐死的赞成主要基于个人自主（autonomy）。在西方历史文化中，自由和自主具有悠久而深厚的历史基础，也是十分深入人心的价值观念。在现代西方医学文化中，以自由为根基的个人自主，成为安乐死发展最重要的推动力。只要不妨碍他人利益，每个人都被赋予过自己想要的生活的权利，不容他人干预。这一生命自主的权利应该从"生"延伸至"死"。以此为依据，美国伦理学家亚瑟·迪克（Arthur Dyck）提出了一套"安乐死伦理"："第一，个人的生命属于个人，他或者她完全可以按自己的愿望进行处理；第二，因选择自由带来的人格尊严也要求人具有结束自己生命的自由；第三，确实存在着生命已经不值得活着的情况，不管原因是悲伤、疾病、躯体精神障碍，或者甚至是不论何种原因的完全绝望；第四，最高价值是人的尊严，这种尊严体现在人类选择和控制生命与死亡的理性能力中[4]。"

（3）尊严死（death with dignity）：支持安乐死的新声音。尽管从理论上看，尊严和个人自主具有很多一致性，但作为新的声音，尊严死越来越引起关注。自昆兰案发生以后，"尊严"一词被越来越多地提及，并成为支持安乐死的一个新的依据。在美国，除了部分州围绕着《尊严死法案》通过、决议等事件彰显的"尊严死"观念以外，社会的主张里也经常出现这个观念。如希洛姆（Hemlock）协会（主张医生协助患者自杀的协会）的负责人说："这不仅仅是一个疼痛问题，它是一个尊严、自我控制和悲痛的问题。倘若你不能吃饭、睡觉和阅读，生命质量如此糟糕，同时可以确定你正在死亡，那么（能够结束你的生命）就事关尊严了"[5]。该协会负责人指出对于有些终末期患者，临终关怀无法解决的问题："在长期受苦中，理智能力及身体功能会消失，而导致失去尊严和自尊，这就已经足够使他们决定要自己控制死亡的时间与方式"[6]。这些人就像婴儿般无助、高度依赖，以致于不施行安乐死便无法维护个人尊严。1976年，国际安乐死讨论会在日本东京举行，这次会议提出了要尊重人的"生的意义"和"死的尊严"的权利。目前，在世界各地以尊严死为依据而要求安乐死的地区日渐增多。

[1] Richard Brandt. A Moral Principle About Killing. in Jeffrey Olen，Vincent Barry. Applying Ethics，Belmont，CA：Wadsworth Publishing Company，1992.

[2] 弗莱彻尔．境遇伦理学．程立显，译．北京：中国社会科学出版社．1989.

[3] Peter Singer．Practical Ethics．Cambridge：Cambridge University Press．1979：127.

[4] 转引自雷蒙德·埃居，约翰·兰德尔·格罗夫斯．卫生保健伦理学：临床实践指南．应向华，译．北京：北京大学出版社．2005．226.

[5] 格雷戈里·E.彭斯．医学伦理学经典案例．4版．聂精保，胡林英等译．长沙：湖南科技出版社．2010．106.

[6] 罗秉祥．生命伦理学的中国哲学思考．北京：中国人民大学出版社．2013．68.

（4）仁慈杀害（mercy killing）：处于生命末期的患者，很多都会承受巨大的疼痛所带来的煎熬，以及疼痛所导致的焦虑感、无助感和绝望，这样的身心状态容易让"身边人"（家属或者医务人员）产生深深的同情。孟子曾言："无恻隐之心，非人也。"康德也说过：同情是道德的基石。这种同情油然而生，是人类普遍的心理反应。在同情心的促使下，帮助患者解脱痛苦从而杀死患者，在美国，这样的事情被人们称之为"仁慈杀害"，是杀害，但是出于同情。正如荷兰一名给很多人施行过安乐死的医生所说：患者很痛苦，很需要，我正好掌握这样的技术，为什么不提供帮助呢？[1] 需要注意的是，这样仁慈杀害的案例在美国并没有被视为犯罪[2]。

2．反对安乐死的主要观点

（1）杀人是道德禁令：在人类历史上，维护生命、敬畏死亡是普遍的道德观念，基督教、佛教都有明确的戒律。无论动机如何，安乐死的客观结果是加速了一个人的死亡。正是这一点使安乐死充满争议。

（2）生命神圣论：生命神圣论是宗教文化反对安乐死的主要立场。生命是神圣的，所有的生命都具有无限价值，任何境况下都是这样。基督教和犹太教都反对安乐死，但允许消极安乐死。1980年，罗马天主教会曾发表声明，明确反对任何形式的安乐死，包括消极安乐死[3]。

（3）道德滑坡理论（slippery slope argument）：道德滑坡理论是非宗教文化反对安乐死的一个主要依据。美国神学家约瑟夫·沙利文用滑坡理论论证安乐死的不道德性："一旦一个人有权直接杀害一名无辜的人，我们就再也无法阻止情况继续恶化"。他认为如果安乐死合法化，相信强迫安乐死也会合法化，这样会导致一些无辜的人可能会被直接杀害，尤其是那些社会的弱势群体，如"无法治愈的靠救济为生的患者，靠公家补助的老人，受伤的兵士，所有的残障儿童，精神伤残人士，诸如此类"[4]，都有可能被实施安乐死，这些显然是不能接受的。美国法学家耶鲁·卡米萨（Yale Kamisar）也从滑坡的角度反对安乐死，指出如果把患者的不幸作为安乐死的标准，那这种标准就会向更多的人蔓延开来，最终会导致类似纳粹安乐死的灾难[5]。

（4）从医学目的和医学职业道德角度反对安乐死：美国学者盖伊·维廉姆斯（J. Gay-Williams）认为安乐死违反了医学的宗旨和道德精神，如果允许安乐死，将会导致医生和护士对于任何病情严重的情况，都不再尽全力挽救。美国教育家莱昂 R. 卡斯（Leon R. Kass）进一步指出医学职业有其核心道德要求，这种内在的道德要求使医生不能仁慈杀死患者，这种要求会带给医生巨大的心理压力[6]。现代临终关怀的代表人桑德斯认为，虽然那些身处痛苦之中的终末期患者有这个需要和权利，但作为医护人员应该反对安乐死，强调不能因为尊重安乐死的权利，而忽视或者放弃对终末期患者的关爱义务。美国学者丹尼尔·卡拉汉的观点也很有代表性，他一反西方自主权利的主流思想，提出了十分不同的认识。针对基于安乐死是自我选择的观点，卡拉汉指出自我选择在安乐死问题上是不能适用的："安乐死不再仅是自我抉择的事情，而是两个人之间交互的、社会性的决定，即一个人被杀死，另一个人去杀人"[7]。其次，卡拉汉认为减轻痛苦是医学的一个目的，但通过安乐死来减轻痛苦是令人恐惧的，医生应该承

[1] http://qnck.cyol.com/html/2014-01/22/nw.D110000qnck_20140122_1-16.htm.
[2] 雷蒙德·埃居，约翰·兰德尔·格罗夫斯．卫生保健伦理学：临床实践指南．应向华，译．北京：北京大学出版社．2005．
[3] 罗马信理部．教会对安乐死的声明．天主教中国主教团社会发展委员会编译．天主教中国主教团社会发展委员会．1984．
[4] 波依曼．生与死：现代道德困境的挑战．江美丽，译．广州：广州出版社．1998．88．
[5] 波依曼．解构死亡：死亡、自杀、安乐死与死刑的剖析．魏德骥等译．广州：广州出版社．1998．142．
[6] Neither for love nor money：Why Doctor Must Not Kill．Public Interest，1989，94：25-46．
[7] Daniel Callahan．*When self-determination Runs Amoke*．Hastings Center Report．1992．

担起抚慰患者的责任，患者不应该提出安乐死的要求，这会导致为了自己的利益而使医生职业处于危险之中，这种摆脱痛苦的方式会增加恶[1]。

（二）关于非自愿安乐死的伦理争议

彼得·辛格（Peter Singer）在其著作《实践伦理学》中，以重度缺陷新生儿为例，明确支持非自愿积极安乐死。在论证过程中，生命质量的强调和功利主义的立场是其特点，他主要立足于个体的痛苦而指出安乐死的意义。2014年，比利时通过立法，允许12周岁以下的终末期患者接受安乐死。目前为止，已经有一名9岁的孩子接受了安乐死。对此，支持者认为给儿童提供合法而有尊严的选择，是人道的扩大。反对者则认为虽然在实施过程中，会严格遵守知情同意的程序，但是这么小的年龄能否真正知道什么是死亡？不自愿和非自愿不完全一样。彼得·辛格反对不自愿安乐死。他说没有人能确知别人的苦乐感受，"不自愿"意味着是代替有能力做决定的人做出决定；所以，辛格主张"我们应当把反对不自愿安乐死的规则当作绝对的规则"[2]。在加拿大，安乐死在实施过程中出现了一种新形式的"不自愿"，从而引起伦理争议。加拿大在2016年实现安乐死合法化，为了避免违背患者"真实意愿"而结束生命，在这项制度中有一个严格的条件：患者在执行安乐死时必须处于精神稳定的状态。为此，患癌晚期的 Audrey Parker 不得不提前几个月执行了安乐死，因为她担心，随着病情的发展和药物作用的叠加，她会逐渐失去"稳定的精神状态"。该事件引起强烈的争议，虽然安乐死的请求出自本人，但执行时间却不符合本人"意愿"，是"提前死亡"[3]。

（三）安乐死与医助自杀

在美国，在允许医助死亡的地区，曾经出现了被称为"杀人医生"的杰克·克沃尔肯事件，在他帮助下死去的患者超过100人，其中有很多都不是终末期患者[4]。之所以这些事件引人关注，是因为安乐死的对象在扩大，从主要针对终末期患者扩大到非临终的患者，这是否应该出现？有些人认为这是同情，且人们对自己的生命拥有自主权。持反对态度者则认为这是对安乐死的滥用，存在潜在滑坡的极大危险。应该说，安乐死对象的扩大是具有很大冲击力的一个问题。如果扩大到非临终的患者群体，那么安乐死就从解决"痛苦死"变成解决"痛苦生"的问题，这样安乐死就和"自杀"有了很多联系。为了认识这种现象，一个新词"medicide"产生即"医助自杀"[5]。无痛致死术是否应该这样应用？该怎样评价"医助自杀"？这些是有待被进一步深入思考的问题。

三、关于尊严死的讨论

在医疗领域中，自卡伦·昆兰案以后，"尊严死"就逐渐被世界各地讨论。1976年，美国加州《自然死亡法》的条款里面出现了"尊严"，宣称人拥有尊严，因此有放弃治疗的权利。1994年，美国俄勒冈州颁布《尊严死法案》，以尊严为依据，允许医生协助自杀。自此，"尊严死"被越来越多的国家和地区所接受，同时有关"尊严死"的各种争论也日益激烈。

（一）尊严死的界定

更多讨论是关于怎样具体解释和界定"尊严死"。在义务论中，"尊严"一直包含在尊重患者自主权的内容里。美国学者露丝·麦克琳（Ruth Macklin）指出，人们经常说到"有尊严的死的权利"中尊严就是尊重人的自主性。针对这一说法，有人提出"尊严比一个人的自主性

[1] Daniel Callahan. *When self-determination Runs Amoke*. Hastings Center Report. 1992.
[2] 彼得·辛格. 实践伦理学. 刘莘，译. 北京：东方出版社. 2005. 197.
[3] https://mil.sina.cn/2018-11-08/detail-ihmutuea8033957.d.html.
[4] 格雷戈里·E.彭斯. 医学伦理学经典案例. 4版. 聂精保，胡林英等译. 长沙：湖南科技出版社. 2010.
[5] 关于安乐死与医助自杀的分析，参考了罗秉祥. 生命伦理学的中国哲学思考. 北京：中国人民大学出版社. 2013. 64.

主张的含义要多。它包含与患者心理和精神的联系：包括同情、在场和怜悯[1]。"还有的学者认为"尊严死"反对被侮辱和冒犯。但到目前为止，除了尊重患者自主权的内容之外，"尊严死"并没有在更多的内涵上形成统一。

（二）尊严死和安乐死的关系

在现代医学伦理学语境中，安乐死和尊严死既有密切的联系，也有明显的区别。

从区别方面看：首先，在时间上，安乐死是由来已久的一个争论，尊严死则是在美国昆兰案发生以后引起人们关注的问题。其次，在两者的内涵上，安乐死主要是一种能解除疼痛等痛苦的死亡过程，其伦理依据在于符合患者的利益。尊严死则着重于尊重患者的个人选择，其伦理依据在于对权利的尊重，这种尊重是不是带来无痛苦的过程，而不是尊严死内在的要求。如果患者的选择是自然死亡，就会与安乐死产生很大不同。最后，在实践上，安乐死有非自愿的类型；而尊严死在理论上看，内在的需要患者本人对自己的临终过程有明确的要求和实际的选择，否则尊重就失去了对象，这是尊严死成立的前提。所以，尊严死一定是自愿的[2]。

从联系方面看：尊严死和安乐死都是以终末期患者为中心的人道主义的价值诉求。从理论上看，尊严死侧重于对患者选择的尊重，这种选择在理论上并不必然等于解除痛苦，但在实践中，解除痛苦会是大多数患者的选择，当患者明确选择安乐死，尊严死与安乐死就会是一个行动过程。所以，在现代医学里，尊严死会成为支持安乐死的一种新的声音。

（三）反对使用尊严死的概念

库珀（Christopher Miles Coope）认为无论从主观角度还是客观角度去使用"尊严死亡"都存在很大的问题。人们在使用"尊严死亡"时，主要指的是临死前处于受人照顾、不能自理的状态，没有人的尊严，这是一种主观感觉。如果以这种主观感觉为依据支持为了维护尊严而选择协助自杀的话，那就必须允许所有有这种感觉的人选择协助自杀，这显然是很可怕的。如果把这样的认识客观化，认为对伤弱者的照顾是对尊严的损伤，就会导致所有照顾伤者和弱者的行为都成为对尊严的损害，但实际上显然不是。所以，应该放弃使用这一概念[3]。但是，我们应该看到，在经验层面终末期患者的身体境况的确又存在着对"尊严"的实际需要，这是不能被忽略的，也许规范使用"尊严死"的概念而不是取消，才是努力的方向。

（四）尊严死的实践

从实践角度看，多种方式都可以是"尊严死"。第一，放弃治疗或自然死亡。如日本学者植木哲认为，"尊严死"就是患者自己做出决定，停止没有意义的治疗，保持作为人的尊严，自然地迎接死亡[4]。第二，临终关怀。如中国民间出现的倡导"尊严死"的公益组织，该组织发起人指出所倡导的"尊严死"实质是临终关怀。第三，安乐死。1994年，美国俄勒冈州颁布的《尊严死法案》就是以"尊严"为依据，使医生协助患者自杀合法化。在荷兰、比利时，出于维护尊严而申请安乐死的人群在扩大。可见，"尊严死"的实现途径是多样的。但在尊重患者本人意愿上则具有一致性。

（五）讨论"尊严死"的意义

虽然"尊严死"的内涵不明，选择多样，使用时存在较复杂的情况。但应该看到，"尊严死"的讨论把相关问题的探讨引向了深入。这主要表现在重视患者的主体性地位上。在临终阶段，终末期患者往往处于身体衰弱、赖人照顾、自主能力差的境况，这使得终末期患者个人的

---

[1] Richardson H S. *Specifying Norms as a Way to Resolve Concrete Ethical Problems*. Philosophy and Public Affairs，1990（19）：279-310.

[2] 翟振明，韩振锴. 安乐死、自杀与有尊严的死. 哲学研究. 2010（9）：95-100.

[3] Christopher Miles Coope. *Death with Dignity*. The Hastings Center Report. Vol. 27，No.5（Sep-Oct，1997）：37-38.

[4] 植木哲. 医疗法律学. 冷罗生，陶芸，江涛等译. 北京：法律出版社. 2006. 357.

意志、意愿和需求容易被人忽略，而"尊严死"将患者的主体性突显出来并以"生前预嘱"的方式来切实实施，无疑更有助于实现终末期患者的利益。从一般意义上看，"尊严死"的讨论无疑拓宽了人类对死亡的探求。

通过上述介绍可以看到，关于死亡的伦理探讨是极为复杂的一个问题，相关的伦理争议是巨大的，解读的角度是多样的。相信这样的争议在未来的发展中依然会在日益激烈的方向上持续不断。

第四节　中国传统文化对现代生死问题的审视

对终末期患者治疗与死亡的伦理问题，其实质是生死问题，适应这些问题带来的挑战，需要从生死观层面进行观念的转变。中国传统文化怀有浓厚的生死关切，蕴含丰富的关于死亡的思想，认识生死问题与传统生死文化的关系，将有助于推动这些问题本土化解决的实现。

一、"讳死"与儒家死亡态度

在讨论中国传统文化和现代生死问题时，经常会出现一种观点，认为由于儒家对死亡持存而不论的态度导致现代人们都"讳死"。

需要指出的是，"讳死"现象并不是中国所独有的，在西方同样存在这种情况，在社会风俗中，"讳死"具有很大的普遍性。这种风俗反映的是一种趋利避害的心理，"死"在大多数情况下，都不能算作一种吉利的事情，而是最为晦气的。在当今生活中这一风俗依然有较强的延续性，毕竟欲生恶死是人类的基本生命态度。

在传统社会，人们是死在家里的，家庭（包括村庄）是人们认识死亡、学习死亡和安排死亡的重要场所。笔者是在冀南地区的乡村长大，小的时候经常围观别人家送葬的场景，懵懂中有了对死亡的些许了解。儒家重视"葬之以礼"，老人死后，除子女和晚辈必须参加葬礼外，很多乡亲也要来帮忙以尽乡党之情。整个葬礼，对子女、晚辈和其他人都是一个关于死亡的认识过程，和对亲人之死、他人之死的体验过程[1]。传统社会里，死亡是一件很自然的事情，人们主要用自然的态度去对待。所以，"讳死"只是语言上、礼仪上的忌讳，在心理、行为上并不是这样。因为在传统社会，死亡具有"隐私性"特点，不去谈论是因为不需要去谈论，"不足为外人道也"，只需要去准备、去接受。而在现代，医疗领域里的死亡涉及医务人员、保健机构、法律甚至于整个社会，个人的死亡需要他人的认可和帮助，所以死亡变得需要去谈论、去权衡考虑、去选择并做出安排。这是医学科技发展到今天的程度才会提出的问题。我们相信通过认识和实践的发展，当人们发现对待死亡不仅需要安排，也需要谈论、思考、选择时，发现这是对自己很重要的，这是"好"、是"利"，"讳死"禁忌自然会发生变化。

从儒家经典文献上看，孔子说过："未知生，焉知死"，但这并不是"讳死"，也不是搁置死亡而不想。《论语》中"死"字随处可见，与"死"相关的观念十分丰富，正如有的学者所指出的那样，"未知生，焉知死"只是指出了对死的认知路径或者认知方式是"由生知死"[2]。发展到宋明，"死亡"则成为儒家思想的一个重要内容。儒家不仅非常重视死亡问题，而且也十分看重死亡品质。这一点在"不苟生""杀身成仁"和"重于泰山"的观念里一脉相承，当生命的品质和长度不能兼得时，儒家重视品质胜于长度，这是儒家的一个基本的生命价值观。

---

[1] 笔者的外公在年老后做的一件重要的事情，是给自己买一口上好的棺材，并把它安置在一间收拾得很干净的屋子里。每年他都给棺材刷一遍清油，到他死去的时候，棺材已经被刷过十几遍清油变得非常有光泽。对外公来说，准备棺材就是在安排和准备死亡。在火葬规定之前，外公的事例较为多见，很多时候，年长者还会带着孩子经常来看看这口棺材，这是在教孩子认识死亡。在农村，给自己准备寿衣一直延续至今，是一种更为普遍的安排死亡的体现。

[2] 段德智. 试论孔子死亡思想的哲学品质及其当代意义. 中州学刊. 1997 (6).

反观现代医学中的生死问题，终末期患者在临终过程中，从要求无痛的呐喊到自然死的平静，再到尊严死的价值高扬，贯穿着对死亡品质的不懈追求，无意义的生命长度成为一种负担、煎熬，其中蕴含的也是对生命品质和价值的诉求。这与儒家伦理可谓是"志同"。

二、孝与放弃治疗

在终末期患者治疗过程中，放弃治疗的决策往往和"孝"的道德要求发生碰撞，从而容易让人们认为，孝的要求是不支持或者不允许放弃治疗的，哪怕这是患者的要求。

孝是中国最古老的伦理道德之一，有悠久的历史，也是传统伦理道德中十分重要的要求。孝的精神实质是"回报"，每个人都由父母辛苦抚养成人，作为子女，当父母年老时，就应该孝敬父母。其中生病时的尽心尽力是十分重要的孝的要求。因此，父母处于生命的终末期，现代科学又有办法延长"生命"，想办法延长父母生命是合情合理的选择，如果放弃，自会产生人伦责任未尽的道德焦虑，社会舆论也会有指责。但是，如果父母之前对此有明确要求，那么根据孝的要求中的"顺"父母内容，是必须顺从这一选择的，儒家认为这会让父母在精神上很愉悦。

同时，真正的孝不仅是基于"爱敬心"的情感之上，还十分重视孝的行为带给父母的影响，内在需要理智的力量。在宋代孝道思想里，有"知医为孝"的观念。原意是指懂医学、懂医术或者懂得怎么分辨好医生，是孝。在传统社会，当父母生病时，如果自己不懂医，又请一位医术水平差的医生来医治，就会对父母的身体产生影响甚至伤害；反之，就会促进身体健康。可见，孝不只是强调内在的爱敬之心，还有实际效果的要求。在现代社会中，随着医学的发展，真正的尽孝看来仍然需要懂些医学，尤其是对医学局限的认识。只有这样，儿女的孝心才会带给老人更"善"之"终"。

所以，孝不仅不会阻碍放弃治疗，反而和生前预嘱产生相辅相成的作用。一方面，孝会成为保证生前预嘱执行的伦理道德力量。另一方面，由于执行了生前预嘱，尽到孝的要求，从而能实现"生死两相安"的目标。

但我们必须警惕两种情况，一种是对待临终阶段的老人，不顾他们的个人意愿，陷入自己"不舍"之情而不能自拔，甚至觉得依靠科技力量也许有"奇迹"发生，这样的不理智、违背科学的举动只能伤害老人。另一种是有些子女怕落个"不孝"的名声，其实缺乏对老人苦楚的体恤，从而违背患者本人意愿强行延长治疗。这些都会阻碍对老人生死意愿的执行。

道家思想以"道法自然"为核心，对待生死主张一种客观、理智的自然态度和追求自然寿命的价值观念。终末期患者顺应生死的自然规律和过程，这与道家思想具有高度的一致性。在生命面前，道家反对非自然或者反自然的干预。比较典型的观念如"天年"。"天年"较早可见于《庄子》，在《黄帝内经》中是很常见的概念，是指自然寿命。中国传统文化中，"尽天年"是人所能实现的最长寿命，也是生死十分理想的状态之一。在道家文化看来，过度人为干预"天年"是逆"天"行事，并不可取。所以，自然死是道家思想的内在要求。

三、"尊严死"与中国文化

"尊严"是儒家思想中很重要的一个价值观念。儒家思想中的"尊严"有两个层面的内涵。第一层面是基本物质的需要。孟子在"王道"思想中提出，人的尊严是需要一定的物质支撑以实现"养生送死无憾"的基本尊严。第二层面是德性尊严[1]。儒家认为德性是人之为人的本质属性，是人之所以高贵的原因，德性甚至高于血肉生命。依照儒家的这一观念，临终过

[1] 乔清举. 儒道思想尊严简论. 社会科学. 2013（4）：107-112.

程中的尊严，内在需要基本的医疗资源的帮助、家属的关爱，但在根本上应体现一定的道德价值，应具有将死亡伦理化的特点。终末期患者如果是"老人"，在家属面前应该是具有相当权威的。但应当承认，对于个人的权利，儒家没有西方思想讨论的那么多。因此，在一般的意义上，西方"尊严死"高度尊重个人权利的特点，对完善儒家思想具有很大的促进作用。除了"爱敬"和"顺"外，还需要"尊重"，尤其对那些比较年轻的终末期患者，家属的尊重对维护其利益至关重要。

第五节　关于放弃治疗与死亡的伦理与法律规范

一、放弃治疗的伦理原则

对于终末期患者的放弃治疗，经过伦理讨论后已经取得基本的伦理共识，就是患者有拒绝治疗、减轻疼痛、提高生命质量的权利，并在维护这项权利的基础上，形成了实践中基于尊重原则、不伤害或有利原则和公正原则的具体指南。

（一）尊重原则

在终末期患者的治疗过程中，尊重原则侧重的是对患者本人基于个人"偏好"的选择的尊重，这种选择可能是不接受治疗、中止治疗也可能是继续治疗，目的是更好地维护患者本人的权利。

（二）不伤害或有利原则

在终末期患者治疗过程中，不伤害或有利是由患者基于对治疗的利益和负担的权衡之后做出的，以此确保选择是对患者最为有利的。

（三）公正原则

在终末期治疗中，治疗需要的设施、药品和人员等都属于公共医疗资源，所以在患者本人利益和他人利益之间的公平，也是一个重要的伦理要求。

二、海斯汀中心关于生命末期维持治疗与护理的决策指南

美国海斯汀中心于 2013 年发布《海斯汀中心关于生命末期维持治疗与护理的决策指南》（*the Hastings center guidelines for decisions on life-sustaining treatment and care near end of life*）的第二个版本，这项指南是为医务人员和保健人员提供的，用来帮助医务人员指导终末期患者的治疗和护理的决策过程，以保证这些决策切实维护了患者本人利益。其中包括终末期儿童的治疗和护理的决策过程指南。此外，这项指南对于放弃治疗，总结出伦理和法律上（美国的法律）的基本共识。

1．有决策能力的患者拥有普遍的法律和宪法赋予的拒绝生命维持的权利。

2．没有决策能力的患者和有决策能力的患者拥有同样的权利，这样的权利在行使过程中有不同的要求，代理决策者必须站在患者立场上考虑问题。

3．拒绝生命维持系统的权利不依赖于是长还是短的生命预期，患者有不接受不想要的设备的基本权利。

4．撤销和不采用生命维持系统之间在伦理上不存在区别。

5．用以维持生命的所有设备和形式，在本质上没有"常规""非常规"的区分。

6．缓和医疗是良好的健康护理的组成部分。

7．为了控制患者的疼痛和痛苦而提供足够的医疗措施，在伦理上是可接受的，即便在极其罕见的情况下加速了患者的死亡。

8．放弃使用生命维持系统在伦理和法律上都与自杀、安乐死和医助死亡有根本区别[1]。

三、关于放弃治疗世界各地的法律规范

目前，世界各地关于放弃治疗的法律规范主要有以下几种情况。

（一）中国相关的法律法规

台湾地区的"安宁缓和医疗条例"规定，终末期患者的死亡已不可避免，必须立《意愿书》选择安宁缓和医疗或不施行心肺复苏术。终末期患者可以预立医疗委任代理人，可以随时自行或由其代理人以书面撤回其意愿表示。

大陆相关的法律规范主要体现在《侵权责任法》，其中第七章明确规定："医务人员在诊疗活动中应当向患者说明病情和医疗措施。需要实施手术、特殊检查、特殊治疗的，医务人员应当及时向患者说明医疗风险、替代医疗方案等情况，并取得其书面同意；不宜向患者说明的，应当向患者的近亲属说明，并取得其书面同意。"根据以上规定，可以看到在终末期患者的治疗过程中，尊重患者本人的意愿是首要的。如果终末期患者失去表达能力，就要经过患者家属的知情同意。2006 年，有民间组织建立"选择与尊严"公益网站，倡导生存预嘱和放弃治疗，并寻求法律认可。

（二）美国相关的法律规范

为了体现对患者本人的尊重，美国先后通过了三部法律，保障患者放弃治疗的权利。1976 年，美国加利福尼亚州首先制定了《自然死亡法》（Natural Death Act）。规定如果终末期患者事先用文件的方式表达了放弃治疗的要求，也就是"生前预嘱"，委托代理人就可以依法实现这个愿望，放弃治疗。目前，美国各个州都通过了此项法案。1990 年，美国国会通过《患者自决法》（Patient Self-Determination Act）。根据这部法律，医务人员有义务告知患者做出"预先指令"的权利，并要求医疗机构人员维护这项权利。1993 年，美国颁布《统一医疗决定法案》（Uniform Health Care Decisions Act），这部法律进一步规范了全国对预先医疗指令书的规定[2]。

（三）其他国家的法律规范[3]

1986 年，德国颁布《临死协助法案》，规定只要有患者意愿书，可以终止患者的生命维持装置。

1996 年，新加坡制定《预先医疗指示法令》（Advance Medical Directive Act），规定：任何年满 21 岁、有意识能力的新加坡公民，如能签署预先医疗指示。医生将执行预先医疗指示的内容，实现患者的意愿。

从 2017 年 10 月 23 日至 2018 年 1 月 15 日，韩国试行《维持生命医疗决定法》（也称《安乐死法》），法律规定：凡年满 19 岁的成人，如果填写了"事前维持生命医疗意向书"和"维持生命医疗计划书"，临终阶段的医疗决策会得到尊重。

2018 年 3 月，印度裁定患绝症和永久性植物人可以放弃治疗。

（四）生前预嘱文件

生前预嘱的载体是一份文件，这个文件在不同地区有不同的版本。随着美国加利福尼亚州《自然死亡法》（1976 年）的通过，生前预嘱成为唯一的适用条件。美国的这一理念被越来

[1] Nancy Berlinger，Bruce Jennings，Susan M.Wolf．*the Hastings center guidelines for decisions on life-sustaining treatment and care near end of life*．revised and expanded second edition．Oxford University Press．2013．
[2] Galambos C M *Preserving end-of-life autonomy*：*The patient self-determination act and the uniform health care decisions act*．Health & Social Work．1998．23（4）：275-281．
[3] 王岳．论尊严死．江苏警官学院学报．2012（3）．

多的国家和地区所接受。生前预嘱表达了五个方面的愿望，包括是否需要代理人，是否需要高级生命支持，是否需要精神护理，是否需要生活护理，以及留给家人的希望。具体可见图 7-1，图 7-2 [1]。

我，_____具有完整的思考能力，我自愿宣布这个声明：

如果我患有无法恢复或无法重新获得有意义生命的疾病、病情、伤害或者智力极度退化，我要求撤销或不要提供生命维持服务。

应该被撤销或拒绝的生命维持服务包括但不局限于下列内容：

心脏复苏、呼吸机支持、抗生素、人工喂食和进水。

我进一步要求治疗只应限于舒缓性的治疗，即使这种治疗会缩短我的生命。

特别指示：

关于我希望得到什么保健的特别指示：

关于我不想要什么保健的特别指示：

我的家属、医疗机构、任何医生、护士和其他参与我的保健的医务人员不应该为遵循在这份声明中所表示的愿望而承担任何民事和刑事责任。

我是在仔细考虑后签署这份文件的。

我理解这份声明的意义，我接受其后果。

日期：_____　　　　　　　签名：_____

地址：_____

这份声明是我们在场的情况下签署的。声明人具有完全的思想能力，没有任何胁迫、欺骗或不正当的情况，自愿做出上述声明。

旁证者签名：_____

旁证者签名：_____

图 7-1　生前预嘱的声明

我的五个愿望

我要或不要什么医疗服务

我希望使用或不使用生命支持治疗

我希望别人怎样对待我

我想让我的家人和朋友知道什么

我希望谁帮助我

图 7-2　尊严死公益组织倡导的"我的五个愿望" [2]

三、安乐死的法律法规

（一）医助自杀

1997 年，美国俄勒冈州正式生效专门的《尊严死法案》，允许终末期患者合法拿到致死量

---

[1] 转自雷蒙德·埃居，约翰·兰德尔·格罗夫斯. 卫生保健伦理学：临床实践指南. 应向华，译. 北京：北京大学出版社. 2005．197.

[2] http://www.xzyzy.com/Pub/s/129/461.shtml.

的处方药，自主选择离世。该法案中明确了适用的条件和要求，包括必须是成年终末期绝症患者，有自主交流能力，精神正常，被充分告知，施行者必须是本人等。2008 年，华盛顿州成为第二个通过《尊严死法案》的地方。2009 年蒙大拿州合法化，2013 年佛蒙特州合法化。继 2014 年新墨西哥州也宣布合法后，美国目前一共有 5 个州认为医助自杀（physician assisted suicide）合法。

2000 年，瑞士苏黎世政府通过决定：自 2001 年 1 月 1 日在苏黎世的 23 家养老院，允许为自行结束生命的老人提供协助。

2015 年 2 月，加拿大医生协助自杀合法。

（二）医生采取医疗措施杀死患者

2001 年，荷兰《依请求终止生命和协助自杀程序审查法》（Termination of Life on Request and Assisted Suicide（Review Procedure）Act）通过，2002 年 4 月 1 日实施。在这部法律中，协助自杀和直接杀死患者并没有区别，允许医生直接杀死患者，这在世界上尚属首次。法律要点主要有三方面：①患者的情况应保证：患者的要求是理智而自愿的；患者的痛苦是难以忍受的长久痛苦；患者已经了解其现在的状况；患者没有其他解决现状的方案；对患者情况至少和一位以上的医生进行了会诊确定。②患者年龄不能低于 12 岁。③规定了地方审查委员会（regional review committee）对医生的监管。为了避免医生滥用安乐死，要求医生解释实施安乐死的合法性、合理性，并可以借助尸体解剖验证医生的行为。

2002 年，比利时《安乐死法》（Act on Euthanasia）通过，该部法律和荷兰法律很接近。在 2014 年又通过了允许儿童接受安乐死的法案，成为第一个不限制年龄的国家。2009 年 3 月，卢森堡安乐死合法化。

由于终末期患者治疗痛苦大而受益少，无论是在观念上还是实践中，只要是符合患者本人利益的，允许患者放弃使用维生设施不仅不会违背医学人道主义精神，反而是符合以尊重患者权利为核心的现代医学人道主义要求的。以生前预嘱为主要依据，可以帮助人们更好地决定在终末期患者的治疗过程中是否应该使用维生设施。在无痛致死术的应用上，我们可以看到，虽然在理论上安乐死包括尊严死在内的争议日益激烈，但在实践上，允许安乐死的国家和地区是呈现扩大趋势的。

但是，有关终末期患者的治疗和医疗帮助的相关问题是异常复杂的，以致无法期待一种一成不变的结论出现。可以看到的是，在生命神圣与生命质量、尊重患者与恪守职责、情感与理性之间的张力，在面对生死问题时极大地增加，或许唯有尊重患者才是解决之道。作为医学，人道主义是其永恒的价值追求，人类理想的死亡模式离不开医学的帮助。作为医者，心存善念，心怀人道，关注终末期患者的身心需要，尽力提供其需要的帮助是现代医学职业精神的体现。

思考题

1. 在现代科技和社会背景下，医务工作者如何帮助患者更好地面对死亡？
2. 在人类死亡问题上，医学应该起到什么作用？

延伸阅读

◆《论死亡和濒临死亡》（美）Elisabeth Kubler-Ross 罗斯著，邱谨译，广州：广东经济出版社，2005 年 5 月版。

该书能帮助人们了解临终患者真实的心理活动。这是一部研究临终患者心理的拓荒性的经典之作。伊丽莎白·库布勒·罗斯是一位心理分析医生，长期致力于研究患者临终前的状况和心理活动。通过总结，罗斯把死亡过程分成五个心理阶段：拒绝、愤怒、挣扎、沮丧和接受。

这个认识已经被人们广为接受，成为对于终末期患者心理的基本认识。

◆《死亡的尊严与生命的尊严》傅伟勋著，北京：北京大学出版社，2006 年 6 月。

该书可以帮助人们从生命的整体角度看待死亡，理解死亡具有的生命意义。作者把"死亡学"与精神医学、精神治疗、哲学、宗教学乃至一般学科（如心理学与文化人类学）联系起来，揭示"死亡学"研究的现代意义，在吸取美国"死亡学"研究成果的基础上，结合中国传统心性体认本位的生死智慧，试图构建"现代生死学"。书中主要的观点是"生死是一体两面"这一基本看法，并由此提出"死亡问题"实质是"生死问题"，所以死亡的尊严和生命的尊严息息相关。

◆《一起面对生死》（日语直译为"死在医院"）山崎章郎著，林真美译，台北：圆神出版社，1995 年版。

这本书无论是对于医学领域、医疗人员，还是癌症患者及其亲属，都是很有启发意义的。作者山崎章郎是一名医生，通过讲故事的形式写出了十多个关于癌症患者死在医院的真实情况。记述了接受癌症手术治疗的经过，以及在这个过程中患者和患者家属的心理反应，并站在医生的立场，说明了安乐死、临终关怀和医生应有的现代医德等重要的问题。

◆《最好的告别》[美] 阿图·葛文德（Atul Gawande）著，彭小华译，杭州：浙江人民出版社，2015 年 8 月版。

该书为思考医学中的死亡问题提供了一个医务人员的视角。作者是一名治疗肿瘤的外科医生，立足于当今世界上最为发达的美国医疗背景下，从医生的角度以医学科学的理性态度和悲悯的人道情怀，通过对一个个真实事例的叙述，思考并回答终末期患者最需要的是什么，人的尊严是什么，在面对即将走向生命终点的人面前，我们到底应该怎么做。在此基础上揭示了现有医疗的局限，并将人们的思考深入到医学的目的到底是什么的层面。

◆《我的死亡谁做主》罗点点等著，北京：中国作家出版社，2011 年 11 月版。

该书为探讨中国医学中的死亡问题提供了新的理念和诉求，可以帮助中国的医务工作者在死亡问题上更好地提供医疗服务。作者是在中国大陆率先倡议"尊严死"、倡导生前预嘱的一些人之一。这里的"尊严死"所强调的是，在临终过程中拒绝接受抢救性治疗，只接受缓和性治疗，其实质是临终关怀。书中主张以生前预嘱的形式表达这个意愿。本书立足于中国的具体文化、医疗和死亡观念的背景，探讨怎样告别美好人生的话题，对于有着"讳死"风俗的中国人来说，这样公开讨论"死亡"具有开风气之先的作用。

（潘新丽）

卫生资源分配中的伦理问题

【引言】

"看病难，看病贵"曾经是多年来困扰政府、医疗卫生组织和社会公众的难题，这个难题的解决不仅关涉政府管理部门的执政能力，也在很大程度上影响了医患之间的信任关系。谁应当对健康负责，对现代社会来说已成为引人关注的社会问题，健康权利的概念越来越流行，政府和社会对医疗资源的支配能力也日益增强，公众认为政府有责任公平地分配医疗保健资源，促进每个人平等地享有医疗保健的权利。但这对任何政府和社会来说都是一项重大而艰巨的任务或系统工程，完成这一任务需要伦理思辨作基础。

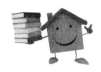

知识要点 ••

健康权利与健康责任的概念及伦理思考
卫生资源分配的伦理问题
与卫生资源分配相关的法律规定

••

第一节　健康权利与健康责任

案例 8-1 ————————

无名氏案例

2003 年 11 月 18 日，一名躺在路上且脖子缠着绷带的男人被人发现并拨打 110 报警。警察赶到后检查发现该男子 30 岁左右，颅部、喉部有伤口，身体极度虚弱，但仍有知觉，不能表达。后该市创伤医院救护车赶到，急诊科大夫检查后确定其呼吸微弱，瞳孔发散。急救人员将其抬上救护车，给予吸氧、输液抢救，但车未到医院该男子就去世了。市公安局刑侦队以故意杀人立案调查，法医在尸体解剖时发现死者头部右侧有新鲜刀口，颅骨少一块，为刚做过开颅手术的患者，咽喉部位伤口也没愈合，用新鲜纱布包裹。警方初步判断死者可能来自医院，并迅速在本地及附近地区大医院展开排查，获悉 11 月 2 日晚 11 时邻近地市中医院急诊科曾抢救过一位昏迷的车祸患者，院长助理、外三科主任刘某对患者立即实施开颅取血块和喉部切开供氧手术。术后患者病情稳定，转入该院外三科住院，床号 16，住院号 13075，并称其为"无名氏"。知情人透露该患者无家属，无人陪护，虽无人照料但经过两周左右治疗，恢复很快，已经可以站立，治疗费用 1 万多元。警方进一步调查发现"无名氏"的主治大夫为赵某、责任护士武某。2003 年 12 月 9 日，武某向警方坦白：11 月 17 日下午 6 点下班后被外三科杨姓实习医生要求将'无名氏'抬下楼，期间碰到护士高某，三个人一起把患者抬进医院接送院外专家的面包车。随后司机唐某开车驶离市区，向案发地方向开去。在车上杨某对两人说找个地方把该患者扔了。2004 年 7 月 23 日凌晨，专案组先后将该院院长苗某、护士高某、唐某等被控制，7 月 25 日，郑州警方将在广东某镇卫生院隐匿 1 个多月的刘某抓获。虽然此案例是极端个案，并不具有普遍性，但却引发人们对公民健康责任问题的思考[1]。

问题与思考：

1. 对于没有亲属或无力负担医疗费用的患者，谁应当对其生命健康负有责任？
2. 健康权究竟是怎样的一种权利？

人们对因经济原因拒绝救治患者的医师一直抱有不同程度的怨责，认为他们应不计酬劳地服务有需求的患者，这是一些人的愿望而非社会真实。"如果道德要求医生将患者的健康置于自己的利益之上，这纯粹是哲学问题，与法律毫无关系[2]。"在迄今为止人类历史上的大部分时期里，健康问题是个人私事，无关乎公德。不管是在健康维护方面还是治疗疾病的负担上，都是个体自己负责，充其量是家庭内部的事务。但在 20 世纪中期以后，每个人都拥有平等健康权的观点成为一种社会思潮，政府和医疗机构或医师等对公民健康负有责任的想法日渐普遍。

一、健康权利

1948 年，世界卫生组织在其宪章中提出："不分种族、宗教政治信仰、经济和社会状况，享有可能获得的最高健康标准是每个人的基本权利之一[3]。"健康权是基本人权的思想借此得以提出并"随着有关国际人权公约的发展而逐步得到澄清的[4]。"1967 年联合国发布《普遍人权宣言》，其中第 25 条强调："人人有权享受为维持他本人或家属的健康和福利所需的生活水准，包括食物、衣着、住房、医疗和必要的社会服务。在遭到失业、疾病、残废、守寡、衰老或在其他不能控制的情况下丧失谋生能力时享有保障……[5]。"宣言缔约国应尽本国之能力促进和保障公民健康权的实现。尽管健康权在许多国际组织的宣言和宪章中被不断地明确，但是对于

[1] 李梁，朱金星."冷血医院"内幕调查：谁把"天使"变魔鬼. 南方周末. 2004.
[2] 雅克·安德烈. 古罗马的医生. 杨洁，吴树农，译. 南宁：广西师范大学出版社，2006：130.
[3] 夏立安·健康与人权. 斯科特·伯里斯，申卫星主编. 中国卫生法前沿问题研究. 北京：北京大学出版社，2005：360.
[4] 杨翰辉. 公共健康、专利与药品可及性问题. 斯科特·伯里斯，申卫星主编. 中国卫生法前沿问题研究. 北京：北京大学出版社，2005：115.
[5] 夏立安. 健康与人权. 斯科特·伯里斯，申卫星主编. 中国卫生法前沿问题研究. 北京：北京大学出版社，2005：369.

生活在不同经济水平和发展阶段的不同国家的公民来说，其究竟意味着什么？又如何将其变为可能依然是一个问题。

（一）健康权是何种权利

对许多人来说，理解"权利"一词是困难的，洞悉健康权利就更加不易。康德将权利视为把责任加之于他人的一种依据，即当人们声称拥有某种权利时，即表明他人承担着某一/些义务或义务的理由。但当公民声称自身拥有健康权时，谁对公民健康承担着责任和义务？

一般而言，健康是个人生命历程中某个比较好的存在状态，以现代医学知识判断还是一段很短暂的状态。世界卫生组织曾将健康描述为"是一种身体上、精神上或社会的完满状态（complete well-being），不仅仅是没有疾病或身体不虚弱。"以此标准衡量，几乎没有人是健康的，它也不是生理的标准，而是个人或社会的道德标准了。如果公民健康权是他人有责任对该种健康承担义务，健康权（right to health）则几乎是不可能实现的一种理想状态。有些观点借此批评健康概念，也否认健康权的提法。

但从国际组织的相关文献看，即便世界卫生组织也从未要求这样的健康权利。其内容所强调的是公民的健康保健权利（right to health care），是指每个人都有权利获得卫生保健服务或照顾的主张。健康保健权利是由旨在维持或重获健康或预防疾病发生的一系列健康照顾服务构成的。社会应该提供一种维持健康的生活条件，当一个人失去健康时，应该能够获得恢复健康的医疗服务和维持生存的保障。但社会/政府为何应该或提供何种程度的卫生保健服务依然是理解健康权利的关键。

健康曾被理解为自然对人的馈赠，是礼物而不是应得的权利，如果有人没有得到自然并不亏欠他什么，自然并不需要对此负责。但对一个人道的社会来说，社会中的每个人对他人的贫病、残疾、衰老等不幸通常都抱有同情的情感，并愿意提供某种形式的帮助，从这个层面演化出部分人对他人的作为道德权利的健康权的思想。所以，健康权首先是一种道德权利，即他人有道德义务确保某人得到其应当得到的东西，道德义务是非强制的，承担义务的行为是值得赞许的。但只有这种道德权利或他人的道德义务在某些情形下成为一种更为普遍的共识后，其才可能随着社会发展而成为法律上明确的具体权利。

（二）健康权利的社会基础

世界卫生组织及其他国际组织对健康权利观念盛行的推动是基于现代民族国家和自文艺复兴运动以来权利观念的形成。18世纪末西方工业化发达地区的人口逐渐增多，贫民区也急剧扩大。贫民的生活境况使人道主义者震惊，卫生学者更将其视为疾病的温床，一些医生发起争取大众健康同时也是谋求自身职业利益的政治运动，由国家出面负责人群健康的思想开始在欧洲流行。普鲁士的强大政权成为保障此类政策首次得以推行的力量，1883—1884年俾斯麦领导的普鲁士政府制定了保障工人健康的医疗保险和事故保险政策。促使俾斯麦做出要保障工人健康决策的主要原因是他看到："只有现在进行统治的国家政权采取措施，方能制止社会主义运动的混乱局面，办法是由政府去实现社会主义的要求中看来合理的、并和国家和社会制度相一致的东西。"[1]所以俾斯麦深信有必要改善工人们的社会处境，以抵抗社会主义思潮的影响。为了获得政治上的支持以及更多健康的、在战时能够随时发挥作用的战士，"德国以及其他政权强大的国家就试图改善人群的健康状况。法国一些著名的医生提出的关注人们健康的思想，是法国1789年大革命的核心内容之一，并在19世纪成为政府的职责。……19世纪末，由著名医学家发起的争取大众健康以及职业权利的运动，被巴斯德和科赫以及其他研究者们的研究成果推翻。……自那以后，为穷人的福利服务最终由政府直接提供，或至少由他们负责[2]。"

---

[1] 瓦·布斯曼.俾斯麦的时代.转引自迪特尔·拉夫.德意志史.波恩：Inter Nationes，1987：165.
[2] 罗伊·波特.剑桥医学史.张大庆等译.长春：吉林人民出版社，2003：496-498.

　　对于 20 世纪前后的欧洲各国来说，一方面面临着民族国家之间的竞争，另一方面又对国内的社会主义和工会运动的快速发展深感忧虑。国与国之间，他们需要利用军事力量来抗衡，在国内他们特别需要人民的拥戴。这些因素决定性地促成了由政府为公民特别是穷人提供健康服务保障的事实。继德国推行了保障工人健康的医疗保险和事故保险的政策之后，国家式的医疗保险制度逐步成为西方世界中的许多国家纷纷效仿的模式。第二次世界大战后，由国家负责全体公民健康的制度体系率先在英国建立起来，1948 年英国实行全民免费的医疗卫生保健制度，其他欧洲国家也纷纷效仿建立了从"摇篮到坟墓"的福利国家的社会保障形式，而医疗保障体系是其中最重要的组成部分。

（三）健康权利的理论基础

　　健康权的概念随着权利意识的增强得到逐步地普及，哲学和伦理层面的理论论证也成为可能。1971 年，美国学者约翰·罗尔斯发表《正义论》，为社会在分配资源、保障人们自由、平等的发展机会提供了理论基础，他认为应"通过调节主要的社会制度，从全社会的角度处理这种出发点方面的不平等，尽量排除社会历史和自然方面的偶然任意因素对于人们生活前景的影响。"[1] 罗尔斯提出"最少受惠者最大利益的"观点作为针对社会中最不利地位的人的分配原则，但是罗尔斯认为健康是"自然的善（health as a nature good）"，不在其所说的社会应该分配的五种基本善中，故而在其正义理论体系中并未明确论证社会制度应当如何制定，以分配医疗卫生资源来维护或解决公民的健康问题。罗尔斯的学生美国卫生政策研究领域的学者诺曼·丹尼尔斯（Daniels Norman）延伸了罗尔斯的正义理论，通过证明健康需求具有某种特殊的"道德重要性（special moral importance）"来完善和补充其正义理论在卫生资源分配制度方面的不足，他认为：①既然满足健康需求能够促进健康（或者正常功能），并且既然健康能够有助于保护机会平等，那么满足健康需求就能够保护机会平等；②既然"作为公平的正义"要求保护机会平等，正如其他各种较为重要的分配正义理论所要求的那样，那么几个主流的、互竞的正义理论则都能给予满足医疗需求以特殊的道德重要性。丹尼尔斯在将罗尔斯的正义理论引用到对健康权利、卫生资源的有限配置和卫生政策的公平性分析中，指出社会要保障公民健康权利的实现，方式就是社会要为公民提供公平的医疗服务，但他并不主张为了保障公民健康而耗尽所有可能的社会资源，而使那些本来居于不利地位的人的整体境况更加糟糕，而应该是当居于最不利地位者不能负担他们偏好的医疗保健方式时，通过补充其收入的方式来实现对健康保健服务的需求。丹尼尔斯主张健康权是一种一般的、必要的手段，目的是保障机会的公平平等，保障人们能够行使基本权利和自由的能力。

二、健康责任

　　健康权利的观念及其在一些国家的实践，引导公众逐渐形成一种认知即政府对公民健康负有责任，政府"雇佣"医疗保健人员为人们提供医疗照顾，故医生对公民健康也承担重要的责任。20 世纪 50 年代后，随着政府对医疗卫生保健服务参与度的增加，医学专业权威和医师个人的权力也随着专业化过程而增强，"医生较以前任何时候都威严得多"，在欧美国家，医生协会组织不仅可以影响国家的医疗卫生政策的制定，以使其更加有利于自身的利益，直接导致医疗费用的飞涨，并逐步把人们对健康的需求异化为一种商品消费。以美国为例：1960 年人均医疗费用为 500 美元，2015 年猛增至 9536 美元，2020 年 7 月经合组织（OECD）的健康统计数据显示 2019 年美国的人均医疗费用已达 1 1072 美元[2]。由政府和医疗保健体系主导公众健康实践的

[1] 约翰·罗尔斯. 正义论. 何怀宏，廖申白，译. 北京：中国社会科学出版社，2010：239.

[2] Bahr，Kevin. Divisiveness and the Economic Chalenges of 2021-Chalenge4：Healthcare. https://blog.uwsp.edy/eps72020/12/22/divisiveness-and-the-economic-chalenges-of-2021-chalenge-4-healthcare/，2022-1-19 访问

一个直接结果是健康保健费用的不断攀升，政府的财政不堪重负。

（一）从健康权利转向健康责任

针对医疗费用不断上涨的情况，有学者认为"健康权利"的提法误导了公众，社会不可能为所有人提供充裕的"健康"资源，因为"实际上个人能消耗的卫生资源是无限的"。1977 年洛克菲勒基金会主席 J．H．诺尔斯在《个人的健康责任》一文中指出"人们的健康决定于他们的行为、食物以及他们的生存环境状况"，明确反对"健康权利"的概念，认为"个人的健康权利或自由对他人来说就是税费枷锁。"[1] 由此出现了由单纯强调健康权利向健康权利与责任并重的学术讨论的转向。1988 年美国医学研究院在《公共健康的未来》中明确写道："政府公共健康责任是首要的，但它也是每一个人的责任。公共健康的使命不仅是政府机构的事情，还是私人组织和个人的事情。"[2]

（二）健康责任的多元主体

在现代人类的生活中，对健康责任的承担呈现了一个主体多元化的状况，不同主体所负担的范围和职责并不相同，混淆彼此之间的责任界限，则无法促进健康权利的真正实现。

1．政府 / 社会的健康责任　现有医疗保障制度造成的认识错觉是健康责任首先是政府或国家的责任。无论是谁患病，政府都应该为其救治所需的花费"买单"。但事实上"没有一个国家能够向其所有公民提供对他们有益的全部健康保险"。所谓政府 / 社会对公共健康的责任指的是什么？首先，政府对公民健康生活所需要的良好社会、自然环境的维系负有维护和监管的责任。健康的生存环境是人们追求健康生活方式、实现健康的前提条件。其次，政府对卫生资源的公平分配承担着主要的责任。社会资源来自全体公民的劳动和创造，每个人都是社会组成不可或缺的部分。为公民提供医疗保障是政府对社会公共资源的再分配，旨在实现一个更加互助、合作和健康的社会。最后，政府有责任通过建立一个公平、有效的卫生保障制度体系，对卫生保健机构和人员提供服务的监督和管理、倡导有关健康生活的理念等。在某种意义上，政府对公民健康责任的承担是一种理念的表达，它所传达的是当公民需要关怀或帮助时，作为共同体之形式的社会或国家应当提供某种形式的——主要是物质的、经济的——安慰，以消除人们在患病期间所产生的无助感。

2．医生的健康责任　2002 年的《新世纪的医师职业精神——医师宣言》概括了 21 世纪医师的十项责任：对患者的责任（提高医疗质量、对患者诚实、为患者保密、与患者保持适当关系）、对职业的责任（提高业务能力、解决利益冲突而维护信任、维护职业声誉）、对医学科学的责任（赞同科学的标准、促进研究、创新知识并保证知识合理应用）、对社会的责任（促进享有医疗的责任、对有限的资源进行公平分配）[3]。医生的健康责任体现在作为疾病治疗者对患者应尽的义务，以及作为具有医学专业知识的社会人的责任。前者要求医师要对每一个接诊患者的健康负责，在行动的动机上将患者的利益置于首位；后者要求医师利用自身对医学及其规律的了解教育大众了解有关健康的知识、建立健康的生活方式、为公平有效的卫生保障制度体系建言献策。

3．公民个人的健康责任　健康权利作为一项基本人权是现代文明社会发展的必然，它能够促使政府、社会和医疗保健机构和人员为维护公共健康形成合力。但作为现代人也必须意识到维护健康更是个人的责任，而且是更积极的责任。国家或社会、医师或许可以提供物质、技术的帮助，但这种帮助是有限度的，并不能保证给予每个人想要的健康，即使是"一个极力赞

[1] J. H. Knowles，The responsibility of the individual，Daedalus，1977，106：57-80．

[2] Institute of Medicine．The Future of Public Health．Washington，DC：The National Academies Press．1988：3．

[3] ABIM 基金 ACP-ASIM 基金和欧洲内科医学联盟．新世纪的医师职业精神——医师宣言．中华医学教育杂志．2006：26（2）：1-2．

成医疗社会化和其他能体现社会责任的主张的人"，也不得不承认"国家能有效地使社会躲过多种危险，但是保养身体在很大程度上仍是一个个人问题，它要求拥有一定的生活方式。"对于当前的社会环境来说，努力地争取使国家或社会保障人们过健康的、有尊严的生活的基本环境是讨论健康责任问题的核心任务，但不是最终的目标。现代人必须明确，无论是国家还是医学职业群体，他们在维护公共健康方面的作用是有限的且往往是滞后的，现代人所面临的所有健康问题和诸多困境都在揭示同样的真谛：我们的健康首先必须是自己来负责，这种责任不仅包括推动国家或社会以一种更合理的、公平有效地维护公共健康的制度体系，更是自身过一种健康的生活，保有和发展作为自己身体善的健康。

三、健康与自由

2007 年，英国纳菲尔德生物伦理学理事会（Nuffield Council on Bioethics）在题为《公共卫生：伦理问题》的年度报告中指出："确保我们过一种健康的生活是谁的工作呢？谁应该帮助我们不要吃得太多、喝得太多，还要多做运动，并保护我们的孩子和我们自己不生病呢？这完全取决于作为个体的我们自己所选择的生活方式，还是政府应当发挥相应的作用？"[1]现代社会的发展趋势使保持个人身体健康对个体来说越来越不可能，必须由社会、组织和政府等外在力量予以保障。显而易见，安全的饮用水和食品卫生的监管，适宜生存的土壤、大气环境，完善的医疗保障和服务体系等，都需要社会和政府才可能实现。目前，世界上的绝大多数国家的发展态势也是如此，在公民的健康问题上，政府和社会组织正通过税收、制度、法律规范等，将人们的健康"包办"起来。如法国政府规定不满 16 岁的青少年禁止饮用碳酸饮料；日本政府立法规定公司员工的腰围尺寸（上限：男性 33.5 英寸、女性 35.4 英寸），若无法达到标准或患上因超重而引起的病症者需要强制减肥，如果三个月内体重没有下降，当局将指导他们如何控制饮食，必要的话他们将在六个月后再次接受相关教育或被公司辞退。

但现代人需要自问：是否希望一个对自己的生活无所不包的家长？是否希望像保姆一样的政府来管理我们的身体与健康？如果知道碳酸饮料会对身体造成危害，为什么需要政府来禁止喝才停止；如果知道肥胖是多种疾病的祸根，为什么要等政府来规定标准才会减肥？个人对涉及自身的事物越是主动地承担责任，个人就越是自由，正如德国神学家朋霍费尔所言："责任和自由是对应的概念，责任事实上——虽然不是时间上——以自由为前提，而自由只能存在于责任之中。责任是唯独存在于上帝和邻舍的约束中的人的自由。"[2]不仅如此，即使政府和社会在健康方面所给予公民的约束和指导也必须根据个体的情况和需要，公民有义务且必须在社会和政府对公民的健康维护行动中起主导的和推动作用，"一个人无法把健康的身体转交给别人，也无法从别人那里得到它。只有通过自身的不懈努力，我们每一个人才能拥有健康的身体，如果我们自身不努力，保健从业人员最多只能防止疏忽、自我放任或求生意志薄弱对人们造成更严重的后果。"[3]所以从终极的意义上说，"每个人是其自身健康的适当监护者，不论是身体健康，或者是智力健康，或者是精神健康。若彼此容忍按照自己所认为的样子去生活，所获是要较多的"[4]。对现代人类社会生活中层出不穷的、诱惑着人们去过一种不健康的生活的强大力量说一声"不"，对存在着诸多问题和并不完善的医疗保障制度以及不公平的卫生资源分配体系保持始终的警惕和不断改进的意愿，这是人的真正尊严和自由的体现。选择或实践健康的生

---

[1] 丛亚丽. 公共卫生伦理框架初探. 中国医学人文评论，2008，2：54.
[2] 朋霍费尔. 伦理学. 胡其鼎，译. 上海：上海人民出版社，2007：206.
[3] 维克托·R·福克斯. 谁将生存？——健康、经济学和社会选择. 罗汉等译. 上海：上海人民出版社，2000：31.
[4] 约翰·密尔. 论自由. 许宝骙，译. 北京：商务印书馆，2004：4.

活不只是为了长寿，亦是人的自我价值实现。个体对健康的责任是人们对自由的选择，反之则使其失掉身体的自由。

第二节　卫生资源分配的伦理分析

案例 8-2

两次肝移植手术案例

患者傅某，2004 年 8 月 22 日突感右腹部疼痛，先后在北京多家医院就诊，被诊断为"原发性肝癌"。8 月 30 日，患者转入北京某医院，经检查最终被确诊为肝癌晚期，是由早年的肝炎逐渐发展为肝硬化，最后诱发为肝癌且门静脉血管受到侵犯。经征求患者及其家人意愿，医院决定对其实施原位肝移植手术，并迅速成立移植手术专家组。2004 年 9 月 4 日，患者在北京某医院接受了原位肝移植手术。术后病理证实：患者肝多灶性肝细胞肝癌，癌周围组织为肝炎后肝硬化。患者术后身体恢复较为顺利，并于 10 月 21 日康复出院。2005 年 4 月，在定期复查时发现肝内肿瘤复发。4 月 28 日，患者在天津某医院进行了第二次肝移植手术，医生称患者术后恢复顺利，移植肝功能正常。8 月 20 日，患者病情加重，入院抢救治疗。由于肿瘤广泛转移，各脏器功能都出现衰竭，虽经全力抢救，但由于患者身体虚弱、营养不良，病情继续恶化。8 月 30 日，患者因肺纵隔转移呼吸循环系统衰竭抢救无效去世。患者去世后，负责移植的专家组成员召开媒体见面会，解释患者所患肝癌为第四期肝细胞肝癌，一般平均生存期只有 3 至 6 个月。目前针对此病尚无有效救治方法，肝移植手术也无法达到根治目的，但可延长患者生命，提高生存质量。

问题与思考：

1．稀有医疗卫生资源分配的基本原则是什么？

2．医师在医疗资源分配中应该承担何种责任和角色？

卫生资源是指一个国家所有应用在卫生领域的物资、人员、设施、资金以及其他任何可以用来提供医疗保健服务的资源。一个国家和社会所能够支配卫生资源的多少，以及其进行分配的形式，不仅在一定程度上影响着其公民的健康状况和水平，决定其资源利用的效率，更对社会是否和谐发展起着决定性的作用。卫生资源的分配有宏观和微观之别，两者尽管存在着分配形式上的差异，但公正原则是无论哪种分配形式都应首先考虑和遵循的。

一、卫生资源的宏观分配：卫生保健制度体系

卫生资源的宏观分配是指由国家和政府或社会机构等组织主要通过卫生保健制度体系的方式将卫生资源进行分配的形式。

（一）卫生资源宏观分配的主要形式

目前世界上主要的卫生资源分配的制度形式，集中表现为医疗保障模式，主要有四种：国家、储蓄、社会和商业。采取国家（政府）医保模式的主要有英国、加拿大、澳大利亚、北欧国家。医保作为社会福利向全民提供，通过高税收方式筹资。个人看病不全免费，但免费程度

比较高。采取社会保险模式的主要是德国、日本。由雇主和雇员双方缴费，政府适当补贴，全社会共同分担风险，相对比较灵活；私人医疗保险模式，也称为商业保险模式的以美国为代表，主体是纯商业保险模式，私人保险占60%。特点是看病费用高，但是老年人、低收入人群、退伍军人等拥有国家特殊保障政策。储蓄型医疗保险模式的如新加坡。它是一种强制储蓄保险形式。通过国家立法，强制雇主和雇员双方缴费，然后以雇员的名义建立医疗保健储蓄账户，用以支付个人及家庭成员的医疗费用。除商业模式外的其他三种模式都由国家强制实施，都体现一定程度的国家责任，是突出大家共同分担疾病风险的社会机制，同时亦兼顾运用市场机制。

普遍待遇和国家救助是医疗保障制度的最主要特点，医疗费用主要由政府和社会筹集。前者对所有人给予相同的待遇，后者对收入低于一定水平者提供帮助，两者皆体现政府责任。以英国为例，其在基本制度即各项目的社会保障模式选择上也存在一定的差异：在工伤、失业方面采用的是社会保险方式，在老年、残疾、死亡方面兼采社会保险和国家救助方式，在医疗领域则是普遍待遇。这些差别反映了英国在社会保障各领域的价值趋向略有不同。在医疗和养老这两个主要项目上采用普遍福利和国家救助模式，体现了其注重发挥国家作用的倾向；在工伤、失业方面主要采用社会保险方式，在老年、残疾、死亡方面兼采社会保险，其在一定程度上除了依赖国家外，还希望发挥社会的作用。从主导制度和补充制度看，英国最重视国家功能的发挥，即国家的责任，同时也不忽视社会责任，但个人的责任和市场的力量很弱。

（二）卫生资源宏观分配的伦理原则

公正，即卫生资源的宏观分配中每个公民应被平等对待，这是医疗卫生资源分配的核心原则。不仅是福利国家的医疗保障制度，即使在几乎完全市场化的美国，卫生服务机构虽然以私立为主，但超过一半的医院是私立非营利机构且规模都相当大，其三分之二的医疗社会服务机构是私立非营利组织。美国的医疗保障制度，包括一些医疗照顾制度，如美国政府负担老人和穷人等特殊人群的医疗保障，大多数公民通过自愿参加商业性医疗保险获得卫生服务，体现了一定程度的人道主义倾向；但公平性明显不足，效率低下，使其作为当今世界的经济强国，因其是唯一没有全民社会健康保险的发达国家而备受学者和政治家的批评。面对此矛盾，克林顿政府曾尝试推出医疗制度改革，最引人注目的是"俄勒冈健康计划"，其目的是期望降低投入又扩大覆盖面，为所有美国人提供健康照顾服务，奥巴马政府也曾为此努力。这种趋势体现了美国政府开始强调国家对公民健康的责任，但其实施和推行受到来自各方面利益集团的不合作，结果均不了了之。目前的卫生保健制度——它们或即将建设或处于改革状态的——都存在一个普遍的现象是强调个人健康责任意识不足：公众过分依赖于医疗保险制度，忽视了权利和义务的对应关系，不知如何在自由、责任和控制之间寻求平衡。这其中唯一的例外是新加坡的医疗保障制度，它是以个人责任为基础，政府负担部分费用并严格控制医疗费用增长，以保证政府和个人能够负担的基本医疗服务体制。政府对全体国民的医疗服务给予较多的补贴，如补贴患者在国立诊所接受门诊服务的费用，补贴国立医院的低级病房，这些都直接照顾了低收入人群。但是在新加坡的医疗卫生保障体制下，虽然制度的设计强调、突出个人对其健康应负担的责任，但其中个体对健康责任的承担主要还是表现在物质方面的负担（自付费用等），而作为个体自主意识方面对健康的、积极的责任则同样表现出激励不明显的情况。

目前中国在医疗社会保障制度设计和建设的过程中，强调政府应当对公民的健康负更多责任的观点也比较强势。一种观点是基于市场调节医疗卫生服务具有一定局限性的角度，认为市场在医疗卫生服务的供求调节中是失灵的，不能实现公平和效率。这主要是由医疗卫生服务的特殊性（信息不对称、垄断等）决定的，美国就是典型的例子。另一种观点则从中国的社会传统分析起，认为"自秦以来，对中国传统制度起过深远影响的法家"所倡导的思想是"反福利主义"，提出"贫弱者，非侈即惰也"，救济他们就是"夺力俭而与侈惰"的理论，坚决反对扶贫济弱。这种法家思想对当代性的影响还有多大尚需求证。当前在医疗社会保障制度以及其他一切公共产品领域的建设中，其"核心问题在于强化政府责任的观点尤为盛行"。但是这两种观点都主要在健康是一种权利的观念的前提下、就医疗卫生服务提供的层面来讨论政府对公民健康的责任问题，而并非从健康作为人的生命正常状态发展的角度，从人们应当过一种健康生活的层面考虑现代社会中国家、社会与个人的健康责任公平的承担问题。

二、卫生资源的微观分配：以器官移植为例

卫生资源分配是资源在竞争的人群或程序之间的分配，其有三个不同的决策水平：首先是资源在医疗保健和其他社会需求之间的分配，其次是资源在医疗保健部门内的分配，最后是资源在个体患者之间的分配。当卫生资源以制度的形式进行分配时，并不考虑每一个个体的具体情况，而是将所有的个体一视同仁，属于宏观分配的范畴；而当医疗卫生资源在不同患者个体之间进行分配时，每个个体的情况成为资源分配必须考虑的因素，借此判断谁有获得资源的优先权，这种分配属于卫生资源微观分配的范畴。卫生资源微观分配的主体主要是医务人员，分配的形式常受到医务人员价值观念的影响，特别是在涉及稀有卫生资源分配时。

稀有卫生资源是指在一定的时期内，资源的数量是稀有和不足的，在分配时具有排他性，即一个人的获得使另一个人对该资源的享有成为不可能。曾有学者提出人们对健康服务的需求是无限的，从这个角度来说即使是最富裕的国家，将相对更多的财富投入医疗保健中，也面临着同样的短缺问题，"没有一个国家能够向其所有公民提供对他们有益的全部健康保险。资源必须经过配置。每一个社会都面临的一个挑战就是如何尽可能公平地分配这些资源，并使它们发挥尽可能大的效用"[1]。但稀有卫生资源的概念并非意指于此，而是在一定时期内通过增加人力和财力无法解决的问题，在世界范围内似乎都难以分配的最突出的稀有医疗资源就是器官移植领域的供体器官的分配问题。

器官移植（organ transplant）技术自 1967 年 12 月 4 日因首例心脏移植手术而成为世界各大报纸的新闻头条以来，即迎来了该技术研究与应用的快速发展期。"外科技术的发展，器官保存技术的提高以及新的免疫抑制性药物的出现，已经使器官移植成为一种标准的外科治疗手段。"[2] 从全世界范围看，器官移植的手术数量逐年增加，但与此相应的是供体器官的严重不足，对器官的需求远远超过了供应，供体器官成为稀有的医疗资源，面临着如何分配的问题。与其他稀有医疗资源的分配不同，供体器官如何分配是直接决定哪个患者能够有机会接受移植继而活下去的问题。美国学者乔治·J·安纳斯概括了目前在分配稀有医疗资源时的四种方法：①市场的方法：即通过支付能力来筛选出优先者，支付能力强的人优先获得。这种方法引来许多谴责，因为其导致了不公平，使器官移植技术沦为只为富人服务的技术。②选择委员会的方法：类似法庭上的陪审团或伦理委员会，由其将应该优先获得稀有医疗资源的人筛选出来。在透析医疗服务的提供还处于稀有资源的阶段，美国华盛顿州的西雅图就成立过这样的选择委员会，来匿名决定谁有权利可以优先获得透析治疗。目前在有些国家器官移植技术的实施也要经过伦理委员会审查，虽然其主要任务已不是决定供体器官获得的优先权。但是委员会的成员也是没有明确的分配标准并存在个人偏见的，并不能成为一种公正的分配稀有资源的有效方式。③抽签的方法：该方法将获得资源的优先权甄别的问题交给了运气，尽管所有的人都被平等地对待，但它是一种随机的并不包含道德成分的策略，而且可能导致资源的浪费。④按惯例的方法：即医务人员按照既往在类似问题上的处置方式来判断和选择谁有优先权，类似于医师行业的潜规则。惯例方法依赖于医师团体或个人的价值标准，并且是非公开的，其公正和合理性是

[1] 维克托·R·福克斯. 谁将生存？——健康、经济学和社会选择. 罗汉等译. 上海：上海人民出版社，2000：1.
[2] 罗纳德. 蒙森. 干预与反思：医学伦理学基本问题. 林侠，译. 北京：首都师范大学出版社. 2010：1143.

值得怀疑的，至少是缺乏共识性的。鉴于每一种方法都有一定程度的缺陷，乔治·J·安纳斯建议，"因为候选者都想要移植，并且从移植中得到明显改善，第一阶段的筛选过程应只取决于客观的医学标准，而不受社会价值因素的影响[1]。"从目前的医疗实践来看，可以说绝大多数的国家和移植医师基本上在进行移植时都是将客观的医学标准作为筛选移植受体的首选衡量尺度，几乎很少有医师会给不符合医学标准的受者进行移植。但问题是由于供体的严重稀缺，在第一阶段的筛选之后，依然面临着需要再度筛选优先者的问题。在器官移植系统中排队的先后往往是判断此时谁更有优先权的一个标准，其在一定程度上被认为是当下人们能够普遍接受的较公平的标准。但由于目前器官移植费用非常昂贵，而很少有国家的医疗保障制度能够完全承担该费用，所以导致一些经济能力低下的人可能根本就放弃了排队的机会，所以其公平性也是相对的。

鉴于器官供体的短缺是几乎所有国家的共有问题，一些发达国家的需要移植的公民选择了器官移植旅游的方式。器官移植旅游是指等待器官时间较长国家的公民，前往器官等待时间相对较短、手术费用相对较低的国家接受器官移植。这种与支付能力较弱的国家的患者争夺器官资源的行为，违背了世界卫生组织所倡导的伦理准则和国际惯例。器官移植旅游在一定程度上使人们对这项技术的获得沦为对支付能力的考验和衡量。

对稀有资源的分配是否应该最终演变成依据人们的能力大小来分配？在人们社会生活的许多领域我们确实看到过这样的事实，但是对于稀有供体器官的如此分配，人们或多或少感到了其不合理性，因为供体器官就其来源来说是"公共财产"——主要是由公民捐赠而来——其分配首先应该遵循公平、公正的原则。而目前的困境是在确立这个公平、公正的原则上还无法达成共识，这既有人们认识的局限，也有器官移植技术自身应用的特质。从长远来看，此问题的解决最终来说要依赖于供体器官的增加措施的实现和需求的减少。器官移植技术的出现、应用和供体分配困境应该引发人们更深远的思考：是否一切人类疾病都应该被治愈，而不管使用何种手段。器官移植技术的发展暗示他人存在变成治愈疾病的药物的可能性，这究竟是提升了人的价值还是贬低了人的价值，这是值得人们思考的问题。古希腊哲学家柏拉图在《高尔吉亚篇》中提到苏格拉底曾比较两种人生：一种人把全部生命都投入到防止痛苦和死亡中，而另一种人则把生命投入到防止不公正的行为。苏格拉底说前一种人生是完全自我毁灭性的，会破坏其自身灵魂的完整性，也会让他失去友谊和自由。英国作家 J.K. 罗琳对此做了形象的补充，她在《哈利·波特》中借邓布利多之口对伏地魔说："你最大的弱点就是不能理解有比死亡更坏的事情。比死亡更坏的事情，就是完全沉迷于主宰一切的欲望中。"[2] 器官移植技术的应用为现代社会提供了重新反思人类自身生存最基本问题的契机，而非只是稀有资源分配的问题。

第三节　相关问题与冲突的规范性指南

一、健康权利与责任及卫生资源宏观分配的法律规范

自世界卫生组织于 1948 年提出健康权的概念以来，同年由联合国第 217A（Ⅱ）号决议通过并颁布的《世界人权宣言》，其中第 25 条中提出："人人有权享受为维持他本人或家属的健康和福利所需的生活水准，包括食物、衣着、住房、医疗和必要的社会服务。在遭到失业、疾病、残疾、丧偶、衰老或在其他不能控制的情况下丧失谋生能力时，享有保障，母亲和儿童有权享

---

[1] 罗纳德．蒙森．干预与反思：医学伦理学基本问题．林侠，译．北京：首都师范大学出版社．2010：1211.
[2] 薛巍．哈利·波特的哲学世界．三联生活周刊．2010（49）：150-151.

受特别照顾和协助"；1976 年生效的联合国《经济、社会和文化权利国际公约》中第 12 条提出：
"人人有权享有能达到的最高的体质和心理健康的标准"，该公约明确要求缔约国采取步骤以实
现公民的健康权。《欧洲社会宪章》及《欧洲人权公约》也对健康权利给予了确认，在《欧洲社
会宪章》（修订版）第 I 部分中规定："每个人有权享受任何使他能够获得最佳健康水准的措施"，
第 II 部分中规定："缔约国必须直接或者通过与公共组织或私人组织合作来消除不健康的根源；
尽可能地防止流行病、地方病以及其他疾病；缔约国还必须保证社会和医疗援助的权利。"[1]

　　这些有关人权的国家或地区公约所提出的有关健康权的要求并不是最低的，甚至于有些是
过于理想化的，但其确实影响和推动了许多国家和政府在实现公民健康权利方面的制度建设。
政府对公共健康的责任明显增强，无论是出于主动还是被动，其在环境改善（自然环境、生活
环境等）、健康促进（健康教育、政策制定等）、医疗卫生服务的供给（人力、物力资源）等
方面都有不同程度的提升。保障公民健康的权利被写进国家的法律中，我国《宪法》第 45 条
明确写道："中华人民共和国公民在年老、疾病或者丧失劳动能力的情况下，有从国家和社会
获得物质帮助的权利。国家发展为公民享受这些权利所需要的社会保险、社会救济和医疗卫生
事业。"或者制定专门的健康法案，对有关公民健康保障方面的各类问题进行详细的规定，绝
大多数的健康法案基本上都包含公民医疗保障体系、医疗服务体系、药品供应保障体系和筹资
机制体系等部分，基本涵盖公民享受医疗服务的形式、支付费用的方式、可享有服务的内容、
类型、范围或限制性条件、医疗服务提供者的权利与义务、药品的供给形式与管理、医疗服务
价格的确定和支付以及医药费用的控制等。

　　健康法案既是保障公民健康权利的法律制度，也是卫生资源宏观分配的主要形式。目前
从世界范围来看有四种类型的公共健康医疗保障或保险形式：国家型医疗保障制度（英国、加
拿大等）、社会性医疗保障制度（德国等）、储蓄型医疗保障制度（新加坡）和商业型医疗保
险制度（美国）。德国是最早建立公民健康保障法规的国家，1883 年的俾斯麦政府通过了《健
康保险法》，为中低收入阶层提供基本的健康保险。之后健康保险的覆盖范围不断扩大，最后
涵盖几乎所有居住在德国的人都能获得高质量的全面医疗保健。德国的健康保险由《基本法》
（宪法）和其他专业法规保障实现：如为控制医疗成本，1977 年通过了《医疗保险成本控制
法》；1989 年颁布《医疗保健改革法》和 1993 年实行《医疗保健结构改革法》，以重组疾病基
金并控制药物费用和预期的医院付款的措施，＝克服普遍存在的门诊医疗和医院护理之间的分
离问题。英国在 1911 年通过了《国民保险法》，在此基础上于 1945 年开始筹建国民健康服务
体系，1946 年颁布法案，1948 年正式建成，确立了世界上最早的全民免费的三级医疗保障服
务体系。1956 年新西兰政府颁行本国的《健康法案》（Health Act 1956），紧随其后的是加拿大
政府，1947 年该国的萨斯喀彻温省率先在建立了覆盖医院服务的政府医疗保障计划，其他一
些省份也相继跟进实施了类似的健康保障计划。1984 年，加拿大联邦政府通过《加拿大健康
法案》（Canada Health Act），确立为加拿大永久居民或公民享受全民免费医疗的法律依据。之
后的半个世纪里，几乎所有的发达国家都确立了本国的健康保障或保险体系。

　　进入 21 世纪，一些发展中国家也开始了公民健康保障的法规建设，2004 年南非颁布《国
家健康法案》（National Health Act），2017 年肯尼亚政府出台本国的《健康法案》（The Health
Act）。2019 年 12 月 28 日我国第十三届全国人民代表大会常务委员会第十五次会议通过《中华
人民共和国基本医疗卫生与健康促进法》，该法被看作我国第一部卫生健康法，其顺应时代的要
求和国际健康权利保障的大趋势，提出健全全方位、全周期医疗卫生服务的概念，规定各级各
类医疗卫生机构分工合作，为公民提供预防、保健、治疗、护理、康复、安宁疗护等医疗卫

[1] 夏立安. 健康与人权. 斯科特·伯里斯，申卫星主编. 中国卫生法前沿问题研究. 北京：北京大学出版社. 2005：369.

生服务。该法律的实施也必将影响我国卫生资源的分配，重新建构各方在健康维护中的责任和权利。

二、卫生资源微观分配：器官移植技术相关法律规范

随着器官移植技术的发展，移植手术的日臻完善，围绕器官供体的获得、分配等问题需要完善的法律规定来约束和指导，目前世界上的许多国家制定了与器官移植开展和应用的相关法案。角膜移植是移植法律最早涉足的领域，20 世纪 50、60 年代美国的一些州和日本开始对角膜移植进行立法。1958 年日本制定了"关于角膜移植的法律"，该法在 11 年后废止，并于 1997 年被《器官移植法》取代。日本的《器官移植法》由于对器官供体获得的条件管制较为严格，加之传统观念限制，供体稀少、开展的器官移植手术较少，导致一些患者选择赴国外接受移植，因此而备受指责。2009 年日本立法机关对相关法律再次进行修改，放宽了器官捐赠的条件，明确了未满 15 岁儿童经家属书面同意也可以捐赠器官等情形。1968 年，美国联邦政府制定《统一尸体提供法》，规定了尸体或器官自愿捐献的制度。1984 年美国公共卫生服务部下属机构通过了经过修订的《1984 年国家器官移植法》，确立了器官移植供体收集和受体移植的网络体系，明确了禁止器官买卖的基本原则。在英国，其有关器官移植的法律有两个，1961 年制定的《人体组织法案》和 1989 年制定的《人体器官移植法案》，前者主要规定了器官的捐赠或获得方式，后者明确了禁止买卖器官原则。英国还专门成立收集、分配、运输和组织移植的机构。其他如丹麦、德国、法国、新加坡和西班牙等国家都制定了与器官移植相关的法案，法案的名称也大同小异。其中西班牙 1979 年通过《器官移植法》，并通过行政命令规范器官的获取和移植，其特殊之处是在器官捐献的规定上率先实行推定同意制度，即如果公民在生前没有表明拒绝捐献器官，当其去世时医务人员可以立即摘取器官。该制度的推行使西班牙成为世界上公民捐献率最高的国家。

我国器官移植的发展开始于 20 世纪 70 年代，有关器官移植的立法始于 2006 年的《人体器官移植技术临床应用管理暂行规定》，该规定主要是规范从事器官移植的医疗机构及移植医师的行为，如确保捐赠者的自愿知情同意、必须在三甲医院开展、不准买卖器官等。2007 年 3 月，国务院颁布《人体器官移植条例》，从此我国的器官移植开始步入法治化轨道。该《条例》明确了尊重人体器官捐献人自愿的原则，严禁人体器官买卖，以及申请人体器官移植手术患者的排序原则，同时规范医疗机构和医务人员在人体器官摘取、植入等环节的行为。从 2010 年开始国家启动了公民捐献系统，2013 年国家卫计委出台《人体捐献器官获取与分配管理规定（试行）》，明确了捐献器官的获取、分配以及监督管理细则。

器官移植的手术费用不断攀升，患者自费负担比例较高，给接受移植的患者及其家庭带来了极大的经济困难。2007 年后北京市的医保机构开始为移植患者报销每年 2 万元的治疗费用，2010 年 9 月和 2011 年 7 月，肝移植的抗排异、抗病毒治疗也先后相继纳入北京医保"特种病"的报销范围。但并不是所有地区的患者都能够享有这样的福利，特别是在经济不发达地区。

思考题

1. 如何理解健康权的概念？健康权利和健康责任之间的关系是怎样的？

2. 不同国家的医疗保障或保险制度之间有何区别？你认为决定某个国家在选择何种保障或保险制度类型时核心基础是什么？

3. 你认为在分配稀有卫生资源如器官供体的问题上应该遵循何种标准？为什么？

延伸阅读

1．Norman Daniels，Just Health Care，Cambridge University Press：1985．

诺曼·丹尼尔斯是约翰·罗尔斯（John Rawls）的学生，是医疗公正问题研究领域的著名学者。该书（国内多译为《医疗公正论》）是他将罗尔斯的公正理论引入医疗卫生资源分配领域的经典作品之一。医疗服务应如何在社会内分配？谁应该付钱？是将大量资金用于尖端医疗技术和昂贵的业务，还是将资源用于成本较低的预防措施？如何分配医疗资源才是正确的？这些是本书重点讨论的问题。丹尼尔斯以罗尔斯的正义论为理论基石，从宏观和微观角度对影响医疗公正的一系列问题作了阐述和论证，提出了自己的医疗公正论思想。

2．三篇与器官移植有关的文献

（1）[美]罗伯特·西尔弗伯格/著，李自修译，身陷器官征募的困境

https：//www．fox2008．cn/Article/2011/20110424002442_59080．html．

（2）余成普，器官移植病人的后移植生活：一项身体研究，开放时代，2011（11）．

（3）余成普，袁栩，李鹏．生命的礼物——器官捐赠中的身体让渡、分配与回馈．社会学研究，2014（3）．

上述三篇文献是与器官移植有关的，第一篇为科幻小说，第二、三篇为社会学研究，阅读这三篇文献可对器官移植技术之外更多的问题有更深入的了解，在此基础上再思考稀有器官分配的问题可能会有不一样的视角。

3．维克托·R·福克斯著，谁将生存？——健康、经济学和社会选择．罗汉等译．上海：上海人民出版社，2000．

维克托·R·福克斯是斯坦福大学的小亨利·J·凯泽荣誉退休教授，曾在该校的经济学系和医学院的健康研究与政策系任经济学教授。该书于1974年第一次出版，1982年出版了平装本。福克斯教授长期致力于医疗经济学的研究，本书简明扼要地总结了既往在医疗和卫生政策方面的重大变化，对美国及其他国家的卫生政策进行了评论，解释了为什么卫生支出增长如此之快，为什么美国卫生支出比其他国家大得多，以及医生为实行具有成本效益的药物而需要什么。本书对研读经济学、其他社会和行为科学、医学、公共卫生、法律、商业、公共政策和其他领域学生的学习均有帮助。

4．中华人民共和国基本医疗卫生与健康促进法

http：//www．gov．cn/xinwen/2019-12/29/content_5464861．html．

这是我国第一部被称为"健康宪法"的法律文件，其在法律层面上明确提出健康是人的基本权益，以法律的形式对保障国民基本医疗卫生与健康促进的各个方面都做了详细规定，是一部内涵丰富且具有操作性的法律，对推进健康中国建设具有重要意义。读者可以通过对法律文本的阅读比较我国在保障公民健康权利方面所做出的变革，也可以与其他国家的健康法案进行比较研究。

（尹秀云）

第九章

临床伦理咨询

【引言】

　　尽管医学技术的革新使医者增添了诊治患者的能力，给患者生命延续、健康恢复带来福音，但也产生了令医患困惑的临床伦理问题。例如，应当终止还是继续生命终末期患者的医学技术干预？应当如何判定患者的最佳利益？这些问题突显了技术与人文之间的张力，杂糅着理智与情感之间的纠结，常常令医患不知所措。为此，医疗机构应开展临床伦理咨询，以集体智慧为医患提供伦理支持服务。

知识要点 ···

　　临床伦理咨询的含义
　　不同临床伦理咨询方式的特点与局限
　　临床伦理咨询的主要程序及其伦理问题

···

第一节　临床伦理咨询概述

案例 9-1 ——————————————————————

开启临床伦理咨询的美国"昆兰案"

　　1975 年，卡伦·安·昆兰成为昏迷患者，靠呼吸机和静脉点滴维持生命。作为她的监护人，她的父亲提出撤除一切治疗，包括呼吸机和其他生命维持装置。新泽西州的高等法院法官驳回了他的要求，认为这破坏了生命的权利，而州最高法院后来推翻了高等法院的裁决，同意昆兰的父亲和医生一起撤除昆兰的呼吸机和一切治疗。州最高法院曾判决卡伦的家属和医生应该向一个伦理委员会（当时法官并不清楚大多数医院尚无该组织）咨询，以决定是否撤销她的生命维持装置；建议每家医院建立一个由医生、社工、律师和神学家组成的伦理委员会，以审查每个伦理难题，为患者和医护人员提供帮助和保障[1]。

　　问题与思考：

　　1. 为什么应该由医院伦理委员会决定是否撤除昆兰的生命维持装置？
　　2. 医院伦理委员会应该如何帮助医生和昆兰父亲做出临床决策？

---

[1] Mccarrick PM，Ethics Committees in Hospitals，Kennedy Institute of Ethics Journal，1992，2（3）：285-306.

一、临床伦理咨询的诞生与发展

20 世纪 60 年代以来，医学技术的进步在提高临床诊疗能力的同时，也增加了技术的扩张性与干预的有效性之间的张力；患者权利运动的兴起在增强其自主权利意识的同时，也日益突显医疗资源的有限性与患者需求的无限性之间的张力。这些临床伦理问题复杂且棘手，令医患左右为难、不知所措。为此，临床伦理咨询应运而生。美国是世界上首先提出并建立医院伦理委员会和开展临床伦理咨询的国家，也是至今在理论建构与实践发展上相对成熟的国家。

1962 年，美国华盛顿州西雅图市的瑞典医院因肾透析器械数量有限，无法满足所有肾衰患者的透析需求，面临如何在所有想要透析的患者中公平地分配有限器械的伦理难题。为此，瑞典医院成立了两个委员会，一个是医疗委员会，负责在所有想要做肾透析的患者中挑选有资格做肾透析的患者，另一个是非医疗委员会（相当于伦理委员会），负责在有资格做肾透析的患者中挑选实际接受肾透析的患者。这就是医院伦理委员会的早期雏形。非医疗委员会主要由非医务人员组成，包括一名律师、一名牧师、一名家庭妇女、一名银行家、一名工头和两名医师组成。[1] 作为医院伦理委员会的先驱，非医疗委员会的成员构成兼顾多样性，避免偏见，为美国医院伦理委员会的构成奠定了基础。

1976 年，美国新泽西州"昆兰（Karen Ann Quinlan）案"的判例，将医院伦理委员会和伦理支持服务带入人们的视野，引起政府、医院和公众的关注。20 世纪 80 年代初，有关大脑严重创伤患者（包括婴儿）的法律案件（如 1982 年"婴儿 Doe"[2] 案件）促使联邦政府制定规范，以防止身心残障人士受到歧视与差别对待。1983 年，专门负责医学、生物医学及行为学研究中的伦理问题的美国总统委员会，在其报告中建议医院设置跨学科的委员会，其功能概括为三个方面，即伦理咨询、伦理教育、制定规范与审查。1985 年，美国医学会的司法委员会出版了《医院伦理委员会指南》[3]，为美国医院未来的医院伦理委员会的建设与发展奠定了国家层面的规范基础。自此，各州也陆续为医院伦理委员会的临床诞生提供制度与规范支持。1992 年，美国医疗机构评审联合委员会（JCAHO）要求医疗机构必须建立一种能够教育临床利益相关者和解决临床伦理困惑的机制，但未作强制要求。[4] 1995 年，在 JCAHO 的积极推动下，机构评审手册中明确规定医疗机构必须建立能有效解决有关患者疗护的伦理问题的机制。[5] 为了获得 JCAHO 的医院审批资质和医保覆盖机构资质，大多数医院选择建立伦理委员会或伦理咨询服务部门，以达到 JCAHO 的要求。

1998 年，美国生命伦理与人文学会（American Society for Bioethics and Humanities，ASBH）特别小组的《临床伦理咨询核心胜任力》报告，提出临床伦理咨询的概念、内容和方法。2009 年，ASBH 制定《教育指南》（Education Guide），作为指导教育培训、发展一对一咨询和小组咨询等自学项目的重要工具，以完善临床伦理咨询的知识和技能。为了缩小不同伦理委员会的临床伦理咨询效果的差异、提升咨询质量，2011 年，ASBH 新修订的《临床伦理咨询核心胜任力》报告提出临床伦理咨询的过程标准，内容涉及伦理委员的作用、职责和行为标准。2013 年底，临床伦理咨询作为一个专业在美国诞生[6]。临床伦理咨询专业身份和地位的确立为规范

[1] 张雪，尹梅著. 伦理审查委员会——理论研究及实践探索. 北京：高等教育出版社，2016：4.

[2] 1982 年，Baby Doe 出生被诊断为唐氏综合征伴气管食管瘘，手术修补比较简单，然而，Doe 的父母决定不手术，医生上诉法院，印第安纳州最高法院批准了父母的决定。之后第六天，Doe 死于饥饿。

[3] AMA Judicial Council. Guidelines for ethics committees in health care institutions. Journal of American Medical Association, 1985，vol. 253，2698-2699.

[4] The Joint Commission. Joint Commission requirements. http://www.jointcommission.org/standards_information/tjc_requirements.aspx（accessed 16 May 2014）.

[5] The Joint Commission. Section RI.l，Comprehensive Accreditation Manual for Hospitals，1995.

[6] Jeffrey P. Spike，The Birth of Clinical Ethics Consultation as a Profession，American Journal of Bioethics，January，2014，vol. 14, no. 1，20-22.

化培养具有胜任力的临床伦理咨询师奠定了重要基础，同时也表明伦理咨询实践价值已被社会认可与接受，这有利于伦理咨询的持续发展与完善。

　　临床伦理咨询对医患关系的调节作用得到医患和医院管理者的认可，是其他部门不可替代的。2007 年，艾伦·福克斯（Ellen Fox）等对美国临床伦理咨询的调查研究显示：美国有400 张床位以上的医院、联邦政府医院或属于美国教学医院委员会成员的医院，100% 都开展了临床伦理咨询服务，在全美超过 81% 的医院提供某种临床伦理咨询服务；2006 年，大概有29000 人花费约 314000 小时提供临床伦理咨询服务 [1]。

　　医院伦理委员会在应对临床实践伦理问题上从探索到尝试，逐步走向成熟，已成为医院进行伦理决策的主要机构，临床伦理咨询发挥着应对临床伦理问题的重要作用。20 世纪 90 年代，美国的临床伦理支持服务模式已逐渐延伸到北美地区和部分欧洲国家（荷兰、英国、德国、挪威等），他们相继建立医院伦理委员会并提供临床伦理咨询服务 [2]。在同一时期，我国一些三甲医院相继建立医院伦理委员会。不过，目前医院伦理委员会的职能主要集中在生物医学研究和新技术临床应用的伦理审查上，对日常临床实践伦理问题的咨询功能相比伦理委员会建立初期的设想明显滞后。目前，仅在北京、上海、南京、广州、沈阳等城市有零星伦理委员会自发开展非体制化的临床伦理咨询。究其原因，在于我国目前尚未建立统一的临床伦理咨询机制或制度，亦缺乏解决日常临床伦理问题的相关伦理规范和法律法规。可见，我国临床伦理咨询的建设尚待政府、行业协会以及医疗机构的共识与协作。

二、临床伦理咨询的内涵与意义

　　临床伦理咨询（clinical or health care ethics consultation）又称临床伦理支持服务（clinical ethics support services），是一种应对关乎患者疗护的伦理问题的临床机制。狭义的临床伦理咨询是指临床案例伦理咨询，即为临床医护人员、患者及其家属或其他相关人员提供伦理建议与帮助，调节与疏解临床道德冲突；广义含义还包括临床管理伦理咨询，即为医疗机构制定政策和制度规范提供伦理学的智力支持，为医护人员和患者开展生命伦理学教育，以及通过临床案例伦理咨询，总结归纳伦理问题的应对策略，帮助医疗机构制定相应的规范 [3]。

　　临床伦理咨询的直接或首要目的是通过鉴别临床案例中负载价值的伦理问题，分析伦理困惑背后的原因，理清并调节价值冲突，提出解决问题的建议或者调节各方达成对解决方案的共识，以帮助医患解决临床决策难题，疏解他们的伦理困惑。基于此，临床伦理咨询主要应对临床伦理问题，即临床诊疗实践中具体的、有争议的道德问题。1998 年，ASBH 在《临床伦理咨询的核心胜任力》报告中提出临床伦理咨询是由个人或群体提供的服务，以帮助患者或及其家属或其代理人、医护人员或其他相关人员解决在患者疗护中产生的关乎价值的不确定性或冲突的道德难题 [4]。主要道德难题包括：医疗决策利弊权衡的不确定性问题，特别是缺乏自主性的患者；不同文化观念或宗教信仰的价值冲突问题；医患之间或患方之间对于开始治疗、继续或终止医疗干预的决定分歧问题，如气管插管、下鼻饲管等决定；医疗决定受外在道德压力影响的问题；复杂的医疗环境（医疗卫生体制、经济制度、卫生法规、公众舆论等）引发的伦理问题等。

　　正如马克·西格勒（Mark Siegler）在其对芝加哥大学三十年工作经验的总结中所强调的，

[1] Ellen Fox，Sarah Myers，and Robert A. Pearlman，Ethics Consultation in United States Hospitals：A National Survey，*American Journal of Bioethics*，2007，7（2）：13-15.

[2] Anne Slowther，Carolyn Johnston, and et al.，*A Practical Guide for Clinical Ethics Support*，The Ethox Centre，University of Oxford，2004，A1.

[3] 梁立智. 临床伦理咨询中共同协商决策的伦理问题研究. 医学与哲学，2019，40（21）：32-36.

[4] American Society for Bioethics and Humanities，*Core Competencies for Health Care Consultation*，Glenview，IL，1998.

医疗机构的临床伦理咨询机制不应仅局限在临床伦理咨询工作上，而应在日常临床工作中把伦理理念融入和体现在临床实践中，使其成为医疗服务质量的一个要素，以融洽医患关系、护患关系，实现提高医疗服务质量为终极目标[1]。临床伦理咨询在解决临床决策的道德难题中，亦实现了其间接目的。首先，伦理委员与案例相关主体分别交流，倾听他们的意见和观点，关注其需求和利益，满足了各方被尊重、被关心的心理与精神需求，为他们提供寻求帮助、疏解困惑的平等机会。其次，伦理委员组织相关主体的共同交流、商讨解决伦理难题的道德共识，这为身处伦理困惑的各方搭建了一个平等交流的沟通平台，帮助各方突破了因价值冲突而无法逾越的沟通瓶颈，同时也为各方了解彼此价值诉求提供了增进认识与理解的沟通机会。最后，伦理委员通过分别讨论和集体讨论，指出各方观点中难以逻辑自洽的问题，引导他们用业已达成共识的伦理学理论和方法去分析临床道德主体的思想和行为，通过辨析与反思伦理问题的方法对各方进行生命伦理学教育，引导他们学习和思考临床伦理问题，增强对未来临床伦理难题的认知与应对能力，以减少未来的伦理困惑。

可以说，临床伦理咨询不仅提升临床服务质量和效果，还有利于化解诊疗决策中的医患矛盾，帮助医院减少可避免的医疗诉讼案件发生。当然，临床伦理咨询与其他化解医患矛盾的调节机制不同，具体表现为以下三方面。一是，事先防范医患冲突或纠纷，即伦理委员会不是在患者投诉或医患纠纷发生时进行调节，而是在此之前进行干预、预防；二是，多学科专家合力会诊，即由医学、伦理学、法学、心理学等多学科专家发挥各自的专业特点和伦理智慧，合力疏解医患价值冲突问题；三是，应对负载价值问题的医患矛盾，即解决医疗行为应该做什么或怎么做的价值问题，提供临床决策的咨询建议[2]。

在临床伦理咨询结束后，伦理委员通过记录和整理案例咨询过程，总结伦理问题，可以为医院管理者制定或完善临床管理制度和实践指南提供有益的建议，以规范医务人员的未来临床行为，指导未来临床伦理问题的调解。

总之，临床伦理咨询具有积极的实践意义，不仅为医患提供咨询服务和解决问题，还为医务人员进行临床伦理方面的继续教育以及为医院制定或修改相关政策。它通过搭建一个伦理讨论的平台，进行伦理辨析，有利于将伦理考量融入临床实践，避免医务人员仅重视技术规范而忽略伦理规范和道德标准；有利于帮助各方在一个尊重参与者价值观与偏好的氛围中形成共识，解决伦理冲突；有利于教育医务人员增强伦理意识和分析解决伦理问题的能力，以应对当下和未来的伦理问题。

第二节　临床伦理咨询的方式

在伦理支持服务诞生初期，欧美国家多采用全体伦理委员会议咨询方式，但随着伦理咨询的发展，特别是伦理培训的增加，能够胜任伦理咨询的专家数量增加，逐渐发展出小组和个人咨询方式。这三种形式的划分依据主要是提供咨询服务的人数。

一、个人咨询

个人咨询（individual consultant）是由一个咨询委员或咨询师实施整个咨询步骤。实际上，这种模式在美国比较常见，有的医疗机构聘请专业咨询师提供个人咨询，他们通常具有哲学、神学、法律、医学或护理学等一个或多个专业背景，经过临床伦理咨询的专门培训，获得资质

---

[1] Mark Siegler, Clinical Medical Ethics: Its history and contribute to American Medicine, The Journal of Clinical Ethics, Spring 2019, Vol.30.

[2] 梁立智. 临床伦理咨询对医患关系的调节作用. 中国医学伦理学，2017，30（11）：1343-1347.

证明。

　　这种方式的优点是及时、高效且节约资源。整个咨询过程全由一人负责组织、安排，能够在尽可能短的时间内回应申请者的伦理困惑，避免与其他委员约定统一时间的繁琐，减少了分工的麻烦和复杂性，避免多人参与可能产生的杂乱无章问题，令信息收集更有效率。不必召集许多咨询委员参加讨论，节省了人力成本，也节约了咨询委员的时间和精力。另外，在与案例相关主体访谈时，这种一对一的访谈因其人际关系简单性和紧密性，以及交往空间的相对独立性，有利于咨询委员与被访者建立一种轻松、友好的关系，被访者的压力感比较小。

　　不过，这种方式也存在咨询效果可靠性的问题。临床案例道德冲突的复杂性往往超乎意料，咨询委员能否仅凭一己之力即胜任不免令人担忧或质疑。个体咨询方式的反对者朱迪丝·罗斯（Judith Ross）认为"有比效率更值得考虑的问题"，担心个体咨询方式具有"反民主"的潜在威胁[1]。这种反对观点的本质在于对个人胜任力的质疑，认为一个人不可能在提供咨询建议时毫无偏见，不可能没有能力不足的盲区，个人单独实施伦理咨询失去了多人参与的视角和价值观的多样性。另外，在伦理咨询之后，个人又对自己的咨询过程实施评估，也可能存在主观偏见和不公正的问题，即不能正确认识和真诚指出自己的错误或问题。这种质疑具有合理性，不过，质疑的绝对性又令人难以接受，因为我们大多数人都相信，确实存在能力超强的人，可以应对一切复杂的伦理难题，也确实存在坚持公正原则的人。

　　实际上，对于上述质疑与担忧，可以通过把个体咨询与全体伦理委员会议相结合的策略，加以消除与弥补。由伦理委员会为个人咨询遇到困难时提供后援，在一定程度上可以保障临床伦理咨询效果，增强个人在咨询过程中的自信心；与此同时，加强伦理委员会对个体咨询的监督，避免伦理咨询建议陷入个人偏见，增强伦理委员会的组织责任感。

　　总之，个人咨询在应对亟待解决的临床案例时，具有其他方式无法比拟的及时与高效优势，当然也存在可靠性不确定的风险。不过，医院伦理委员会应根据自身咨询委员或咨询师的胜任力情况开展个人咨询方式，并且要求他们在每次咨询后向伦理委员会提交咨询报告，接受监督与评估，从而尽可能提升个人咨询方式的可靠性。

二、小组咨询

　　小组咨询（small-group consultation）是通常由 2 ～ 4 人组成的团队共同提供咨询服务，适用于频繁为案例提供集体伦理咨询的情况。小组成员应来自不同的专业背景，包括临床医学和非临床医学学科，且具有相对广泛的代表性，如 1 名医生、1 名生命伦理学家和 1 名律师组成的 3 人小组，能够保证学科背景构成的多样性和咨询建议的多学科视角。这种方式讨论的案例可以在每次常规的临床伦理委员会会议中由委员会讨论，或者向委员会公布结果。小组是医院伦理委员会的一部分，相当于伦理委员会的分支，不过其成员也可能包含其他非伦理委员的成员，如美国聘请的伦理咨询师。一个伦理委员会应设立多个咨询小组，以便及时应对临床伦理咨询申请。通常情况下，小组间的医学专业背景可能不尽相同，以满足不同临床专业的咨询需求。

　　小组咨询的优缺点介于个人咨询和全体伦理委员会咨询之间。首先，在对临床伦理咨询申请反应的及时、高效方面，通过一个讯息召集 2 ～ 4 人显然比一个人困难得多，但比召集全体咨询委员明显容易，能够针对紧急的伦理咨询申请作出及时回应，特别是亟待做出临床决策且个人咨询难以胜任的伦理难题案例。其次，在咨询过程中主体间关系上，2 ～ 4 人确实很难与被访者建立一对一的友好访谈关系，但对被访者的访谈压力感肯定比全体伦理委员会形式的咨询小，还可以减轻每个组员在实施咨询过程中的压力感。不过，小组成员之间也会因不同身份

1 Ross J. W.，Case consultation：The committee or the clinical consultant？HEC Forum，1990，2（5）：289-298.

或专业背景而限制不同意见的自由表达，影响因素包括年龄、临床工作年限、部门领导、伦理辩护的能力和个性等，这些都可能导致小组成员无法达成力量均势。[1] 最后，在咨询的可靠性上，小组咨询的优势是以最少的人力成本保证咨询效果的可靠性，作为一种团队合作模式，组员间相互交流、研讨，最终制定一个审慎周到的咨询建议，可以避免个人主观偏见或疏忽大意，更能体现咨询讨论中价值观的多样性，知识和技能总和的可靠性方面可能胜过个人咨询。当然，如果小组成员的构成具有局限性，有可能导致观点范围的狭窄。

所以，为了增加咨询效果的可靠性，咨询小组应在伦理委员会的监督和指导下工作，在小组内经讨论仍意见不一致时，应立即向伦理委员会申请帮助。

三、全体伦理委员咨询

全体伦理委员咨询（full ethics committee consaltation）是指全体伦理委员参加的伦理咨询会议，共同讨论、解决伦理问题。会议内容或是当下的临床案例伦理咨询，或是既往临床案例的回顾性评议。通常由一人汇报案例，伦理委员与案例相关人员分别讨论或共同讨论。因此，这种人数较多的咨询方式必须事先设立一名临时咨询主席，作为会议主持人，可以由委员会主席担任，也可以由了解或熟悉案情的人或最有经验的人担任。

这种咨询方式在可靠性上的优势是显而易见的。伦理委员来自多个学科，包括医学、护理、哲学、神学、社会工作者、法律和管理学，甚至来自社区的人，多元化的专业和社会背景，有效保证知识和技能、文化价值观的最大多样性，最大限度地削弱某个人将自己的观点强加于所有人的可能性，并且随着参与人数的增加，咨询的效力和可靠性也增加。[2] 所以，全体伦理委员咨询适用于以下情况：①新发生的或不寻常的临床案例，特指那些超出医疗制度或规范指导范畴的伦理问题；②个人咨询方式无法应对的案例，或者小组咨询方式中无法达成一致意见的情况；③极具争议且对个人或医疗机构具有重大影响的临床案例；④患者需要被特殊保护的案例，如既无代理人也无同意能力的患者；⑤患者家属作为代理人的合法性或合道德性备受质疑的案例；⑥案例所面临的伦理、法律或社会影响对医疗机构具有重大风险和责任。

尽管如此，全体伦理委员咨询的缺点也与其人数较多息息相关。一是，由于绝大多数伦理委员可能是兼职的，所有人参会的可能性很小，所以可能经常存在个别伦理委员缺席会议的情况，或者为了召集绝大多数伦理委员而延误会期、无法及时解决伦理问题的情况。二是，在这种正式的咨询会议上，医护人员、患者或其家属需面对一众伦理委员，可能产生紧张、恐惧感甚至压力感，即使他们是被邀请参加讨论会，也会感到拘束，一对多的沟通效果显然不如一对一的方式更有效。三是，参加会议的伦理委员通常不能直接接触患者及其家属、医护人员或者病历记录，只能依赖会上呈现的二手甚至三手资料，一旦为了解决伦理问题需要提供新的事实材料或邀请其他相关人员到会，都无法即时实现，所以延长会期是必然的问题。四是，由于伦理委员都是参会讨论者，不是直接对案例相关主体的访谈者或负责人，这种"群体讨论"方式很可能因为过度追求共识，而缺乏对于问题及解决之道的真正理解，导致质量不佳的决策，进而影响决策所衍生出来的效果。

可见，全体伦理委员咨询方式在可靠性上比其他两种方式似乎更具权威性，但这种方式的庞杂、程序化特点也局限了其咨询频次，因此小组咨询常常被视为全体伦理委员咨询方式的缩微版。由于欧洲国家的临床伦理学者人数有限，所以大多采取全体伦理委员咨询方式。

---

[1] M Fukuyama，A Asai，K Itai，S Bito，A Report on Small Team Clinical Ethics Consultation Programmes in Japan，*Journal of Medical Ethics*，2008，34（12）：858-862.

[2] Cynda Rushton，Stuart J. Youngner，Joy Skeel，Models for Ethics Consultation：Individual，Team，or Committee? In Mark P. Aulisio，Robert M. Arnold，and Stuart J. Youngner，Ethics Consultation：*From Theory to Practice*．Baltimore：Johns Hopkins University Press，2003，92．

综上所述，无论何种咨询方式，咨询可靠性和时效性、医护患参与度和满意度，应是评价每种方式利弊的重要标准。随着现代信息传播方式的演变，伦理咨询也日益借助电子通信技术，通过虚拟空间方式开展便捷、高效的咨询服务。不同方式各有利弊，具体应该运用哪种方式进行伦理咨询，应依据医院自身资源、医院伦理委员会的规模、委员的胜任力、案例的特点等情况决定。

第三节　临床伦理咨询的程序

为了缩小不同伦理委员会临床伦理咨询效果的差异，提升咨询质量，美国生命伦理与人文学会（ASBH）于 1998 年和 2011 年提出指导临床伦理咨询程序的标准，如知情同意、收集信息、共同协商决策、自我评估等。这些标准为伦理委员提供了行之有效的具体操作指南，以及时应对伦理咨询申请，公正、有效地解决临床伦理问题。当然，这些程序在具体实施过程中也会遇到一些实践伦理问题。

一、知情同意

在医院，医护人员、患者及其家属、管理者均可自由申请临床伦理咨询；此外，受不同国家医疗卫生体制的影响，护工、社会工作者、牧师等为患者提供身心照顾的人，也可以申请咨询服务帮助。咨询委员在确认咨询申请信息后，应开始采集临床信息，包括查阅患者的病历以及与患者疗护相关的当事人访谈。然而，咨询委员有权查阅患者的病历吗？有权要求当事人必须接受访谈吗？虽然咨询委员被法律法规或医院管理制度授予了伦理支持权力，但伦理难题发生在医患关系中，而咨询委员是局外人。尽管咨询服务是一种有利于医患关系的行为，但这种利他行为亦应得到当事人的同意才能实施，否则就是强制介入医患关系的不道德行为。可见咨询委员的咨询权力不是绝对的，而是一种相对的。这意味着他们未经患者同意不能擅自查阅患者病历，未经当事人同意不能进行访谈。所以，咨询委员应首先完成知情同意。

知情同意包括告知相关主体伦理咨询事项，并征询他们的参与意愿。除外申请咨询者，包括患者、患者监护人、主管医生或其他医护人员在内的当事人是否应该被告知伦理咨询事情？应该由谁告知？告知哪些内容？如果当事人拒绝参与，咨询委员应该怎么办？对此，因咨询申请者不同，知情同意的实践伦理问题也不尽相同。

第一种情况，咨询申请者不是患者，那么应该告知患者吗？判断的依据应是咨询委员是否需要查阅患者的病历。因为病历属于患者的信息隐私，出于尊重患者隐私权的原因，只有为患者提供疗护的医护人员才被允许查阅病历。所以，如果咨询委员需要查阅病历，那么患者应被告知临床伦理咨询事情；否则，无需告知患者。

一旦决定告知，应该由谁告知患者？主管医生因其与患者的关系似乎应该负责告知患者，然而，这会对患者的自由同意施加不当压力，以致不敢或不愿拒绝参加。由于是咨询委员需要查阅患者病历、访谈患者，所以由他们告知患者也是合情合理的。当然，由于他们是医患关系的局外人，患者可能不认识乃至不信任他们，所以可能遭遇患者的拒绝。不过，这也真正体现了尊重患者自由决定权的伦理要求。因此，应由咨询委员告知患者伦理咨询事项，具体包括需要患者参与的内容，如查阅患者病历，分别访谈患者或监护人、相关医护人员以及其他社会关系者等，也会把他们召集在一起讨论、解决问题。当然，在患者无同意能力的情况下，应征询其监护人意愿。

在征询患者意愿后，如果患者拒绝参与，那么咨询委员无法获得患者的临床资料，也无法与患方交流。尽管如此，咨询委员应继续为需要他们帮助的医护人员提供伦理支持，指导他们分析和解决伦理问题。另外，即使患者同意参与，也不意味着他们必须自始至终参与，因为参与咨询不是他们的绝对义务，而且在咨询过程中，他们亦可能因情绪或思想波动而退出。当然，他们也可能一开始拒绝，之后又愿意参与。无论何种情况，咨询委员都应完全尊重患者的自主权和自由决定，不能诱迫其参与咨询。只有在患者自由自愿参与咨询的基础上，才能真诚地说出自己的需求、感受、目的和意愿，咨询委员才有可能帮助他们疏解临床困惑。

第二种情况，咨询申请者不是主管患者的医生，那么应该告知主管医生吗？毋庸置疑，主管医生是负责患者医疗方案的总指挥官，与患者同为医患关系的核心主体。如果不告知主管医生伦理咨询一事，就侵犯了他/她对患者医疗照顾的职责权威。所以，应该告知主管医生。进而，应该由咨询委员告知，这既表达了尊重主管医生的权威，也体现了征询其参与意愿的诚意。此外，考虑我国医院三级医师负责制的实际情况，除告知主管医生外，还应告知负责指导和监督其诊疗活动的医疗组长，如有必要亦应征询其参与意愿。

如果主管医生不同意参与，那么这是否也同患者拒绝，即终止咨询一样？可以说，无论医方或患方的临床困惑，其根本问题均是如何更好为患者提供医疗照顾，患者利益至上是医疗机构的终极目标；所以，不同于患者拒绝参与，主管医生拒绝参与咨询不能决定伦理咨询的终止。不过，主管医生的拒绝会导致医患之间无法搭建交流平台，不利于将咨询建议付诸实践。因此，咨询委员会应先尝试解决主管医生的拒绝问题，然后再决定伦理咨询是否终止。如约翰·弗莱彻（John C. Fletcher）和凯瑟琳·莫塞利（Kathryn L. Moseley）提出临床伦理咨询制度应赋权委员会主席与主管医生讨论拒绝的原因，并决定是否进行伦理咨询。[1]

第三种情况，咨询申请者既不是患者或其监护人，也不是主管医生，如申请者是患者的家属，或者实习医生，或者护士等。经过上文分析可知，这种情况也应告知患者和其主管医生。

由此可见，无论申请者是谁，在绝大多数情况下，医患关系的核心主体——患者和主管医生——都应该被告知，因为患者是医疗服务的核心对象，主管医生是负责技术干预的主体。除非需要调解的伦理问题是无需患者和主管医生参与的医护人员之间意见不一的问题，这时可以不告知他们。

二、收集信息

在征询相关主体参与咨询的意愿后，为了更好地分析、解决伦理问题，咨询委员需要收集与患者疗护有关的临床信息和社会信息。实际上，通过审阅咨询申请，咨询委员已获悉申请者个人信息及其与患者的关系，还知晓临床案例的一些信息，如患者姓名及其临床状态、主管医生、护士等，以及临床案例存在的伦理问题或申请者的临床困惑。不过，这些是由申请者描述，是否为真还需咨询委员去临床实地验证。同时，咨询委员还需收集其他有价值的信息。那么，咨询委员应该从哪里获得有价值的信息？又应该收集哪些信息？

咨询委员在征得患者同意后，应首先查阅患者病历，了解其病史、疾病状态以及负责患者疗护的医疗团队等临床信息。这些是客观的临床事实，是伦理分析的基础。其次，咨询委员应与患者或监护人访谈，了解其需求、欲望和偏好，包括对临床干预的预期、生命价值观、家庭关系、社会关系、医疗保险和经济状况等。这些信息可以反映患者主观意愿和价值取向，是临床决策的重要考量之一。再次，咨询委员应访谈主管医生和护士或其他医护人员等医疗团队人员，分别了解他们的伦理困惑、与患者的关系、对患者未来生命质量的预估、对临床决策的建议等。他们的观点可以帮助咨询委员更加全面地收集伦理问题。最后，咨询委员应访谈患者的

[1] John C. Fletcher and Kathryn L. Moseley, The Structure and Process of Ethics Consultation Services. In Mark P. Aulisio, Robert M. Arnold, and Stuart J. Youngner, *Ethics Consultation: From Theory to Practice*. Baltimore: Johns Hopkins University Press, 2003, 103.

家属或其他社会关系人，如与患者关系密切、交往频繁的亲戚或朋友，了解他们对患者的精神或经济支持（如陪伴、劝慰、资助等）和不当影响（如压力、胁迫、支配等）。对他们的访谈是对临床决策需要考量的患者社会因素的有益补充。

值得注意的是，在访谈时，咨询委员不仅是一个提问者、倾听者，还是一个助产者，即通过提问，帮助每个相关主体反思其价值观是否合理，并引导他们重新审视案例、重新做出价值判断。这一步至关重要，因为它能够提醒相关主体衡量与慎思其价值观念，指出他们的错误认识与不合理的价值判断，为下一步共同协商做准备。这是具有挑战性的，因为可能令被访者反感，但如果跨越了挑战，则可能减少或避免共同协商时因价值观差异而引发的主体间的矛盾冲突。

随着所收集的案例信息量的增加，咨询委员在访谈过程中应逐渐理清并总结出案例涉及的伦理问题，明晰患者的需求和各方解决伦理问题的价值倾向，然后运用伦理学理论和方法分析与判断，并形成解决伦理问题的初步建议，为共同协商做准备。

尽管分别访谈有助于咨询委员收集临床伦理问题的各方价值判断信息，但它耗时、耗力，不适合那些急需尽快做出临床决策的案例，也可能因相关当事人的繁忙而延误访谈计划。所以，并非所有临床案例都经过分别访谈的步骤，有的案例很可能在征求各方同意后直接进入共同协商决策步骤。

三、共同协商决策

共同协商决策，顾名思义，是指咨询委员召集所有相关当事人，参与临床对策的讨论，这是伦理咨询的核心步骤。然而，召集所有当事人只是一种理论上的预期，现实不易实践。因为伦理问题的对策直接关系临床疗护方案的实施，所以咨询委员应至少召集患者或监护人（接受服务者）、主管医生和护士（提供服务者）等核心主体。那么，咨询委员应采取什么咨询进路以组织和调节相关主体参与讨论并形成最终决策？根据 1998 年 ASBH 的《临床伦理咨询核心胜任力》报告，咨询委员在咨询过程中可能采取三种进路：权威主导型（authoritarian approach）、纯粹利导型（pure facilitation approach）和伦理调节型（ethics facilitation）[1]。

权威主导型强调咨询委员是解决伦理问题的主要决策者，代替临床案例的应然决策者进行道德判断。根据专制权威作用的不同阶段，该进路可分为两种类型。一是权威主导过程型，指咨询委员没有组织相关当事人的交流与讨论，只是查阅患者病历、与主管医生交流，然后基于个人对伦理问题的理解和相关文献、规范资料，提出咨询建议[2]。该类型的不足之处在于咨询委员无视或漠视相关主体的价值观，把临床决策主体（主管医生与患者）排除在临床决策过程之外。二是权威主导结果型，指咨询委员在与相关主体沟通交流之后，理清案例中的事实问题、概念问题和规范问题，指出相关主体的价值判断错误，提出自己的价值判断和决策建议[2]。该类型的弊端在于咨询委员自视为道德专家或道德权威，审视和判断各方的道德错误，将自己的价值判断作为伦理标准，依此做出临床决策。总之，权威主导型类似伦理审查，将咨询委员的道德价值强加于他人之上，有悖于当下社会尊重并保护个人应有权利的价值观念。

与权威主导型相比，纯粹利导型则走向了另一个极端，其目的是在相关主体间达成共识，无论听从哪一方的选择[2]。咨询委员的作用是因势利导，劝说弱势方听从强势方。与权威主导型不同，纯粹利导型会组织安排各方间共同讨论、交流，表达各自的价值观，且不对他们的价值观进行审视性的道德判断。然而，咨询委员引导决策的标准不是基于法律法规、政策制度、

[1] American Society for Bioethics and Humanities，*Core Competencies for Health Care Ethics Consultation*，Glenview，IL，1998.
[2] Mark P. Aulisio，Meeting the Need：Ethics Consultation in Health Care Today. In Mark P. Aulisio，Robert M. Arnold，and Stuart J. Youngner，*Ethics Consultation：From Theory to Practice*. Baltimore：Johns Hopkins University Press，2003，10-12.

社会文化价值观等文献资料的道德判断，而是哪一方能驳倒另一方，或哪一方秉持己见的态度更强，或哪一方可以妥协。所以，该类型看似达成共识，但咨询委员更像一个局外人，既没有对各方价值观进行反思与论证，也可能漠视社会价值观念、制度规范等伦理框架，甚至可能侵犯患者最佳利益。

前两种咨询进路，或过于强调咨询委员的主导作用，或过于强调某一方主体的主导作用，以至丧失了道德标准，忽略了伦理教育目的。对此，ASBH 于 1998 年提出伦理调节型。该进路为相关主体提供一个对话平台，咨询委员在共同协商中须发现导致案例陷入僵局的伦理难题（道德冲突），同时总结与辨析各方的道德立场，引导各方审视并反思自己的价值判断，并协调各方达成伦理共识[1]。该进路符合伦理咨询的两个本质特征。一是鉴别与分析价值不确定性问题，咨询委员收集相关数据，理清案例涉及的伦理概念以及相关规范，最后提出一些道德上可接受的方案，供各方讨论、选择；二是调节各方达成共识，咨询委员应为相关当事人提供一个价值开放的道德空间，确保各方彼此表达、交流他们的观点以及没有人被忽视或者禁言，还应帮助各方反思并确定自己对解决方案的价值判断是否合理、正当。为此，咨询委员应是价值中立的，既不采取强硬的立场审视各方，也不把各方主体排列等级，其目的是为了普遍的保护。与此同时，调节亦是组织、鼓励、引导各方的对话，旨在帮助建立共识；调节也可以促进建设性的对话，为一个持久问题的解决提供最好的机会，符合各方根本利益，或许这并非意味着彼此完全同意，但也许能提高组织讨论和解决未来问题的能力，最终可能达到和解。

尽管伦理调节型进路可能是人类社会最能接受的临床伦理咨询进路，但它也可能遭遇没有达成共识的情况。不过，这亦属于伦理咨询的正常结果。此时，咨询委员应引导各方放弃"什么价值观是合理的"的这一问题，思考"谁是合适的临床决策者""谁的价值观应被体现在临床决策中""谁有权成为患者的合法合理代理人做决定"[2]。这些问题有助于引导各方搁置价值冲突，重新思考应该如何做出患者利益至上的临床决策问题。

四、自我评估

在共同协商决策之后，伦理咨询似乎已经结束，然而并非如此。因为各方做出的共同决策还需在实践中检验，所以咨询委员应继续跟踪该决策在临床解决问题的效果。对咨询建议的实践性评估是一种当下评估。在临床实践之后对整个咨询过程进行评估，是一种回顾性评估。其目的是不断督促与完善伦理咨询的质量和效果，查缺补漏。那么，我们应该依据什么标准评估伦理咨询的效果和质量？目前，即使在临床伦理咨询相对成熟的北美和欧洲国家，依然没有统一的具体评估标准，不过，他们的标准大致分为两种伦理视角。

一种是目的论视角，这种视角关注伦理咨询的效果，如咨询结果是否达到了申请咨询者的目的，是否解决了临床案例的伦理难题，是否令患者和医患人员满意等。该视角的评估可以进一步确立伦理咨询的终极目标，即解决申请者或相关主体的伦理困惑，或者帮助他们做出临床决策。这有助于激励咨询委员发挥伦理智慧去解决伦理难题，提升伦理咨询在临床实践的效果和声誉。然而，其局限是伦理咨询不可能解决一切伦理难题，特别是那些缺乏法律法规、政策制度、伦理准则等指导框架的案例，仅仅依靠伦理论证、合乎社会文化价值观的依据，难免会陷入无法解决伦理问题的僵局，无法满足评估标准。

为了弥补目的论视角评估标准的局限，另一种义务论视角的评估标准亦值得借鉴，如咨询

[1] American Society for Bioethics and Humanities，*Core Competencies for Health Care Ethics Consultation*，Glenview，IL，1998.
[2] Mark P. Aulisio，Meeting the Need：Ethics Consultation in Health Care Today. In Mark P. Aulisio，Robert M. Arnold，and Stuart J. Youngner，*Ethics Consultation*：*From Theory to Practice*. Baltimore：Johns Hopkins University Press，2003，15.

过程是否合乎规范，咨询模式是否合乎患者利益至上的医学目的等[1]。显然，这种评估标准更重视过程的规范性与合理性。然而，这似乎与伦理咨询的终极目标无关。不过，因为伦理咨询的目的不仅有终极目标，还有其他目标，如伦理教育、沟通交流、制定规范等。所以，这一视角应作为底线评估标准，而目的论视角应作为优先评估标准。

综上所述，临床伦理咨询过程可概括为查阅患者的病历，与相关当事人访谈，确定案情中的伦理问题，找到引发道德冲突的关键问题，协调各方利益、达成共识或提出解决建议，自我评估等。在咨询结束后，咨询师或伦理委员做好整个咨询过程的记录，并且完成咨询效果评估报告。以上程序为伦理委员会提供了可资借鉴的伦理支持服务程序指南，有利于保障伦理咨询服务的质量和效果，兼顾公正与效益。

医患关系不仅关系医者与患者的临床满意度，还关乎人民幸福安康和社会稳定。其中，临床伦理问题引发的医患矛盾或纠纷不容小觑。为此，医院管理者有责任自发建立临床伦理咨询制度，以保障医疗服务质量，减少医疗诉讼。卫生政策的制定者亦有责任完善医院伦理委员会职能，完善医疗卫生领域的法律法规和伦理规范，为临床伦理咨询提供政策和制度支持。唯有自下而上的求索和自上而下的扶植，临床伦理咨询才能获得建设与发展的机会。

思考题

1. 什么是临床伦理咨询？
2. 不同临床伦理咨询方式的优缺点分别是什么？
3. 临床伦理咨询程序可能产生哪些伦理问题？

延伸阅读

1.《中国医院伦理委员组织规则（草案）》（引自冀中．关于《医院伦理委员会组织规则》（草案）的说明．中国医学伦理学．1995（2）：43-44.）

该规则是中华医学会医学伦理学会伦理法规委员会委托天津市医德法规起草组起草，1990年10月13日由委员会第二次会议原则通过，是我国第一个有关医院伦理委员会的制度规范，提出了医院伦理委员会的概念、构成、宗旨、基本原则以及任务等。

2.《天津第一中心医院伦理委员会章程（草案）》（引自刘兵．天津第一中心医院伦理委员会章程（草案）．中国医学伦理学．1995（1）：28.）

该章程根据天津市卫生局《关于在卫生系统开展医德考评工作的安排意见（试行）中有关医院伦理委员会的规定，参照中华医学会医学伦理学会法规委员会制定的《医院伦理委员会组织规则（草案）》，结合第一中心医院情况制定的医院伦理委员会章程，是我国率先建立医院伦理委员会制度的医院之一。

3.《南京鼓楼医院医学伦理学委员会章程》（引自孙慕义：医院伦理委员会的组织、功能与章程．中国医学伦理学．2002，15（2）：12.）

该章程是在我国广泛建立伦理委员会的背景下由南京鼓楼医院医学伦理学委员会制定，它不仅明确了医院伦理委员会的含义和宗旨，还提出了委员会在医院应该发挥的主要功能，包括教育培训，准则制定、政策贯彻及研究，咨询服务，监督与指导等。

4. American Society for Bioethics and Humanities，*Core Competencies for Health Care*

---

[1] John C. Fletcher and Kathryn L. Moseley，The Structure and Process of Ethics Consultation Services. In Mark P. Aulisio，Robert M. Arnold，and Stuart J. Youngner，Ethics Consultation：From Theory to Practice. Baltimore：Johns Hopkins University Press，2003，118.

Ethics Consultation，Glenview，IL，1998．American Society for Bioethics and Humanities，*Core Competencies for Healthcare Ethics Consultation*（2nd edition）．Ghicago，IL，2011．

为进一步指导临床伦理咨询，确保咨询质量和效果，1998 年，美国生命伦理学与人文学会（American Society for Bioethics and Humanities，ASBH）完成《临床伦理咨询的核心胜任力》报告，明确提出临床伦理咨询是由个人或群体提供的服务，以帮助患者或及其家属或其代理人、医护人员或其他相关人员解决在患者疗护中产生的关乎价值的不确定性或冲突的道德难题；同时还介绍了三种咨询方式。为了缩小不同伦理委员会临床伦理咨询效果的差异，提升咨询质量，2011 年，ASBH 又进一步提出指导临床伦理咨询程序的标准，包括申请咨询、知情同意、收集信息、共同协商决策、自我评估以及记录并存档等。

5．Linda Farber Post and Jeffrey Blustein，*Handbook for Health Care Ethics Committees*（2nd Edition），Baltimore：Johns Hopkins University Press，2015．

为了持续提升医院伦理委员会在临床实践的工作质量，该书是在 2007 年第一版的基础上修订并出版，以与时俱进地满足医院伦理委员工作之需，引导他们甄别、辨析并解决临床伦理问题，如成年人、未成年人和老年人的临床决策，知情同意，讲真话与保密，生殖医学，残障人士医疗照顾，终末期生命照顾，缓和医疗，资源分配等伦理问题以及伦理委员会的建设、管理与功能等。

（梁立智）

第十章 生物医学研究设计的伦理问题

【引言】

　　开展生物医学研究或临床试验时，要遵循科学原则并符合伦理要求。科学和伦理两者相辅相成，不可或缺，因为不科学的研究浪费资源，消耗时间，还使受试者遭受不必要的风险。同时也应认识到，符合科学的研究方案不一定都符合伦理要求。医学研究者有责任在确保研究设计的科学性的同时，对生物医学研究作出正确的伦理评价和价值选择，从而使研究符合正当的医学目的，遵守试验伦理规范，尊重并维护受试者权益，满足医学研究的伦理价值要求，真正使科学试验达到造福人类的崇高目的。

 知识要点 ···

研究依据与科学价值的伦理分析
与研究设计相关的伦理问题：随机对照实验、随机化、盲法、安慰剂对照、队列
新型研究设计对传统伦理规范的挑战：埃博拉暴发、适应性设计、真实世界证据
相关伦理规范对研究设计的要求与条款

··

 案例 10-1 ——————————————

AZT 疗效试验

　　1997 年 4 月，美国研究团队在非洲部分国家进行 9 项有关艾滋病药物齐多夫定（AZT）疗效验证的人体试验，有 1.2 万名妇女参加该项试验，其中有相当一部分是人类免疫缺陷病毒（HIV）感染者。为了获得对照研究的相关数据，研究者并没有向所有参加试验的非洲孕妇提供足量具有抑制艾滋病母婴传播的 AZT，而是减少提供或仅服用安慰剂，致使大约 1000 名新生儿感染艾滋病。然而，早在 1994 年一项关于控制艾滋病母婴传播的研究就已经证实，在怀孕期间使用 AZT 能有效降低艾滋病毒的母婴传播风险，可使风险显著降低三分之二左右。美国疾病控制中心、国立卫生研究所及世界卫生组织已把该药物确定为预防 HIV 母婴传播的常规药品。但是，该药价格昂贵，非洲发展中国家的 HIV 阳性孕妇并不具备该药物的购买能力，为了降低该药物的普及成本，研究团体开展上述小剂量 AZT 预防 HIV 母婴传播的空白随机对照试验。这些项目由美国疾病控制预防中心和美国国家卫生研究所等政府机构资助，产生伦理非议。

案例 10-1（续）

资料例来源：Peter Lurie，Sidney Wdfe，Unethicel Trials of Interventions to Reduce Perinatal Trensmission of the Humcn Lmmunodeficiency Virus in Developig Countries，NEJM，1997，337（12）：853-856.

问题与思考：

1．在 AZT 疗效试验中，小剂量随机对照试验设计是否科学？它符合伦理吗？

2．在试验研究过程中，当开始出现新生儿感染艾滋病的不良事件时，是否该立即终止试验？

3．如何评估 AZT 疗效试验的风险与收益？

4．如何看待美国疾病控制预防中心和美国国家卫生研究所等政府机构对该研究的资助举措？

第一节　生物医学研究设计的伦理要求

科学研究设计通常指科学研究的具体内容、方法设想和计划安排。生物医学科研设计的目的，是要制订出一个周密、严谨、安排合理、科学性强的设计方案。它是科研开展的蓝图，是科研进行的依据，是试验数据统计处理的前提，是所得结果准确可靠的保证。[1]

良好的生物医学科研设计有重要的意义，可归纳为以下几点：

- 保障科学研究过程中的科学性，通过控制误差，保证科研结果准确可靠。
- 对科研项目所提出的问题能用可靠的试验结果或数据针对性地回答。
- 使科研工作能够顺畅地开展，避免不必要的工作或多余的重复工作。
- 保证试验数据真实，具有可统计性。

彼得·路瑞（Peter Lurie）非常明确地提出，此研究的问题提错了。良好的生物医学科研设计也应该符合伦理规范。生物医学研究设计的伦理要求主要体现在研究依据、研究的科学价值、研究的科学设计与实施环节等方面。确保研究设计符合伦理规范与要求，是保护好受试者安康权益的前期保障。

一、研究依据的伦理分析

研究方案的设计要有科学依据，主要建立在前期相关研究基础上，包括实验室研究、动物实验，以及科学文献或其他相关信息和数据。研究者以科学的研究依据为基础，阐明研究目的、研究设计、研究过程、风险与收益等内容，以获得受试者的知情同意。

开展生物医学研究的最终目的是探索有利于人民健康的新途径、新方法，该过程要遵循尊重、有利、不伤害、公正等伦理原则，才能使科学研究得到伦理辩护。科学上缺乏依据和价值的研究必然是不符合伦理的，它对受试者来说往往存在未知的风险，并且常常毫无受益。因此，科学研究的依据要确保真实、充分、可靠，并保障好受试者各项利益，减少各方面不必要的浪费。

---

[1] 钟南山. 医学科研设计. 广州：中山大学出版社. 2000.

二、科学价值的伦理分析

研究的科学价值，是指研究能产生可靠、有效的信息，以实现既定的研究目标。实践中会发现部分研究缺乏科学价值。例如，某止鼾仪疗效的临床研究项目，目的是评价止鼾仪止鼾效果的安全性和有效性。研究招募鼾症患者为试验受试者，将止鼾仪佩戴于人体腕部。该止鼾仪的医疗干预原理是生物反应的自我训练，仪器一旦监测到打鼾声，就会有电流刺激，使打鼾者从睡眠中短暂醒来，从而中断打鼾。其实质是通过整夜频繁地打断受试者的睡眠来实现减少鼾声。[1]从医学特征上看，鼾症常常仅是相关疾病的一种临床表现，其病因多样化，如鼻咽部、颌部有生理性异常，有鼻中隔偏曲、鼻息肉等引起鼻部狭窄，造成气流堵塞，引起打鼾；肥胖、心血管疾病、睡眠性呼吸暂停综合征等都会产生打鼾症状。该仪器通过整夜频繁地打断受试者的睡眠来实现减少鼾声，很大程度上影响受试者的睡眠质量。对于大多数的鼾症患者来说，这种医学干预缺乏公认疗效和科学性，因为通过唤醒睡眠来止鼾是没有意义的，应该从打鼾的真正原因上去寻找医学干预的措施。研究者在思考某项研究的科学价值时，应牢记《赫尔辛基宣言》中的一条原则，"涉及人类受试者的医学研究，其基本目的是要去了解疾病的起因、发展和影响，并改进预防、诊断和治疗的干预措施"[2]。

人体生物医学研究的伦理合理性，在于有望发现有益于人类健康的新方法[3]，医学科学研究必须遵循普遍接受的科学原则，基于对科学文献、其他相关信息、足够的实验和适宜的动物研究信息的充分了解。医学研究的主要目的是获得新的知识，包括对疾病的起因、发展和影响的认识，以及改进现有的预防、诊断和治疗措施。一项涉及人的生物医学研究，应具有研究的科学价值和社会价值。但上述案例中的这个仪器对受试者自身几乎没有什么好处，影响患者的基本睡眠生理调节，干预机制欠妥当，支持理论不充分，科学价值受质疑。涉及人类受试者的研究要符合普遍接受的科学原则，科学上不可靠的研究必然也是不符合伦理的，因为它使研究受试者暴露在风险前却无相关的受益。

虽然研究成果的质量取决于研究的科学价值，但科学价值本身并不能使研究具有社会价值。例如，一项经过严格设计的研究，尽管在先前的试验中成功解决了研究问题，却可能是一项缺乏社会价值的研究；但是，如果没有适当而严谨的研究方法来解决眼前的问题，即具备研究的科学价值，该项研究也就不会具有社会价值。换句话说，科学价值是医学研究社会价值的必要而非充分条件[3]。

三、与研究设计相关的伦理问题

（一）随机对照试验的伦理问题

一个临床试验是否符合伦理学原则，要看它所得到的结果在科学上是否可靠，以及它是否优于或至少等效于已有的干预性措施。生物医学研究的方法有很多，其中的"金标准"是随机对照试验（randomized controlled trial，RCT），这是目前公认的临床试验中科学的和标准化的研究程序。RCT 具体是指按照完全随机化原则将受试者分成实验组和对照组，并给予相应的研究干预，在试验结束之前保持双盲，即研究者和受试者均不知道受试者所接受的是哪一种干预措施。从 RCT 的定义中可以发现其三大基本要素：随机化、双盲、对照。

随机对照试验由于避免了研究者的固有观念影响，有时可能会意外发现研究中一些预期有效的干预性措施实际是无效的、甚至是有害的。例如，1989 年进行的心律失常抑制试验

[1] 陈旻，李红英. 临床研究伦理审查案例解析. 北京：人民卫生出版社. 2016.

[2] World Medical Association. Declaration of Helsinki. 2013.

[3] Council for International Organizations of Medical Sciences（CIOMS）. International Ethical Guidelines for Health-related Research Involving Humans. 2016.

（CAST 试验）就是一个很好的例子。该研究认为室性心律失常是心肌梗死后猝死的主要原因，而开展一项大规模抗心律失常药物的随机对照试验。结果意外地发现，药物治疗组的死亡率高于安慰剂对照组的两倍以上（分别为 7% 和 3%），提示旨在预防心肌梗死后猝死的医疗干预，安慰剂组（不干预）实际上比抗心律失常药物组有更好的预后。这说明医生原来的直觉、假设和临床判断都是错误的。这一意外结果导致 CAST 临床试验提前结束。如果没有开展随机对照试验，就不可能发现这个错误，从而保护更多的受试者和患者。

　　医学研究实施随机对照试验的过程中，当主要研究者是医生时，还可能存在这样一种伦理困境：作为医生，他们承担着治病救人的责任，必须遵守自己的誓言和承诺，有义务把帮助患者恢复健康置于首位，以此作为自己最高的和唯一的工作目的和行为准则。为了确定最佳诊疗方案和取得最佳疗效，医生通常需要对患者进行个别化处理。而作为研究者，他们必须回答科学上的问题，验证某一假说是否正确，确定关于药物有效性和安全性的证据是否充分可靠，招募受试者的数量是否满足提供统计学意义的证据，试验设计是否有足够的科学性并经得起同行的检验和批评等；为了达到科学目的和科学标准，研究者往往会把患者看作一个群体，尽可能收集具有代表性的群体数据。与临床诊疗实践不同的是，作为研究者角色的医生会要求受试者遵从试验方案接受某些固定的干预或检查程序，而忽略或放弃了对患者进行个别化处理的原则。在双重关系的相互作用下，研究工作的科学目的和医生对患者的责任产生了冲突。甚至，某些研究者把患者视为达到某一科学目的的手段或工具，要求患者为了社会和科学利益（以及研究者的利益）而牺牲他们自己的利益 [1]。对此，《赫尔辛基宣言》明确指出，只有在确认对研究相关风险已做过充分的评估并能进行令人满意的风险控制与管理时，医生才可以开展该项涉及人体受试者的医学研究。同时，医学研究要充分考量受试者的利益。受试者的权益、安全和健康必须高于对科学和社会利益的考虑 [2]。

　　在随机对照试验中，怎样更好地在受试者利益和研究的科学价值之间寻求平衡呢？检验随机对照试验是否符合科学与伦理的一个重要标准，是研究者在试验设计时是否遵循了"不确定性"（uncertainly）原则，即研究者无法真正确定各种干预措施的优劣。在不能确定的条件下进行随机对照试验在伦理学上是可接受的，是不违背医生职业责任的；但如果已有可靠证据表明其中一组干预措施的结果将明确优于另一组干预措施，却仍然开展随机安慰剂对照设计，这样的试验就不能得到伦理学辩护，因为安慰剂组的健康利益可能受损。但要让研究者对各种干预措施的优劣真正不确定或者没有任何倾向性，这实际上也是很困难的。对此，美国哲学家本杰明·弗雷德曼（Benjamin Freedman）提出另一个概念，即"临床均势性"原则 [3]，它要求在医学社团和专家之间对于各种干预措施孰优孰劣存在真正的不确定性（即均势），而非一定要求医生或研究者个人不能确定各种干预措施的优劣。在一个试验开始时，若试验对象是接受一种具有更佳疗效的新药，这就意味着对照组的受试者所得到的干预不是能达到最满意预期效果的干预或是接受安慰剂对照。从伦理上讲，此时不能对受试者进行随机分组，实验设计的安排必须符合所有受试者的最大利益。因此，若医学社团和专家对各种干预措施的优劣处于不确定状态，此时进行随机对照试验是符合伦理学原则的；反之，若医学社团和专家已经明确了两种干预措施的优劣比较，即不能满足"临床均势性"的条件，则此时进行随机对照试验违背有利与无伤原则。目前，临床均势已经为研究者公认为随机对照试验的道德基础。

[1] 李廷谦，王刚，王蕾. 临床试验研究中的伦理学与循证医学. 中国循证医学杂志，2005（4）：266-270.

[2] 国家食品药品监督管理总局. 药物临床试验质量管理规范. 2003.

[3] Benjamin Freedman. Equipoise and the ethics of clinical research. The New England Journal of Medicine，1987，317（3）：141-145.

（二）随机化

随机化就是在抽取样本前，要使总体中每个单位都有同等的被抽取的机会，进而使样本对总体具有较好的代表性，并使其抽样误差的大小可以用统计方法加以估计[1]。在试验与调查研究时，要将受试对象分配成几个组，这时也必须用到随机方法。例如要研究一种安眠药对睡眠的影响，影响睡眠的因素很多，除了试验药物（安眠药）外，还有人们的饮食、看电视的习惯、工作或家庭的烦心事等，鉴别出所有这些变数，并将具有相似特点的受试者平均分配到各组几乎是不可能的。但是通过随机化，研究者使每个对象都有同等的机会被分配到各组中去，消除与该研究相关的其他变数（如信念、行为、教育和家族史等）的影响，就不致人为造成各组间的对象不齐同。

随机化的方法多种多样，如抽签、摸球、随机数字表等，其中最简单的方法是投掷硬币，以保证不将具有可能影响结果特征的受试者都集中到一个组。受试者越多，随机化使各组特征相似的可能也就越大。随机化试验设计的目的和优点在于它可以让对研究结果有影响的各种已知和未知因素在各组之间均等化，使研究结果的判断更加科学和客观可靠，并使患者／受试者在利益和风险的分配上实现平等。

随机化的试验设计要关注试验风险的鉴别，特别是有无存在因为随机化的设计而产生的风险。例如，某项针对终末期肾病患者的大型腹膜透析、血液透析随机对照研究，历时 5 年，将1400 名终末期肾衰竭患者随机进行腹透或血透，医生深入评价两种透析方法的效果，从而为日后治疗决策提供依据。该项研究涉及的腹透和血透都是成熟的临床医疗技术，而该研究的风险产生于对患者随机分组的干预，可能使更适于腹透疗法的患者因随机分组而进入到血透组。从保护受试者（患者）的伦理原则出发，在试验设计时需要充分考量该项风险，通过试验的入组标准、排除标准等风险管理措施，规避这类因随机分组而产生的风险。

（三）盲法

生物医学研究设计中，研究者还可以用盲法消除一些心理等变异因素造成的影响。有单盲设计，也有双盲设计，最好的处理是双盲设计。在单盲试验中，受试者不知道他们被分在治疗组或是安慰剂组中的哪一组，因此能最大限度地避免对不同处理方式的信念和期望的影响。同时，研究者的信念、偏好或态度也会影响他们对受试者的干预实施和评价结果。为了防止这种偏倚的产生，可在试验实施过程中使用双盲法，既在试验结束以前，受试者和研究者都不知道受试者的具体分组和干预情况。

研究者采用盲法时要采取可靠的措施保证盲法有效。如某项丹红注射液治疗急性脑梗死Ⅳ期随机、双盲、安慰剂对照的临床试验研究，目的是评价丹红注射液治疗急性脑梗死患者的有效性及安全性。研究是在标准治疗的基础上，给予试验组受试者 0.9% 氯化钠溶液 250 毫升 ＋丹红注射液 40 毫升静脉滴注；给予对照组受试者 0.9% 氯化钠溶液 250 毫升 ＋ 安慰剂（0.9%氯化钠溶液）40 毫升静脉滴注[2]。此研究设计虽然为双盲安慰剂对照试验，实际上却无法真正实现双盲。丹红注射液与氯化钠溶液混合后是淡红色液体，给安慰剂组受试者输注的是无色液体，静脉点滴使用的是透明输液器，受试者有可能因没有医学知识不知道根据颜色判断自己在哪一组（单盲），从而避免因对治疗的期望产生试验结果的不当影响。但是研究者（医师）很容易根据颜色的不同得知试验组与安慰剂组。伦理审查时对试验的双盲设计提出质疑，研究者和申办者表示疏忽这个问题，并及时纠正，使用避光输液器遮蔽药液颜色，进而解决液体颜色不同的问题从而达到双盲的效果。

此外，对于双盲设计的研究，方案中应有明确的紧急揭盲规定，确保研究者能从患者的安

---

[1] 钟南山. 医学科研设计. 广州：中山大学出版社. 2000.
[2] 陈旻，李红英. 临床研究伦理审查案例解析. 北京：人民卫生出版社. 2016.

全和健康利益出发，在受试者出现严重不良反应时，能够紧急揭盲，快速有效地研判不良反应的原因，及时采取有效的救治措施，将受试者的风险和伤害降到最低，同时也可以避免影响整个研究顺利开展和结果的有效性。例如：盐酸××缓释胶囊治疗尿频、尿急和（或）急迫性尿失禁症的随机、双盲、双模拟、阳性对照、多中心临床试验中，试验方案采用严格清晰的药品编盲制度，采取分层随机的方法，随机数字表由统计专业人员从 NDST 软件包中提取，以保证患者按 1∶1 比例随机分入研究组或对照组。研究开始后，受试者 A 第一天中午口服两种药物各 1 粒，次日午饭后又各服 1 粒。第三天早晨出现吞咽困难，被紧急送到神经内科就诊，当天转入 ICU 重症病房，后因吞咽困难只能通过鼻饲进食、神志不清，出现瘫痪。研究者 24 小时内向机构伦理委员会、国家食品药品监督管理总局进行报告，随即启动紧急揭盲，发现受试者 A 服用的是阳性对照药"酒石酸××缓释片"，而不是试验药品。据此进一步推断受试者的病因病情，确定此次的不良反应与试验药品无关，与其以前的脑血栓病史相关，进而采取了针对性救治，病情得到控制。

该项研究虽然将患者编盲后随机分入研究组和对照组，但在紧急情况下仍能对受试者及时采取针对性救治，是因为试验方案中让受试者接受统一的顺序编号后，每一序号有对应的随机分组的盲底。分装药品结束后，盲底一式二份分别存放于研究负责单位和申办单位。应急信件内含药物编号对应的组别、用药名称。应急信件随药物和病例报告表（CRF）发往各中心，交各中心的研究负责人，以备用于紧急揭盲。从而保证在当受试者出现严重不良反应时，研究者能够紧急揭盲，快速有效地判断出现不良反应的原因，将受试者的风险和伤害降到最低。总之，医学研究的双盲设计需要有紧急揭盲的机制，以确保受试者的安全和健康。

（四）安慰剂对照

绝大多数的医学研究都需要去发现和比较干预措施实施后的结果差别。设立对照组不仅是比较这种结果差别的基础，也有助于发现其他非处理因素引起的结果变化，当人们剔除这些变化后，就显露出处理因素的真实效应基础[1]。对照设计的临床研究分为以下几类：①阳性对照；②安慰剂对照；③不同剂量对照；④外部对照（包括历史对照）；⑤空白对照，即不予治疗。在安慰剂对照临床试验中，安慰剂是一种模拟药片，其外观、剂型、大小、颜色、气味、重量等都与试验药物一样，但不含药物的有效成分，常由淀粉、乳糖等构成。使用安慰剂的目的是纠正研究者、受试者、参与评价疗效与安全性人员等由于心理因素所形成的偏倚，也可以消除疾病自然进展、转归对结果的影响，分离出真正由于试验药物所致的效应。也就是说，医学研究用安慰剂对照可获得"绝对有效性"（absolute efficacy）。例如试验阿司匹林对心脏病的有效性，将受试者分成两组，一组每日服小剂量阿司匹林，一组服安慰剂，结果表明干预组（服药）心脏病发作少。安慰剂对照的优点是论证强度很高，美国食品药品监督管理局（FDA）要求所有申报的新药必须有与安慰剂对照的临床试验。

临床试验有时也会采用已知有效药物作为试验药物的对照组（阳性对照），以获得相对有效性（relative efficacy）。当研究目的是确定某一干预措施的安全性和有效性时，使用安慰剂对照比使用阳性对照往往能产生科学上更为可靠的结果。在某些情况下，如果不使用安慰剂作为对照，就不可能区分被研究的干预措施是有效的或是无效的（灵敏度试验）。但是，如果使用安慰剂会剥夺对照组受试者获得已证明有效的干预措施的机会，使其暴露于严重伤害特别是不可逆伤害时，这类安慰剂的使用被认为是不符合伦理原则的。试验设计时应确定是否满足安慰剂使用的伦理前提，是否损害受试者健康或加重病情。特别在急、危、重症的临床研究中，不适宜单纯使用安慰剂。

CIOMS/WHO 的国际伦理指南指出，"作为一般规则，在诊断、治疗、预防性干预试验

---

[1] 钟南山. 医学科研设计. 广州：中山大学出版社. 2000.

中，对照组的受试者应该接受一种已证明有效的干预措施。在某些情况下，使用另外一种对比措施，如安慰剂或'无治疗'，在伦理上是可接受的。安慰剂可用于：当没有已证明有效的干预措施时；当不给予已证明有效的干预措施至多只会使受试者暴露于暂时的不适或延缓症状的缓解时；当用已证明有效的干预措施作为对比不能产生科学上可靠的结果，而使用安慰剂不会增加任何使受试者蒙受严重或不可逆性伤害的风险时"。《赫尔辛基宣言》也指出："如果没有已证明有效的预防、诊断、治疗方法，则并不排除在研究中使用安慰剂或无治疗"。

但是，临床研究中仍会出现安慰对照的错误案例。如某项试验药物治疗骨（膝）关节炎的有效性和安全性的随机、双盲、双模拟、阳性及安慰剂对照、多中心临床试验，600 例受试者按 2∶2∶1 的比例被随机分配入试验组、阳性药对照组、安慰剂对照组。试验药物是已在美国、加拿大上市药品的仿制药，对照药是我国某公司生产的用于治疗和预防各种骨性关节炎的一线用药，对骨（膝）关节炎的疗效已明确。按试验方案，研究时间为 6 个月。因为已存在我国某公司生产的用于治疗和预防各种骨性关节炎的一线用药，且对骨（膝）关节炎的疗效非常确定。同时，骨（膝）关节炎的早诊断、早治疗非常重要，不及时治疗会诱发其他病症（如关节变形，影响心脏、肠道功能，对心脑血管血压产生影响），会造成剧烈疼痛，影响正常生活，最终需要置换膝关节。此项研究中，安慰剂对照组中的受试者在长达 6 个月的时间里不能接受任何治疗，可能给受试者带来额外的严重风险和不可逆的伤害。因此，这种安慰剂对照组的设计不符合保护受试者的伦理原则。

临床研究的风险既来自干预措施，也可能来自研究设计本身。方案设计应采取针对性的措施控制研究风险。在安慰剂对照试验中，应尽量把对对照组受试者的伤害减至最小。在一些情况下，可采用叠加法（add-on），即在同一标准治疗方案的基础上分别把安慰剂和被研究的干预措施叠加上去，这对于一些威胁生命的疾病如肿瘤、艾滋病和心力衰竭特别适用。例如，在一项评价某清脑滴丸治疗脑中风恢复早期患者功能结局与整体结局的安全性和有效性的随机、对照、多中心 III 期临床试验，受试者为脑中风（缺血性脑卒中，瘀血阻络合风火上扰证的患者）。600 例受试者按 3∶1∶1 的比例被随机分配入试验组、阳性对照组、安慰剂对照组进行为期 12 周的研究。试验组服用清脑滴丸，阳性对照组服用阿司匹林，安慰剂对照组服用安慰剂，同时所有受试者 12 周都辅以康复、针灸、心理等治疗措施。脑中风急性期过后的恢复期时间长、见效慢，并非主要依赖药物，目前治疗中风后遗症并没有特效药物，恢复期患者的治疗方案是康复、西药、中药、针灸、心理治疗等多种方法的综合治疗。该案例中的叠加设计是一种控制风险的措施。各组患者都将接受基础治疗，辅以康复、针灸、心理等干预措施，虽非百分之百有效，但能够降低病死率或不可逆的发病率，尽可能使受试者不因为没有获得最佳干预措施而遭受额外的严重风险或不可逆伤害。

（五）队列研究设计

队列（cohort）是指具有共同经历、暴露或特征的一群人或研究组。队列研究（cohort study）的目的在于探索与疾病发生相关的病因或危险因素，研究方式是将研究对象按照是否暴露于某因素，将他们分成暴露组和非暴露组，进行一定时间的随访后，比较两组之间所研究疾病或结局发生率的差异，以研究暴露因素与疾病或结局之间的关系。

暴露是一个流行病学概念，是指人群处于某一场景之中接近或接触致病因子，致使其对人体产生有害影响；暴露因素既包括危险因素和致病因素（如吸烟等不良生活习惯），也同时包括保护性因素（如疫苗接种）。

队列研究属于流行病学观察研究，研究假设疾病的发生必定有其原因，即研究观察的内容包含"因"与"果"两项要素。根据研究者介入观察的时间段，可以将队列研究区分为前瞻性的和回顾性的。在开展前瞻性队列研究前，所研究的暴露因素已经存在，研究者知道每个研究对象的暴露情况，但需要经过一段时间的随访（通常为数年），才能观察到疾病发生或结局的出现。而回顾性队列研究在开始前，暴露因素和结果都已经发生，研究目的是比较结果在暴露和非暴露两组人群的发生概率。

根据保护受试者健康权益的医学伦理要求，在无法使用随机对照试验的情况下，可以采用队列研究的方法来评估干预措施的效果。例如在非典型肺炎（SARS）暴发期间，某研究团队运用前瞻性队列研究来评估中药对 SARS 的预防效果。研究者选取了香港 11 所医院的医护工作者作为受试者，将其分为预防组（1063 人）和对照组（36111 人），预防组的受试者服用中药 2 周，对照组的受试者未服用中药，结果显示预防组中无人患 SARS，对照组中有 0.4% 的受试者患上 SARS。

除了需要遵循流行病学研究的一般伦理原则以外（如知情同意、隐私与保密、风险收益评估和弱势群体保护），队列研究还需要控制研究设计中的可能损害受试者权益的因素，如偏倚与暴露。

控制选择性偏倚。由于影响疾病预后的因素很多，包括疾病分期、患者年龄、手术时间和并发症等，因此对影响预后的重要因素可考虑分层抽样，避免缺少某一因素的对比证据；在设计取样标准时，需要明确诊断标准，制定简化的纳入与排除标准，最大限度地接近临床日常诊疗的患者状况；在纳入观察病例时采用连续病例，不同群体队列研究应注意对象特征之间的可比性、多中心研究的入院率差异以及医疗水平差异。

控制暴露的错误分类。队列研究得以成功实施的一个关键要素是对"暴露"事先进行明确定义。例如在肿瘤的中西医结合治疗中，"暴露"可以是指患者在同一时期内接受包括西医和中医治疗在内的措施，还可以指在西医常规治疗基础上只接受某种中医药治疗，以上两种情况需要研究者进行明确区分。有时，由于无法清楚地截然划分，则需要根据专业知识对暴露水平加以定义。

第二节　新型研究设计对传统伦理规范的挑战

一、以埃博拉暴发为例看新型研究设计伦理

传染性疾病是全球卫生研究中的重要内容。在健康问题全球化的背景下，公共卫生问题需要跨越国家边界、依靠全世界的共同努力来解决。以埃博拉出血热暴发流行的相关研究为例，自 1978 年埃博拉出血热暴发，到 2014 年才有些研究进展，但尚未完成新药的最终开发。2014—2015 年，埃博拉出血热在西非再次暴发。世界卫生组织伦理工作组经讨论一致提出，使用当时尚未上市的药品，实施人道主义治疗，是可以得到伦理学辩护的；但同时也认为，这类研究是传统设计完成不了的，需要科学的新型设计来开展相关的研究。

由于有了前期的有效性与安全性的相关研究基础，虽然药物还未经注册上市，在疾病暴发期间，当地人群并不愿接受可能被分配到安慰剂对照组的研究中去，这点引发人们重新讨论什么样的研究设计是伦理学上合适的研究。由于当地卫生保健系统的薄弱，此类研究的主办方多是发达国家，但受试者都是被埃博拉感染的欠发达地区人群，其间也存在不信任的氛围。当地人群对血样的获取和存储，是否涉及未来的二次使用，以及入组孕妇是否安全等问题都存在诸多的疑虑。如何尊重和保护欠发达地区的弱势人群，埃博拉出血热暴发期间的研究给人们提出了很多需要反思的问题。

灾害和疾病暴发时进行研究具有相当大的挑战，如需要迅速产生知识，保持公众信任，并克服实施研究的实际障碍。研究者们需要谨慎平衡这些挑战，以确保研究的科学性和有效性，并坚持其行为符合伦理原则。因灾害或疾病暴发开展研究的特殊性，新型研究设计需要特别注

意以下几方面的伦理考量[1]：

第一，潜在的个人利益和调查干预的风险以及临床试验以外的紧急使用。特别是当灾害是由传染性疾病引起的，具有高度传染性或严重性（如大流感、埃博拉出血热、新冠肺炎）时，开发有效的治疗方法和疫苗就迫在眉睫。当面临严重的、危及生命的病情时，许多人愿意在临床试验范围内，甚至在临床试验范围外，承担高风险而使用未经充分证实有效性与安全性的药物。这时特别重要的是，研究人员和赞助者必须切实评估试验干预的潜在个人利益和风险，并将这些风险信息清楚地传递给受试者和病患个体。即使在常规试验情况下，试验药物也不一定是安全有效的，故而紧急使用的干预措施必须系统评估安全性与有效性。此外，试验药物的紧急使用可能影响研究受试者的招募标准，从而影响试验的结论。因此，必须避免基于不充分的患者数据而草率得出结果。

第二，公平分配风险和利益。因为灾难情况下进行试验干预的受试者往往是有限的，有必要公平地选择受试者。必须按照科学依据选择参与研究的群体或个体，对于风险高的试验干预，不能因为某些人社会和经济地位低或容易被掌控，而大量被招募进组。对于受益明显的干预，应限制富裕的和有私人关系的患者享有特权（例如社区领导人）。此外，特别脆弱人群的排除必须有充分的理由。在研究中优先考虑某些人群是可以的。例如，一线工作者在一场灾难中经常处于危险之中，如流行病，如果试验干预有效，这些工作者将能够帮助更多的患者。因此，基于互惠原则和帮助最多人的角度，他们是可以得到优先的对待。

第三，科学的有效性和可替代的试验设计。灾难的发生发展十分迅速，研究的设计需在灾情快速发展的情况下产生有意义的数据。研究设计在灾害情况下须是容易实施的，但仍要保证研究的科学性。没有科学的有效性，研究就缺乏社会价值，不该进行。在临床试验中，随机对照试验设计通常被认为是收集可靠数据的"金标准"。然而，研究人员、赞助者、研究伦理委员会等方面必须探索其他的试验设计，以提高试验效率和获得有效的试验干预，同时保证科学性和有效性。在使用这些设计之前，必须仔细评估备选试验设计的方法和伦理价值。

第四，社区的参与。由于群体灾害往往容易诱发政治和社会局势的不稳定，让当地社区参与早期研究对于保持公众信任是至关重要的，并且可以确保研究过程和结果能够适应本土文化。研究者可以利用创造性的途径来促进社区参与（例如使用社交媒体）。提高社区领导能力往往是解决不信任和有效沟通的重要因素，以获得民众对灾害或疾病暴发时的研究支持。在与社区的接触中，研究人员、赞助者和研究伦理委员会应该意识到其中潜在的利益冲突。例如，社区领导人可能会通过研究向社区提供服务，以强调自己的权威。

第五，伦理审查和监督。伦理审查的标准机制有时周期较长，无法在灾难一开始就充分准备和审查研究方案。因此，伦理委员会应制定相关程序，在危机情况下加速开展审查。例如，研究伦理委员会或专业伦理委员会（国家或地区层面）可对研究协议进行初步的加速审查，如果研究可能产生重大的伦理问题，则继续进行监督。在灾难情况下的研究应该事先准备好，包括提交部分研究方案，以进行伦理的"预筛选"和起草安排，以便在合作者之间进行数据和样本共享。卫生管理部门还可建立一个国际专家网络，在灾难期间协助当地研究的审查。然而，提前审查通用的研究协议，不能代替在灾难中对特定研究协议的伦理审查，应尽可能地进行地方伦理审查。

二、适应性设计的优势与伦理问题

自 20 世纪中叶以来，生物医学研究广泛应用随机对照试验的设计方法。然而，专家学者

[1] Council for International Organizations of Medical Sciences（CIOMS）. International Ethical Guidelines for Health-related Research Involving Humans. 2016.

仔细研究随机分配受试者的伦理问题,其中存在一个伦理争议:如果试验进展,一个治疗臂显示出更好的效果,是否还应该将同等数量的患者随机分配给所有的治疗臂?适应性设计的产生就是为了解决这一伦理问题。

适应性设计(adaptive trial design)的实施是在不破坏试验科学性、有效性和完整性的前提下,可根据已积累的信息,在研究过程中对试验设计进行适当的调整,如样本大小、剂量、试验对象等。与传统固定设计相比,适应性设计能够最大限度地节省研究时间,增加试验效率。例如在药物临床试验中,可以减少药物研发时间,让更多受试者获益,因而具有更高的经济、临床和伦理学价值。

适应性设计研究人员在说明理由及操作规程后,可在试验中期对收集的数据进行初步分析,在一定程度上检验试验的安全性、有效性和合理性,进而依据目前的结果,调整后续试验方案,甚至可以考虑终止劣效治疗组。适应性设计具有高度灵活性,能够尽量减少资源浪费,降低不必要的风险,缩短试验周期。同时,适应性设计还能达到减少受试者数量的效果。可在试验中期对群组进行调整和删减,在一定程度上减少研究后期所需的样本量。而且,可减少参与无效或劣效药物试验的受试者人数,相比于固定设计更具伦理优势。然而,尽管适应性设计试验能够更有效地获得结果,但其伦理合理性尚未得到充分研究,在实际操作过程中依然存在潜在的问题。

从研究的设计方面考虑,适应性设计的方案灵活性,也随之带来伦理审查与知情同意的复杂性。由于适应性设计本身的实施特点,在试验中期进行调整,删除疗效不佳的组,不可避免地会产生试验后期入组的受试者会得到更好的干预效果的疑问。一些受试者可能认为自己可以等前期试验结束后再入组,从而有机会获得更有利的治疗方案。由此,研究者需要提前告知受试者,参与试验需在试验一开始就入组,而非可以自主选择入组阶段。如此的研究计划才能保障试验的公平性和完整性。

优良的适应性设计能够减少受试者的风险和负担,设计和实施该试验时应该具备较好的"风险/利益"评估标准。但应当注意的是,尽管适应性设计的实施理论上是为了减少参与临床试验的人数,但如果频繁地进行期中分析,往往会需要招募更多受试者。另外,还会延长已经入组的受试者在试验中的等待时间,从而导致样本量或者受试者负担的增大。

三、真实世界证据的伦理价值与隐患

2015 年 7 月,美国《21 世纪治疗法案》通过了真实世界证据(real-world evidence,RWE)扩大应用的提案。该法案指示美国食品药品监督管理局(FDA)将"患者经验数据"纳入新药和设备审查的风险收益的评估中,还授权 FDA 考虑使用临床经验数据作为审查、扩大先前已批准产品说明书的适应证的可行性,扩大可作为医疗器械上市后安全性证据 RWE 的类型[1]。这意味着美国政府把 RWE 作为药品和医疗器械审批决策的补充证据,使 RWE 得到广泛关注。RWE 是指从随机对照试验以外的其他来源获取的医疗保健信息,包括电子健康档案、医疗保险理赔与账单、药品与疾病的登记单,以及从个人医疗器械与保健活动中收集来的数据,如用药方式、药物潜在获益或者安全性方面的数据等。2016 年,美国 FDA 等部门针对《21 世纪治疗法案》中的指示和授权,联合制定"美国企业和 FDA 工作人员指南草案"[2],其中列举了

---

[1] LEVIN M. 21st Century Cures Act Requires FDA to Expand the Role of Real World Evidence [EB/OL]. (2016-12-19)[2018-12-29]. http://www.jdsupra.com/legalnews/21st-century-curesact-requires-fda-to-56141/.

[2] U.S. Department of Health and Human Services,Food and Drug Administration. Center for Devices and Radiological Health,et al. Use of Real-World Evidence to Support Regulatory Decision- making for Medical Devices:Draft Guidance for Industry and Food and Drug Administration Staff:Availability [EB/OL]. (2016-07-27) [2017-08-30] http://trove. nla. gov. au/work/210884133? q&versionId=-231518839.

RWE 的 6 大应用方向：①扩大适应证；②上市后监测研究；③作为批准条件的批准后设备监控；④对照组；⑤补充资料；⑥目标绩效标准和绩效目标。

与临床试验相比，RWE 的优势在于它来源于真实的临床实践，但又不会对临床实践产生影响。这也是 RWE 最重要的伦理价值所在，它可以减少研究本身可能对受试者造成的损害，最大限度地保障受试者权益。数据的应用是 RWE 的优势来源，但同样也是其伦理隐患所在。[1]

第一，RWE 的隐患来自其来源的数据本身的有效性。RWE 来源于临床实践过程中的常规工作，通常来源于不同机构，甚至是不同地区；因而缺乏规范的数据标准，甚至还可能存在"虚假"数据。例如，当试验样本量较小时，出现个别的不良事件对于试验整体的利益风险评估的影响较大，可能会导致研究者采取措施隐瞒或排除；漏报或不确定性数据也会造成 RWE 使用过程出现分析评估的困难；还可能在评估过程中，因采用不恰当的分析方法而出现错误的数据关联等问题。这些 RWE 因数据收集等客观原因导致结果虚假的"RWE"，表面上仅是研究结果的不真实，但如果要作为药物和器械审核的证据，将影响上市药物或器械的所有适用患者，带来不可预估的社会损害。

第二，RWE 在收集和应用过程中需要留意患者的知情权和隐私权保障。临床试验具有明确的试验方案，按照规定的流程可以达成充分的知情同意。但对于在常规诊疗过程中收集真实世界的数据，缺乏明确的要求和指南来规范知情同意，目前仅依靠研究者的自觉履行，难以保障受试者的权益。真实世界的数据来源广泛，大量的信息可以从机构的电子健康和医疗保健记录，或直接从个人医疗器械物联网设备收集获得。来源于临床诊疗实践中的电子病历信息，包括多中心、多机构和多区域数据的实时共享，特别是越来越多的收集途径，甚至可以从社交媒体、通过移动设备和应用程序收集各类健康大数据。目前，即使进行安全技术保障和去隐私化信息，仍具有隐私被恢复和泄露的隐患。已有事实表明这些收集数据的门户网站或其他网络平台，很容易导致患者隐私的泄露。

大数据时代下，RWE 对于医药创新的潜力是巨大的。要最大限度发挥 RWE 的作用，首先需要保证 RWE 的质量，数据应具有完整性、精确性、关联性和可靠性，这是所有科学研究证据的要求，也可以最大限度地避免真实世界数据的偏倚性问题。同时，要保证数据安全和保障患者权益，降低患者因隐私泄露造成损害的风险。

第三节　与研究设计相关的伦理规范和指南

一、《赫尔辛基宣言》有关研究设计的规范和要求

《赫尔辛基宣言》（2013）关于人体医学研究的科学要求和研究方案的相关条款：

第 21 条：涉及人类受试者的医学研究必须符合普遍认可的科学原则，这应基于对科学文献、其他相关信息、足够的实验和适宜的动物研究信息的充分了解。实验动物的福利应给予尊重。

第 22 条：每个涉及人类受试者的研究项目的设计和操作都必须在研究方案中有明确的描述。研究方案应包括与方案相关的伦理考量的表述，应表明本《宣言》中的原则是如何得到体现的。研究方案应包括有关资金来源、申办方、隶属机构、潜在利益冲突、对受试者的诱导，以及对因参与研究而造成的伤害所提供的治疗和（或）补偿条款等。临床试验中，研究方案还必须描述试验后如何给予适当的安排。

[1] 关健. 真实世界证据的医学伦理学价值和问题. 医学与哲学（A），2017，38（10）：27-30.

二、《涉及人的健康相关研究国际伦理指南》中有关研究设计的条款和要求

2016 年世界医学组织理事会（CIOMS）和世界卫生组织（WHO）联合发布的《涉及人的健康相关研究国际伦理指南》（International Ethical Guidelines for Health-related Research Involving Humans）是目前最新的国际规范，此指南的特点在于内容详细，较广泛地考虑发展中国家的需求。

准则 1：科学价值、社会价值以及尊重权利

开展涉及人的健康相关研究，其伦理辩护是研究的科学价值和社会价值：它意味着研究有可能产生保护和促进人类健康所必需的知识和方法。患者、健康专业人员、研究者、决策者、公共卫生官员、制药公司等，他们的活动和决策对个人和公众健康、福利以及如何支配有限的资源产生影响，而这些活动或决策却有赖于研究结果。因此，研究者、申办方、研究伦理委员会和卫生主管部门，必须确保所提出的研究具有科学的可靠性，是构建在已有的充分的知识（prior knowledge）基础之上的，并很可能产生有价值的信息。

尽管具有科学价值和社会价值是开展研究的基础条件，研究者、申办方、研究伦理委员会和卫生主管部门，还须担负起道德责任，确保所有研究是在保障人权，尊重、保护和对研究参与者公平的情形下开展。具备科学价值和社会价值，并不等于有理由让研究参与者或当地社区遭受粗暴对待或不公。

准则 5：临床试验中对照组的选择

作为一般原则，研究伦理委员会必须确保在诊断、治疗或预防性干预措施的试验中，对照组的研究参与者接受已明确有效的干预措施。

在现有研究条件下，没有已明确有效的干预措施，或者把安慰剂添加到已明确有效干预措施上时，安慰剂可以作为对照物使用。

如果存在已明确有效的干预措施，仍然使用安慰剂作为对照物，而不提供有效干预措施给参与者，则必须满足以下条件：

- 使用安慰剂对照要有令人信服的科学理由。
- 延期或不使用已明确有效的干预措施，仅仅给参与者带来超过最小风险值的少许风险，并且风险已被最小化，其中包括有效的缓解措施已落实。

其他研究干预措施和操作程序的风险和受益，应根据"准则 4：研究中潜在的个体受益和风险"所提出的标准进行评估。

准则 20：发生灾难和暴发疾病时开展的研究

如地震、海啸以及军事冲突这样的灾难发生，以及疾病暴发，可能给大规模人群的健康带来突发性和毁灭性的影响。为了找到有效的途径，减少灾难和疾病暴发对健康的影响，健康相关研究应成为应对灾难的一个组成部分。但是，研究的开展不得对灾难受害者造成不当的影响。

涉及灾难和疾病暴发的研究操作，须遵循本准则规定的伦理原则。在这些情境中开展研究，要面临重要挑战，例如，需要尽快认识问题、维持公众信任并克服研究过程中碰到的现实障碍。需要审慎对待这些挑战，平衡其与确保研究的科学有效性以及在研究过程中循伦理原则之间的关系。

研究者、申办方、国际组织、研究伦理委员会和其他利益相关方应确保：

- 在灾难和疾病暴发的迅速蔓延和严峻挑战下，设计的研究必须使之能产出科学有效的结论（见"准则 1：科学价值、社会价值以及尊重权利"）。
- 研究要应对受灾人群和社区的健康需求或当务之需，且不能在受灾地区以外的环境下进行（见"准则 2：在资源贫乏地区开展的研究"）。

- 参与者要得到公平筛选，并且，当某特定人群（如健康工作者）被纳入研究或排除在外时，应给出充分的理由（见"准则 3：在选择个体和群体参与者中受益和负担的公平分配"）。
- 公平分配参与研究的潜在负担和受益，以及研究可能的利益（见"准则 3：在选择个体和群体参与者中受益和负担的公平分配"）。
- 实际评估实验性研究干预措施的风险和潜在的个体受益，尤其当其处于研发初期时更应如此（见"准则 4：研究中潜在的个体受益和风险"）。
- 积极纳入社区参与研究计划的制定，以确保研究的文化敏感性，同时，关注并回应实际的挑战（见"准则 7：社区的参与"）。
- 即便条件有限，也要获得参与者个人的知情同意，除非满足免除知情同意的条件（见"准则 9：有能力给予知情同意的个人""准则 10：修改和免除知情同意"）。
- 要传播研究成果、共享数据，凡研发的有效干预措施或产出的知识能够被受影响社区所获得（见"准则 2：在资源贫乏地区开展的研究""准则 23：建立研究伦理委员会及其审查规范的要求"）。

涉及灾难和疾病暴发的研究最好应提前计划好。卫生部门和研究伦理委员会应制定相应的程序，以确保拥有恰当、便捷和灵活的伦理审查和监督的机制和程序。例如，研究伦理委员会可对研究方案进行预审，以便在危机发生时推进和加快伦理审查的进程。同样，研究者和申办方也可就数据和生物样本的共享提前做出安排，以便研究伦理委员会提前进行审查。

对于在灾难环境中开展研究的研究人员和卫生专家，申办方和研究伦理委员会应评估并寻求将其所面临的风险降至最小。申办方应在研究方案中包括减少不良事件的计划。此外，在研究方案中应包括用于降低风险所需的恰当的资源预算。

三、我国《药物临床试验质量管理规范》（2020）的最新要求

2020 年最新版的《药物临床试验质量管理规范》，简称 GCP，对研究设计也有了更新的内容，包括：

第二条 药物临床试验质量管理规范是药物临床试验全过程的质量标准，包括方案设计、组织实施、监查、稽查、记录、分析、总结和报告。

第四条 药物临床试验应当有充分的科学依据。临床试验应当权衡受试者和社会的预期风险和获益，只有当预期的获益大于风险时，方可实施或者继续临床试验。

第五条 试验方案应当清晰、详细、可操作。试验方案在获得伦理委员会同意后方可执行。

第六条 研究者在临床试验过程中应当遵守试验方案，凡涉及医学判断或临床决策应当由临床医生做出。参加临床试验实施的研究人员，应当具有能够承担临床试验工作相应的教育、培训和经验。

第十条 临床试验的实施应当遵守利益冲突回避原则。

第十二条 伦理委员会的职责是保护受试者的权益和安全，应当特别关注弱势受试者。

（二）伦理委员会应当对临床试验的科学性和伦理性进行审查。

（五）实施非治疗性临床试验（即对受试者没有预期的直接临床获益的试验）时，若受试者的知情同意是由其监护人替代实施，伦理委员会应当特别关注试验方案中是否充分考虑了相应的伦理学问题以及法律法规。

第二十条 研究者应当遵守试验方案。

（一）研究者应当按照伦理委员会同意的试验方案实施临床试验。

（二）未经申办者和伦理委员会的同意，研究者不得修改或者偏离试验方案，但不包括为了及时消除对受试者的紧急危害或者更换监查员、电话号码等仅涉及临床试验管理方面的

改动。

（三）研究者或者其指定的研究人员应当对偏离试验方案予以记录和解释。

（四）为了消除对受试者的紧急危害，在未获得伦理委员会同意的情况下，研究者修改或者偏离试验方案，应当及时向伦理委员会、申办者报告，并说明理由，必要时报告药品监督管理部门。

（五）研究者应当采取措施，避免使用试验方案禁用的合并用药。

第二十二条 研究者应当遵守临床试验的随机化程序。

盲法试验应当按照试验方案的要求实施揭盲。若意外破盲或者因严重不良事件等情况紧急揭盲时，研究者应当向申办者书面说明原因。

第五十七条 试验方案通常包括基本信息、研究背景资料、试验目的、试验设计、实施方式（方法、内容、步骤）等内容。

第五十八条 试验方案中基本信息一般包含：

（一）试验方案标题、编号、版本号和日期。

（二）申办者的名称和地址。

（三）申办者授权签署、修改试验方案的人员姓名、职务和单位。

（四）申办者的医学专家姓名、职务、所在单位地址和电话。

（五）研究者姓名、职称、职务，临床试验机构的地址和电话。

（六）参与临床试验的单位及相关部门名称、地址。

第五十九条 试验方案中研究背景资料通常包含：

（一）试验用药品名称与介绍。

（二）试验药物在非临床研究和临床研究中与临床试验相关、具有潜在临床意义的发现。

（三）对受试人群的已知和潜在的风险和获益。

（四）试验用药品的给药途径、给药剂量、给药方法及治疗时程的描述，并说明理由。

（五）强调临床试验需要按照试验方案、本规范及相关法律法规实施。

（六）临床试验的目标人群。

（七）临床试验相关的研究背景资料、参考文献和数据来源。

第六十条 试验方案中应当详细描述临床试验的目的。

第六十一条 临床试验的科学性和试验数据的可靠性，主要取决于试验设计，试验设计通常包括：

（一）明确临床试验的主要终点和次要终点。

（二）对照组选择的理由和试验设计的描述（如双盲、安慰剂对照、平行组设计），并对研究设计、流程和不同阶段以流程图形式表示。

（三）减少或者控制偏倚所采取的措施，包括随机化和盲法的方法和过程。采用单盲或者开放性试验需要说明理由和控制偏倚的措施。

（四）治疗方法、试验用药品的剂量、给药方案；试验用药品的剂型、包装、标签。

（五）受试者参与临床试验的预期时长和具体安排，包括随访等。

（六）受试者、部分临床试验及全部临床试验的"暂停试验标准""终止试验标准"。

（七）试验用药品管理流程。

（八）盲底保存和揭盲的程序。

（九）明确何种试验数据可作为源数据直接记录在病例报告表中。

第六十二条 试验方案中通常包括临床和实验室检查的项目内容。

以上国际国内相关规范指南中涉及研究设计的相关内容，给我们提供了基本的指导。虽然研究设计有多种变化，但其背后依据的伦理学理念都是一致的。

思考题

1．新冠肺炎疫情暴发，针对新冠病毒疫苗研发的医学试验设计需要注意哪些伦理问题？
2．医学研究适应性设计开展中期数据分析的优缺点，可能带来哪些伦理问题？

延伸阅读资料

1．WMA．Declaration of Helsinki，Ethical Principles for Medical Research Involving Human Subjects，2013．

《赫尔辛基宣言》是由世界医学大会制定的包括以人为受试对象的生物医学研究的伦理原则和限制条件的国际文件。该宣言在保障受试者权益的总体原则指导下，细化规定了风险与受益、弱势群体保护、科学要求与研究方案、研究伦理委员会、隐私和保密、知情同意、安慰剂使用等方面的医学研究伦理原则。就其性质而言，《赫尔辛基宣言》并不是一个具有国际法律约束力的文件，但被多数涉及人体研究的国际和国内文件、伦理指南、法律法规等吸收或列为附件。

2．CIOMS/WHO．International Ethical Guidelines for Health-related Research Involving Human，2016．

国际医学科学组织理事会（The Council for International Organizations of Medical Sciences，CIOMS）是世界卫生组织（WHO）与联合国教科文组织（UNESCO）在1949年成立的非政府组织。CIOMS成立的宗旨在于帮助和促进生物医学领域内的国际活动；从整体上服务于国际生物医学团体的科学利益。在伦理审查领域，1993年CIOMS和WHO共同制定了《涉及人的生物医学研究国际伦理指南》（International Ethical Guidelines on Biomedical Research Involving Human Subjects）。2016年经讨论和修改，颁布了新版本的指南。

3．熊宁宁，刘海涛，李昱，等．涉及人的生物医学研究伦理审查指南．北京：科学出版社，2015．

该书从伦理委员会的视角，对涉及人的生物医学研究伦理审查的要素和热点进行辨析，涉及的主要伦理问题主要包括研究的科学设计与实施、研究的风险与受益、受试者的招募、知情同意、受试者的医疗和保护、隐私和保密、弱势群体的特殊保护等。该书以GCP、《赫尔辛基宣言》《涉及人的生物医学研究国际伦理指南》所提出的公认的伦理原则出发，结合研究实践，为研究伦理委员会的审查提供了指导性意见。

4．陈旻，李红英，临床研究伦理审查案例解析．北京：人民卫生出版社，2016．

该书对临床研究伦理审查过程中常见的问题进行分类归集，每个小节都引入精选案例，然后进行伦理讨论和小结。精选的100个案例短小且经典，涵盖研究的科学设计与实施、研究的风险与受益、受试者的招募、知情同意、受试者的医疗和保护、隐私和保密、弱势群体的特殊保护等伦理审查实例。全书内容基本包含医学研究伦理审查的完整知识体系，伦理分析精练，通俗易懂，让读者触类旁通地掌握临床试验或医学研究中的伦理审查要素。

（陈　旻）

第十一章

人类干细胞研究的伦理问题

【引言】

　　人类干细胞研究是当下生命科学领域的前沿和热点，有望给人类带来突破性的疗法。但是，由于干细胞研究有可能使用人类胚胎，甚至是人-动物胚胎，这引发了一系列伦理争论，包括人类胚胎的道德地位问题。近年来，随着"干细胞旅游"（一些绝望的患者去异国异地接受未经验证和审批的干细胞疗法）的出现[1,2,3]，未经科学验证和监管机构批准的干细胞治疗的伦理问题引起全球关注。一些诊所和公司给患者提供未经验证的疗法，收取高额的费用，患者的身体和健康处于风险之中[4]。本章旨在介绍人类干细胞研究关涉的伦理问题，重点分析人-动物胚胎研究，以及干细胞治疗的伦理争论，并介绍一些国家针对人类干细胞研究的伦理和法律规范、监管政策和国际共识。

知识要点 ···

　　人类胚胎干细胞研究伦理
　　人-动物胚胎研究伦理
　　干细胞治疗的伦理问题
　　人类干细胞研究的伦理、法律法规

···

案例 11-1 ────

　　2017年3月16日，《新英格兰医学杂志》第376期上发表了两篇有关干细胞治疗黄斑变性的文章，但是它们的结果却截然不同。其中一项研究由日本 RIKEN 发育生物学中心的高桥雅代（Masayo Takahashi）博士领导，通过移植来源于自体诱导性多能干细胞（iPSCs）分化产生的单层视网膜色素上皮（RPE）细胞移植片来治疗一名女

1　Lindvall，O. and Hyun，I. Medical Innovation Versus Stem Cell Tourism．*Science*．2009，324：1664-1665.
2　Murdocha，C.E. and Scott，C.T. Stem Cell Tourism and the Power of Hope．*American Journal of Bioethics*．2010，10：16-23.
3　MacReady，N．The Murky Ethics of Stem-Cell Tourism．*Lancet Oncology*．2009，10：317-318.
4　Charo，R.A．On the Road（to a Cure?）-Stem-Cell Tourism and Lessons for Gene Editing．*New England Journal of Medicine*．2016，374（10）：901-903.

案例 11-1（续）

性患者的新生血管性老年性黄斑变性（AMD）（临床备案号 UMIN000011929）。在一年研究期间和最近于 2016 年 12 月 9 日进行的评估中，移植的 iPSC-RPE 移植片没有发生排斥反应的迹象，患者的视力已经稳定，无持续的不良反应。事实上，高桥团队从 2 例患者制得 iPSC，因担心第 2 例患者 iPSC 的遗传完整性，出于谨慎的考虑，研究者决定不对其实施移植[1]。

　　另一项研究在美国佛罗里达的一家以盈利为目的的干细胞诊所进行。虽然《新英格兰医学杂志》的文章没有指出这家佛罗里达诊所的名字，但值得注意的是，这项治疗在美国 NIH 网站（www.clinicaltrials.gov）上注册（注册号 NCT02024269），赞助商是 Bioheart 公司，这是位于佛罗里达的 U.S. Stem Cell 公司的一部分。这家公司的科学主管科梅拉（Kristen Comella）称，他们的干细胞疗法也被广泛用于治疗运动损伤，以及克罗恩病、脊髓损伤等疾病，已经治疗了 7000 多位患者，很少有副作用的报道，所以这些干细胞疗法的安全性很好[2]。但是据《新英格兰医学杂志》的这篇文章报道，3 例老年女性 AMD 患者各支付了 5000 美金，在这家诊所接受了所谓的干细胞疗法，结果导致 1 例女性患者失明，另外 2 例患者有明显的视力丧失[3,4]。

　　问题与思考：

　　1．干细胞临床研究应该遵守哪些伦理指导原则？

　　2．"干细胞治疗"现象背后有哪些伦理和监管问题？

第一节　人类干细胞研究关涉的伦理问题

　　人类干细胞研究是生命科学中发展最快速的领域之一。科学家一直在探索新工具、新方法，使干细胞尽早地从实验室研究走向临床应用，帮助患者提高生活质量。同时，每一个新突破、新发现都有可能挑战传统观念，引发相应的伦理问题。

一、干细胞的定义和分类

　　干细胞（stem cell）是一类具有自我更新、高度增殖和多向分化潜能的细胞，可以进一步被诱导定向分化成为各种不同的细胞、组织和器官。干细胞研究与应用被美国《科学》杂志列入 1998 年和 1999 年世界十大科技成果之中。根据干细胞分化潜能，干细胞分为全能干细胞、多能干细胞和单能干细胞。根据干细胞来源，干细胞主要分为胚胎干细胞和成体干细胞两类。胚胎干细胞是胚胎发育早期，即受精卵发育分化初始阶段囊胚内的一组细胞。胚胎干细胞具有全能性，可以自我更新、高度增殖，以及分化为体内任何细胞、组织和器官。成体干细胞存在

---

[1] Mandai, M., et al. Autologous Induced Stem-Cell-Derived Retinal Cells for Macular Degeneration. *New England Journal of Medicine*. 2017, 376（11）：1038-1046.

[2] Stein, R. Women Blinded by Unproven Stem Cell Treatments. 2017. 3 https://www.npr.org/sections/health-shots/2017/03/15/520118310/3-women-blinded-by-unproven-stem-cell-treatments.

[3] Kuriyan, A.E., et al. Vision Loss after Intravitreal Injection of Autologous "Stem Cells" for AMD. *New England Journal of Medicine*. 2017, 376（11）：1047-1053.

[4] Daley, G.Q. Polar Extremes in the Clinical Use of Stem Cells. *New England Journal of Medicine*. 2017, 376(11):1075-1077.

于身体的某些组织中，如血液或者皮肤。它们像身体的一个修复系统，补充专门的细胞，同时维持整个机体正常的新陈代谢。

二、体细胞核移植技术

用于人类胚胎干细胞研究的胚胎主要来源于试管授精诊所，由不孕夫妇捐赠，或者通过体细胞核移植技术（somatic cell nuclear transfer，SCNT）制造。体细胞核移植技术指的是将一个成体细胞，如皮肤细胞中的细胞核嵌入一个去细胞核的卵子中，这个带有皮肤细胞基因物质的卵子被刺激生成一个胚泡，然后从中可以提取胚胎干细胞，这也是培育出多利羊的克隆技术。用于科学研究的体细胞核移植技术通常被称为治疗性克隆，而用于生殖目的的体细胞核移植技术被称为生殖性克隆。由于用这种技术制造胚胎是一个低效的过程，在研究中面临的一个难题是缺乏足够的卵子。有研究者提议在研究中使用动物卵子代替人类卵子，从而解决人类卵子短缺的问题。人类胚胎干细胞研究和克隆技术的发展在全球引发了一系列伦理争论，其中包括人类胚胎的道德地位问题、克隆技术的伦理问题、人 - 动物胚胎的伦理问题等。

三、诱导性多能干细胞

2007 年 11 月和 12 月，日本京都大学山中伸弥（Shinya Yamanaka）小组和美国威斯康星大学汤姆森（James A．Thomson）小组相继报道，利用基因对人体细胞进行重编程可以制造"诱导性多能干细胞"（iPS），诱导性多能干细胞具有人类胚胎干细胞的特征，而不需要毁坏人类胚胎[1,2]。他们的科学突破掀起了全球诱导性多能干细胞研究热潮。在很多方面，诱导性多能干细胞技术看起来是用一种伦理上没有争论的策略，找到治疗退行性疾病的方法[3]。但是，很多事实表明，在制造诱导性多能干细胞的过程中，山中伸弥小组使用逆转录酶病毒，将四个基因转入老鼠和人的皮肤细胞，而逆转录酶病毒在基因治疗临床试验中存在很大风险，实现诱导性多能干细胞真正的临床应用价值还需要克服一些致命的病毒问题[4]。在这种情况下，人类胚胎干细胞研究和治疗性克隆在干细胞研究中仍然具有其优势。

四、干细胞临床研究和治疗

干细胞研究的最终目的是将实验室研究的成果转化为临床可应用的疗法，帮助受一系列疾病和伤痛折磨的患者。近年来，干细胞临床转化研究在全球风生水起。截至 2021 年 11 月，全球共有 8000 多项干细胞临床试验在 clinicaltrials．gov 网站登记注册，除了相对比较成熟的造血干细胞移植（共有 2000 多项）外，临床试验中用的最多的细胞种类是间充质干细胞，相对较少的是诱导性多能干细胞和人类胚胎干细胞。由于干细胞产品复杂而新颖，其临床试验仍然面临一些技术障碍，如致瘤风险，仅有少数的临床研究有充足的数据证明临床效益[5]。到 2020 年，全球仅有 14 个干细胞产品被批准上市，其中没有中国的产品。[6]

[1] Takahashi K，et al．Induction of Pluripotent Stem Cells from Adult Human Fibroblasts by Defined Factors *Cell*. 2007. 131(5):861-872.

[2] Yu, J.，et al．Induced Pluripotent Stem Cell Lines Derived from Human Somatic Cells．*Science*．2007．318（5858）：1917-1920.

[3] Gottweis，H. and Minger，S. iPS Cells and the Politics of Promise．*Nature Biotechnology*．2008．26：271-272.

[4] Edelstein，M.L.，Abedi，M.R. and Wixon，J. Gene Therapy Clinical Trials Worldwide to 2007-An Update．*The Journal of Gene Medicine*．2007．9（10）：833-843.

[5] Trounson，A. and McDonald C．Stem Cell Therapies in Clinical Trials：Progress and Challenges．*Cell Stem Cell*．2015，17T11-22.

[6] 何萍，程涛，郝莎．干细胞临床研究的现状及展望．中国医药生物技术．2020，15（3）：290-294.

　　尽管如此，有一些诊所和公司还是给绝望的患者提供未经验证的干细胞疗法，收取高额的费用。十多年前这些诊所和公司主要位于监管宽松或缺失的发展中国家，如印度；但近几年，这类诊所和公司在美国、澳大利亚、德国等发达国家也不断涌现[1]。这些干细胞疗法的安全性和有效性还未确证，有的患者，如案例中的老年性黄斑变性患者，接受干细胞治疗后出现了失明等问题。早在 2009 年，有文章报道一位患有共济失调的以色列男孩被父母带到莫斯科进行实验性干细胞治疗。这位患者在接受神经干细胞移植后，因干细胞致瘤问题而死亡[2]。干细胞治疗乱象中的伦理和管理问题也引起科学界、生命伦理学界和管理者的关注和担心。

　　总之，随着干细胞研究的进展，人们对干细胞研究不同阶段的伦理问题关注的重点也随之发生了一些改变。人类胚胎干细胞的成功提取使人类胚胎的道德地位问题再次成为伦理讨论的焦点。体细胞核移植技术的应用，尤其是克隆人问题，以及人 - 动物胚胎研究都挑战了人们的传统观念。诱导性多能干细胞似乎暂时舒缓了人们对胚胎干细胞研究的担忧，但是干细胞临床研究和治疗又引发了干细胞研究新的伦理问题。

第二节　干细胞研究的伦理争论和分析

　　具有不同文化和宗教信仰的人，以及对干细胞研究有不同利益诉求的人对于人类干细胞研究的伦理问题，包括人类胚胎的道德地位问题、克隆技术的伦理问题、人 - 动物胚胎研究的伦理问题、干细胞临床研究和应用的伦理问题等有不同的看法。本节将重点分析人 - 动物胚胎研究，以及干细胞治疗的伦理争论。

一、人类胚胎干细胞和克隆问题

　　人类干细胞研究早期的伦理争论主要针对人类胚胎干细胞研究，其中最根本的问题是围绕人类胚胎的道德地位的争论，即胚胎是不是人，胚胎是否具有和人一样的道德地位。反对方提出胚胎也是人，具有和人一样的道德地位，不能破坏胚胎用于研究或治疗目的。支持方提出胚胎不同于人。生物学意义上的人（human being），如人类胚胎，不具备人格意义上的人（person）拥有的所有生物学、精神（自我意识）和社会层面，因此人类胚胎不享有和人一样的道德地位[3]。不同的文化和宗教传统看待胚胎的道德地位不同。这个问题早在关于堕胎或者辅助生殖技术的争论中都未解决，也似乎没有真正新的论证被提出；因此，在关于干细胞研究的伦理争论中，这个问题也很难被解决[4]。大多数国家针对干细胞研究的立法接受了某种中间立场。

　　体细胞核移植技术（也被称为克隆技术）可用于生物医学研究的目的（治疗性克隆）和生殖的目的（生殖性克隆）。治疗性克隆伦理争论的核心仍然涉及人类胚胎的道德地位问题，因为和人类胚胎干细胞研究一样，治疗性克隆在研究中需要毁坏胚胎。反对者认为毁坏胚胎等于杀人。而支持治疗性克隆的论证强调治疗性克隆在生物医学研究中的作用，以及给患者带来的希望；胚胎不同于人，虽然胚胎理应得到一定的尊重，但没有充分的理由禁止胚胎用于治疗性

[1] Berger，I. et al. Global Distribution of Businesses Marketing Stem Cell-Based Interventions. *Cell Stem Cell*. 2016，19：158-162.

[2] Amariglio，N.，et al. Donor-Derived Brain Tumor Following Neural Stem Cell Transplantation in an Ataxia Telangiectasia Patient. *PLoS Medicine*. 2009，6（2）：0001-0018.

[3] 邱仁宗. 基因编辑技术的研究和应用：伦理学的视角. 医学与哲学. 2016，37（7A）：1-7.

[4] Harris，L.H. Ethics and Politics of Embryo and Stem Cell Research：Reinscribing the Abortion Debate. *Women's Health Issues*. 2000，10：146-151.

克隆研究。相反，生殖性克隆（也被称为克隆人）问题基本已达成国际共识，即生殖性克隆得不到伦理学辩护，应该禁止生殖性克隆。其主要原因包括生殖性克隆将给克隆人带来严重的身体、心理和社会伤害，这也对人权、人的尊严和亲属关系等提出了目前难以应对的挑战。

二、人-动物胚胎研究

人-动物胚胎研究的建议一经提出就引起了激烈的争论。反对者对此有道德厌恶感，认为这触犯了道德禁忌，会走向道德滑坡。他们提出人-动物胚胎是非自然的，跨越了物种界限，侵犯了人类尊严。而支持者提出在体细胞核移植技术中使用动物卵子和人类卵子之间没有道德区别，这并未违背自然；只要这些胚胎不被植入妇女体内，制造人-动物胚胎用于科学研究是可以接受的，因为其潜在的研究利益远大于伦理问题和技术风险。具体论证如下：

（一）道德厌恶感论证

对于制造人-动物胚胎，人们通常就有一种本能上的反感[1]。这种自古以来对畸形的人兽混合体的恐惧至今还停留在现代社会中。很多人的直觉是，这导致的结果将会很糟糕[2]。在伦理决定中是否应该考虑这种情感和直觉的力量仍然是一个有争议的哲学问题。仅仅依靠情感，如生气、愤怒，或者恐惧的伦理判断可能会被误解。直觉较之情感具有直接的认识论的力量，似乎不需要进一步的辩护。但是，直觉是假定的，它们在某些时候乍看起来有一定的道理，但是如果有好的理由，就会被推翻[3]。所以，这种基于直觉和情感的判断，对制造人-动物胚胎产生的道德厌恶感很难反映事实。

（二）道德禁忌论证

道格拉斯（Mary Douglas）（1966）[4]认为禁忌来自概念上的界限。在很大意义上，人类对于分类制度而言有着象征性作用，并尽力规避那些威胁概念界线的反常实践。有人认为制造人-动物胚胎触犯了道德禁忌，因为相对于先辈们的社会和宇宙的分类制度，这似乎是反常的，不合乎原有的道德判断。人和动物混合体既不纯粹是动物，又不纯粹是人类，这就模糊了分类制度，冒犯了人类区别于非人类动物的有价值的概念、社会和道德界线。但是很多曾经在道德上格格不入的行为现在已经被人们所接受，如避孕、输血、器官移植、同性恋等。禁忌是社会习俗，它们来自不同的历史和文化背景。随着这些大背景的变化，这些禁忌也会相应改变[5]。道德禁忌本身无法为是否应该制造人-动物胚胎提供一个可靠的伦理评价基础。

（三）道德滑坡论证

人们担心制造人-动物胚胎用于研究会走向道德滑坡，在将来会导致令人不快的行为。例如，允许这种胚胎研究会使妇女用一些动物 DNA 制造婴儿；现在同意细胞核移植研究中使用动物卵子，有可能使我们在将来接受制造任何类型的人-动物胚胎。对这种道德滑坡给予回应的论证是利用立法阻止滑坡。例如，人类胚胎干细胞研究中使用的胚胎体外培养期限自受精或核移植开始不得超过 14 天[6]，不得将上述胚胎移植入妇女体内。

[1] Harris，J. *Clones，genes，and immortality：Ethics and the genetic revolution*. New York：Oxford University Press. 1998. 177.

[2] Wade，N. Is the World Ready for a Man-Mouse? *New York Times*. 2002. 15.

[3] Ross，W. D. *The Right and the Good*. *Oxford*：Oxford University Press. 1930.

[4] Douglas，M. *Purity and Danger*. London：Routledge and Kegan Paul. 1966.

[5] Karpowicz，P.，Cohen，C. and van der Kooy，D. 2004. It is Ethical to Transplant Human Stem Cells into Nonhuman Embryos. *Nature Medicine*. 10：331-35.

[6] 胚胎研究不能使用受精后超过 14 天的胚胎，这个"14 天界限"的由来请参见 Mulkay，M. *The Embryo Research Debate：Science and the Politics of Reproduction*. Cambridge University Press，1997. 英国、中国的人胚胎干细胞研究政策，以及国际干细胞研究协会（ISSCR）2008、2016 版本的干细胞研究指南也采用了人胚胎研究的"14 天界限"。近年来，有研究证明，在体外培养 14 以上的人类胚胎研究是可行的。国际干细胞研究协会在 2021 年更新的《干细胞研究和临床转化指南》中，呼吁各国引导公众参与讨论这些研究带来的科学意义及其伦理、社会问题。

　　道德厌恶感、道德禁忌、道德滑坡这三个论证其实都可以归结为道德混乱论证，因为人 - 动物胚胎研究有悖于世界原有的道德观念，人们担心这种新技术会打破正常的社会和道德秩序，从而出现危及人类生存的混乱状况。但是由于传统的道德观念而禁止人 - 动物胚胎研究的论点缺少足够有力的证据，科学家使用这种技术是为了医学上治病救人的目的，而不是为了制造伤害人类的怪物。道德的意义应该使研究人员在技术应用中持严谨的态度，而不是阻止这项技术。

（四）人类尊严论证

　　反对者提出人 - 动物胚胎研究侵犯了人类尊严，他们担心人类和非人类将被混合的方式是否会诋毁，或者甚至消除人类和非人类动物的特殊价值，尤其强调这对人类的影响。在关于安乐死、辅助生殖技术的争论中，有些人曾使用人类尊严这个论证为他们的立场辩护。但是，那些提出这个概念的人们却没有详细阐述他们说的人类尊严是什么意思[1]。例如，罗伯逊（John Robertson）认为，拒绝个体通过使用新的辅助生殖技术拥有一个他们想要的孩子的权力违背了人类尊严[2]。但是，他也遭到了那些宣称使用这些技术侵犯了人类尊严的人们的辩驳。由于没有对人类尊严的界定进行澄清，有些评论家，如麦克林（Ruth Macklin）提出这是个没有用的概念[3]。主张制造人 - 动物胚胎是错误的论证应该进一步描述，在干细胞研究的特殊性方面，到底怎样做，便是侵犯人类尊严。

（五）自然主义论证

　　反对者提出，将人类细胞、组织、器官转移到非人类身上侵犯了这些生命的自然目的，改变了它们的功能，这样做会与自然的世界功能中有序的方式相反[4]，因此是非自然的、错误的。按照他们绝对的"非自然"论证，如果一个人将自己的器官捐赠给另一个人，或者使用辅助生殖技术，这些实践就侵犯了和人类有关的自然功能。然而我们知道，这些介入实际上会帮助人们获得他们活着和生殖的更宽泛的"自然"目的。非自然论证的问题在于："它没有解释什么时候介入自然在伦理上是可接受的，什么时候不行，为什么某种自然特征总是含有某种道德重要性"[5]。因此，非自然论证没有足够的证据来判断制造人 - 动物胚胎是错误的。另一种自然主义论证是物种统一论证。反对者认为，跨越物种界线会造成道德混乱，减少赋予人类的更高的道德地位，这可能会威胁我们的社会结构，因此我们需要维护传统的人类和非人类之间的物种界线。但是，跨越传统物种界线，以及如果跨越界线将会制造社会和道德混乱同样需要证实[6,7,8]。

　　综上所述，道德混乱（道德厌恶感、道德禁忌、道德滑坡）、人类尊严、自然主义（非自然和物种统一）等论证不足以反对人 - 动物胚胎研究。但是，我们在接受人 - 动物胚胎研究的同时也需要制定合理的法律法规，例如，此项研究必须有严格的监管和审批制度。"14 天界限"和"不得将人 - 动物胚胎植入妇女体内"两条限令需要有明确的立法。

[1] Karpowicz，P.，Cohen，C. and van der Kooy，D．2005．Developing Human-Nonhuman Chimeras in Human Stem Cell Research：Ethical Issues and Boundaries．*Kennedy Institute of Ethics Journal*．15：107-34.

[2] Robertson，J.A．1994．*Children of Choice：Freedom and the New Reproductive Technologies*．Princeton，NJ：Princeton University Press.

[3] Macklin，R．2003．Dignity Is a Useless Concept．*British Medical Journal*．327：1419-20.

[4] Midgely，M．2000．Biotechnology and Monstrosity：Why We Should Pay Attention to the "Yuk Factor." *Hastings Center Report*．30（5）：7-15.

[5] Karpowicz，P．，Cohen，C. and van der Kooy，D．2005．Developing Human-Nonhuman Chimeras in Human Stem Cell Research：Ethical Issues and Boundaries．*Kennedy Institute of Ethics Journal*．15：107-34.

[6] Rollin，B.E．2003．Ethics and Species Integrity．*American Journal of Bioethics*．3（3）：15-16.

[7] Charland，L.C．2003．Are There Answers? *American Journal of Bioethics*．3（3）：W1-2.

[8] Streiffer，R．2003．In Defense of the Moral Relevance of Species Boundaries．*American Journal of Bioethics*．3（3）：37-38.

三、干细胞治疗

在人类干细胞研究领域，当下最受关注的是干细胞治疗的伦理和监管问题。这里的"干细胞治疗"指的是未经科学验证和监管机构批准的干细胞治疗，如案例中美国佛罗里达的一家以盈利为目的的干细胞诊所提供的干细胞疗法，而不是传统的已被广泛应用的造血干细胞移植，或者已经被批准上市的干细胞产品的临床应用。在任何涉及人的生物医学研究中，研究者都需要坚持尊重、有利和公正原则，划清医疗与研究的界限。"医疗"仅仅旨在增进个别患者的健康，为他们提供诊断、预防或治疗。相比之下，"研究"通常都有正式的研究计划和程序。在研究过程中，研究者必须考虑下列要求：尊重人的原则要求知情同意；有利原则要求进行风险/受益评估；公正原则要求受试者的选择在程序和结果上都是公平的；对受试者参加研究不得收取任何费用等。并且这些原则要求研究者关心和保护受试者[1]。

任何医疗新技术或新产品在得到监管部门的上市许可，进入临床应用前，需要先完成基础研究、临床前研究和临床试验，证明其安全性和有效性[2]。基于干细胞产品的临床试验比一般的药物临床试验更为复杂。国际干细胞研究协会特别强调试图开发干细胞产品使其成为医疗手段的难处，包括："干细胞自我更新和分化很难控制；很多疾病的动物模型不能精确反映人类疾病；将人体细胞移植到动物不能全面预测将人类细胞移植到患者时的免疫或其他生物反应；干细胞和它们的衍生物可能会形成异常的组织和肿瘤；干细胞可能来自不同年龄、性别和民族的捐赠者，带有不同的分子信号"[3]。这可能也是为什么到目前为止全球仅有十余个干细胞产品上市的重要原因之一。

目前干细胞治疗呈现出下列特征：很多诊所和公司都通过网络直接向患者推销自己的干细胞疗法，声称这是安全、有效的，可以治疗一系列疾病，包括神经系统疾病、心血管疾病等，并且收取高昂的费用。但是这些网上的描述过于乐观，并未被同行评议的文献所证实，也很少告知患者这些治疗潜在的风险[4,5,6]。邱仁宗（2013）提出干细胞治疗存在临床伦理和研究伦理问题。临床伦理问题包括：

第一，违反了有利/不伤害原则。虽然一些医务人员声称给患者提供干细胞治疗是为了解除他们的痛苦，但是提供未经验证的疗法可能会给患者带来伤害，确实有一些报道反映干细胞治疗有致瘤性等问题。

第二，违反了知情同意的要求。这些诊所和公司在网站上向患者提供的信息夸大收益，隐瞒或缩小风险，对于处于绝望的患者实质上构成欺骗行为。这种做法是不合伦理的，也违反了《执业医师法》和《侵权责任法》。

第三，违反了公平的要求。很多干细胞疗法是试验性的，患者其实是受试者，参加研究不得收取任何费用，而他们却需要支付高昂的费用[7]。

研究伦理问题主要指干细胞治疗的提供方不想做或者反对做临床试验。他们认为干细胞治疗的安全性已经得到证明，唯有患者知道疗法是否有效，临床试验是"学术八股"[7]。事实

---

[1] *The Belmont Report*：*Ethical Principles and Guidelines for the protection of human subjects of research*. http：//ohsr.od.nih.gov/guidelines/belmont.html.

[2] 陈元方，邱仁宗. 生物医学研究伦理学. 北京：中国协和医科大学出版社. 2003，87-88.

[3] ISSCR，*ISSCR Guidelines for the Clinical Translation of Stem Cells*. 2008.

[4] Lau，D.，et al. Stem Cell Clinics Online：The Direct-To-Consumer Portrayal of Stem Cell Medicine. *Cell Stem Cell 2008*，3：591-594.

[5] Regenberg，A.C.，et al. Medicine on the Fringe：Stem Cell-Based Interventions in Advance of Evidence. *Stem Cells 2009*，27：2312-2319.

[6] Turner，L. and Knoepfler，P. Selling Stem Cells in the USA：Assessing the Direct-to- Consumer Industry. *Cell Stem Cell*. 2016，19（2）：154-157.

[7] 邱仁宗. 从中国"干细胞治疗"热论干细胞临床转化中的伦理和管理问题. 科学与社会. 2013，3（1）：8-25.

上，他们混淆了常规的已经验证的造血干细胞移植和目前未经验证的干细胞治疗。患者的主观经验，尤其是患者在干细胞治疗提供方的网页上描述的治疗的有效性，无法构成客观证据。任何干细胞产品在进入临床应用前都需要进行严格规范的临床试验，证明其安全性和有效性。提供干细胞治疗的机构可能不懂临床试验的重要性，亦或不愿意进行临床试验，因为"不想花数百万美元去证明这种治疗是无效的"[1]。

干细胞治疗现象的背后是各利益相关方的博弈：干细胞提供方追求商业利益；绝望的患者渴望救命稻草；科学家和临床医生重视临床研究和患者安全；监管机构寻求合理的监管机制。考虑到一些患者无药可救，有学者提出可以尝试基于干细胞的医疗创新，即干细胞疗法不必按照传统的临床试验模式，先用于少量患者的治疗，但这也需要经过严格的科学和伦理审查，确保患者的安全[2]。由于未经验证的干细胞治疗会给患者带来很大的风险和不确定的后果，监管机构长期面临的困境是，如何在简化审批流程与确保产品投入临床使用前有足够的证据之间取得平衡。

第三节　人类干细胞研究的伦理和法律规范

由于不同国家有不同的宗教和文化传统，全球各国的人类胚胎干细胞和克隆研究监管政策有很大差异，总体可以分为三种：限制型、宽大型以及介于限制和宽大之间[3]。持限制型政策的国家执行从监禁到罚款的刑事处罚，如加拿大和德国从刑事上禁止生殖性干预，也限制胚胎研究，澳大利亚的法律将生殖系被改变的胚胎，或者仅仅为了研究制造出来的胚胎视为"禁止的胚胎"。宽大型政策认为科学有益于人类，极力推动科学进步，如英国和中国都允许人类胚胎干细胞研究和治疗性克隆。最常见的管理办法是介于限制型和宽大型之间，即政府允许在生物医学研究中使用胚胎和生殖系细胞，对此严加监管，但通常禁止它们用于生殖目的[3]。下文将主要介绍欧美国家和中国的情况。

一、人类胚胎干细胞和克隆研究

在美国，不同总统和不同的州制定的人类胚胎干细胞研究政策都不同。前总统布什不允许将美国联邦政府的钱用于资助人类胚胎干细胞研究，科学家在研究中只能使用在 2001 年 8 月 9 日之前已经建好的人类胚胎干细胞系。奥巴马总统上任后，在 2009 年 3 月 9 日签署行政命令取消了上述限令，推动了美国干细胞研究领域的发展。美国的加利福尼亚州于 2005 年 11 月通过 71 议案（Proposition 71），资助人类胚胎干细胞研究。相反，另一些州如路易斯安那等，依然禁止所有的胚胎研究。

在欧洲，人类胚胎干细胞研究政策也是千差万别。英国和瑞典的政策相对比较宽松，而德国、奥地利、意大利等却坚持限制性的管理方法。英国早在 90 年代初就已经通过《人类受精和胚胎学法案》（1990），并设立人类受精和胚胎学管理局（HFEA）对胚胎研究进行管理。当 1997 年克隆羊多利诞生、1998 年人类胚胎干细胞被成功分离时，英国已经较有经验来应对相关伦理争论，制定相应对策。英国成为世界上最早制定人类胚胎干细胞研究法律的国家之一。基于《人类受精和胚胎学法案》（1990）《人类受精和胚胎学（研究目的）条例》（2001）允许在干细胞研究中使用人类胚胎，但必须在 14 天之内将胚胎销毁，并且不能将胚胎植入妇女体

1 Cyranosk D．Stem-cell Therapy Faces More Scrutiny in China— But Regulations Remain Unclear for Companies That Supply Treatments．*Nature*．2009，459：146-147．

2 Lindvall，O．and Hyun，I．Medical Innovation Versus Stem Cell Tourism．*Science*．2009，324：1664-1665．

3 Isasi，R．Kleiderman，E．and Knoppers，B.M．Editing Policy to Fit the Genome? *Science*，2016，351（6271）：337-339．

内。经过两年多复杂的讨论和立法程序，新的法案《人类受精和胚胎学法案》（2008）最终清除了跨物种胚胎研究的禁令，允许人 - 动物胚胎研究。总之，英国的人类胚胎干细胞研究坚持实用、宽松的政策，但同时具备严格的法律监管人类胚胎干细胞研究[1]。

在中国，科技部和卫生部于 2003 年 12 月 24 日联合颁布了《人胚胎干细胞研究伦理指导原则》。其中规定，用于研究的人类胚胎干细胞只能通过下列方式获得："体外受精时多余的配子或囊胚""自然或自愿选择流产的胎儿细胞""体细胞核移植技术所获得的囊胚和单性分裂囊胚""自愿捐献的生殖细胞"。和英国的政策一样，中国的伦理指导原则也规定，用于研究的所有胚胎不得超过 14 天，允许治疗性克隆，禁止将人的生殖细胞与其他物种的生殖细胞结合，禁止生殖性克隆。这个伦理指导原则至今未作修改和更新。

目前，允许在干细胞研究中使用人类胚胎的国家大体上都支持将体细胞核移植技术用于研究目的，即治疗性克隆。但是，世界上大多数国家，包括中国明确表示，禁止将体细胞核移植技术用于生殖目的，即生殖性克隆。

二、干细胞临床转化研究

由于干细胞科学的新颖性和复杂性，每个国家都面临如何监管干细胞临床转化研究和干细胞产品的挑战。美国最早颁布干细胞临床研究和产品的审批办法《人类、细胞和组织产品管理》（2007），将干细胞产品纳入"生物类"药品，由美国食品药品监督管理局（FDA）负责审批监管。欧盟也采用了类似美国的模式，将非同源的干细胞产品定义为药品，按照欧洲药品管理局（EMA）的《先进治疗药品法规》（2007）进行审批监管。经过十多年的探索，中国最终在 2015 年颁布《干细胞临床研究管理办法（试行）》（以下简称《管理办法》）。《管理办法》的初衷是为了治理干细胞治疗乱象，应该被理解为非严格规定的、以"备案"为主要形式的"临床研究"管理模式。2017 年底，《细胞制品研究与评价技术指导原则》的推出，标志着一种以"药品"研发为主要目的的"临床试验"管理模式在我国正式实施。所以我国目前的监管机制是一种"临床研究"和"临床试验"相结合的"类双轨制"[2]。

鉴于干细胞产品和传统化学药有所区别，近年来，一些国家在不断探索干细胞临床研究的创新性治理模式。干细胞临床研究的全球监管出现了多样化的方式。有的国家和地区采用了较为灵活的适用于人类细胞和组织产品的市场批准路径[3]。例如，美国从 2012 年开始引入了快速通道审批（fast track approval）、加速审批（accelerated approval）和突破性治疗认定（breakthrough therapy designation）这三种监管豁免；欧盟采用了同情用药（compassionate use）方案；日本允许干细胞产品经过早期临床试验后进入有条件的、有限期的市场审批；如果有10 位患者的临床数据显示有效，那么干细胞产品就可以被有条件地批准[4]。一些学者提出日本的改革过于激进，他们担心患者的健康风险问题[5]。

为了促进全球干细胞研究、临床转化和相关研究活动有效、适当和可持续地开展，国际干细胞研究协会发布了《干细胞研究和临床转化指导原则》（2021），其中提出了干细胞研究和临床转化应该遵守的基本伦理原则：科研诚信、患者福利至上、尊重研究对象、透明、社会

[1] Lovell-Badge，R．The Regulation of Human Embryo and Stem-Cell Research in the United Kingdom．*Nature Reviews Molecular Cell Biology*．2008，9：998-1003．
[2] 袁宝珠．干细胞研究产业发展及监管科学现状．中国药事．2014，28（12）：1380-1384．
[3] 陈海丹．干细胞临床研究政策回顾与展望．自然辩证法通讯．2018，40（3），81-86．
[4] Rosemann，A．，Bortz，G．，Vasen，F．，and Sleeboom-Faulkner，M．Global Regulatory Developments for Clinical Stem Cell Research：Diversification and Challenges to Collaborations．*Regenerative Medicine*．2016，11（7）：647-657．
[5] Sipp，D．Conditional Approval：Japan Lowers the Bar for Regenerative Medicine Products．*Cell Stem Cell*．2015．16：353-356．

公正，并且为基于实验室的人类胚胎干细胞研究、胚胎研究和相关的研究活动，以及干细胞的临床转化、传播、干细胞研究的标准提供指导[1]。国际干细胞研究协会谴责未经验证的干细胞疗法，它们在符合本指导原则和相关法律的临床研究或医疗创新之外，特别是作为商业活动开展，这些干细胞疗法还没有充分的安全性和有效性证明其合法性。使用这些干细胞疗法后出现了严重的不良事件（如案例 11-1），而且其长期的安全性仍然未定。因为这些未被验证的干细胞疗法不仅将患者置于风险之中，也会严重威胁干细胞研究共同体的声誉，造成干细胞科学和临床进展实际状况的混乱，国际干细胞研究协会一直以来都反对这类干细胞疗法，在更新的指导原则中，也强烈警告未经验证的干细胞疗法过早商业化，并提出建议，以遏制干细胞疗法的过早或不当商业化。

　　本章主要分析了人类干细胞研究关涉的伦理问题，其中包括人类胚胎干细胞研究和克隆、人 - 动物胚胎研究，以及干细胞治疗的伦理问题。未经科学验证和监管机构批准的"干细胞治疗"违反了有利 / 不伤害伦理原则，也违反了知情同意和公平等要求，使一些患者处于风险之中。安全、有效的干细胞产品在进入临床应用前还需要经过漫长而艰巨的干细胞临床研究。另外，随着干细胞科学的进展，科学家们在开展胚状体模型、类器官、人 - 动物嵌合胚胎等研究，大部分国家还未针对这些新兴研究制定相应的规则。因此，各国还需要针对新的研究制定相关政策，并成立专门的科学和伦理委员会，对这些研究进行审查和监管。

思考题

　　干细胞临床研究该采用什么样的创新性治理模式，既能促进创新，又能确保干细胞产品的安全性和有效性？

延伸阅读

　　1．规范性文件

序号	规范名称	制定主体	发布时间
1	《人胚胎干细胞研究伦理指导原则》	中国科技部和卫生部	2003 年 12 月
2	《涉及人的生物医学研究伦理审查办法》	中国国家卫生和计划生育委员会	2016 年 10 月
3	《干细胞临床研究管理办法（试行）》《干细胞制剂质量控制及临床前研究指导原则》（试行）	中国国家卫生和计划生育委员会、中国食品药品监督管理总局	2015 年 7 月
4	《细胞治疗产品研究与评价技术指导原则》（试行）	中国食品药品监督管理总局	2017 年 12 月
5	Guidelines for Stem Cell Research and Clinical Translation．International Society for Stem Cell Research	ISSCR（International Society for Stem Cell Research）	2021 年 5 月

　　2．文献

　　（1）Devolder，K. *The Ethics of Embryonic Stem Cell Research*，Oxford University Press．2015．

　　本书的核心问题是：我们是否应该为研究目的破坏人类胚胎，使用来自人类胚胎的干细胞？反对者提出胚胎不应被蓄意伤害或破坏，支持者认为胚胎干细胞研究因其巨大的前景必须

---

[1] ISSCR．Guidelines for Stem Cell Research and Clinical Translation．2021．这个指导原则是对《干细胞研究和临床转化指导原则》（2016）的更新。此前，ISSCR 曾发布《人类胚胎干细胞研究指导原则》（2006）和《干细胞临床转化指导原则》（2008）。

向前发展。两种观点关系紧张，存在价值冲突，其核心问题在于人类胚胎是否具有道德地位。作者对双方观点进行深入的伦理分析，对这个问题采取了中间立场，只接受被认为与胚胎具有重要道德地位的观点相一致的胚胎干细胞研究的类型。作者认为胚胎干细胞争论中的核心矛盾仍未得到解决，继而探讨如何适当地管理新兴的生物技术，尤其是如何最好地利用专家提供的信息、建议和意见，以保持监管的合法性。

（2）Murdocha，C. E. and Scott，C. T. Stem Cell Tourism and the Power of Hope. *American Journal of Bioethics* 2010，10：16-23.

这篇论文运用"希望"的概念分析全球正在兴起的"干细胞旅游"现象背后的原因。作者们提出，限制和规范未经验证的干细胞治疗的观点存在知识的局限性，这种局限性也可能会削弱我们全面驳回或谴责这些干细胞治疗的能力。一些貌似合理的政策和态度可能会忽视关键信息和数据，使患者不愿与临床研究人员合作，不必要地践踏希望，而希望正是患者、研究者和干细胞研究倡导者的基本动力。作者向临床医生和医疗保健提供者提出建议，以帮助平衡与寻求干细胞治疗的个人的谈话，同时防止欺诈、误解和伤害患者。

（陈海丹）

第十二章 人类基因编辑研究的伦理问题

【引言】

从 20 世纪末开始，科学家们不断探索基因编辑技术，但是直到 2013 年，成簇的规律间隔的短回文重复序列（CRISPR）/CRISPR 相关蛋白 9（Cas9）技术在哺乳动物细胞中的作用机制才被发现[1]，由此开启了基因编辑的研究热潮。近年来，基因编辑技术发展迅速，不仅为基因组研究提供了强大的工具，还为遗传病和癌症等疾病治疗提供新的方案。与此同时，人类基因编辑的伦理问题也引起人们的关注。

知识要点

体细胞基因编辑的伦理问题
可遗传基因编辑的伦理问题
基因编辑婴儿的伦理问题
人类基因编辑研究的伦理、法律规范

案例 12-1

基因编辑胚胎案

2015 年 4 月，某大学某博士及其研究团队在《蛋白质与细胞》（*Protein & Cell*）杂志在线发表了首次利用 CRISPR-Cas9 技术编辑人早期胚胎的疾病治疗研究。他们尝试利用基因编辑技术，探讨在早期胚胎中修饰地中海贫血遗传致病基因的可能性和存在的技术风险。[2] 文章发表后立即引起国内外科学家、生命伦理学家、媒体、公众等广泛关注。其中一些报道引发了对这项研究中的伦理问题，以及中国科研伦理监管的质疑。尽管他们的研究通过了中山大学附属第一医院伦理委员会的伦理审查，研究中使用的是生殖临床中自然产生的、因无法正常发育而被废弃的三原核受精卵，并于实验 48 小时后终止实验，但是这篇论文最初投给《自然》（Nature）和《科学》（Science）杂志时被拒稿，部分原因是其中涉及的伦理问题。[3] 科学家对人类胚

1 Mali，P.，et al．RNA-guided human genome engineering via Cas9 prashant．*Science*，2013，339（6121）：823-826.
2 Liang，P．et al．CRISPR/Cas9-mediated gene editing in human tripronuclear zygotes *Protein & Cell*．2015，6（5）：363-372.
3 梁普平，黄军就．推开人类胚胎基因研究的神秘大门．生命科学．2016，28（4）：421-426.

案例 12-1（续）

胎基因编辑的态度发生分歧，有人支持，有人反对。[1]《纽约时报》记者塔特洛（Didi Kirsten Tatlow）则发表一篇题为"中西科学伦理鸿沟"的文章，称专家担心"中国的医学研究人员正在跨越西方长久以来公认的伦理边界"。[2]

问题与思考：

1. 该研究团队的研究存在伦理问题吗？

2. 该研究团队的研究有无跨越"中西科学伦理鸿沟"？

基因编辑婴儿事件

2018 年 11 月 26 日，某大学贺某宣布，一对名为娜娜和露露的基因编辑婴儿在中国深圳诞生，引起轩然大波。122 位中国科学家迅速联合声明：坚决反对、强烈谴责，呼吁中国政府立法监管。他们在公开声明中称，"这项所谓研究的生物医学伦理审查形同虚设。直接进行人体试验，只能用'疯狂'来形容。CRISPR 基因编辑技术准确性及其带来的脱靶效应科学界内部争议很大，在得到大家严格进一步检验之前直接进行人胚胎改造并试图产生婴儿的任何尝试都存在巨大风险。而科学上此项技术早就可以做，没有任何创新及科学价值，但是全球的生物医学科学家们不去做、不敢做，就是因为脱靶的不确定性、其他巨大风险以及更重要的伦理及其长远而深刻的社会影响。"[3] 随后，国内外的一些机构和专业委员会等也发表关于可遗传基因编辑的声明，一致谴责基因编辑婴儿触犯了伦理道德红线，会给这对婴儿、她们的子孙后代以及人类群体带来不可估量的风险和危害，需加强对此的立法和监管。基因编辑婴儿事件也进入了《科学》杂志的榜单，被认为是 2018 年度"科学的崩坏"（science breakdown）。

问题与思考：

1. 基因编辑婴儿事件存在哪些伦理问题？

2. 基因编辑婴儿事件触犯了什么伦理道德红线？

第一节　人类基因编辑研究关涉的伦理问题

一、基因编辑的定义和分类

基因编辑（gene editing）是使用一种切割细胞中特定 DNA 序列的酶——核酸酶，针对具体的疾病相关基因进行删除、修复或替代的强大的工具。基因编辑可以从根本上治疗从癌症到罕见遗传病等疾病。基因编辑技术包括第一代 DNA 核酸酶编辑系统锌指核酸酶（ZFN）、第二代类转录激活因子效应物核酸酶（TALEN）和第三代 CRISPR/Cas9 系统。这三种基因编辑

---

[1] Cyranoski，D. Embryo editing divides scientists. *Nature*，2015，519：272.

[2] Tatlow，D. K. A Scientific ethical divide between China and west. *The New York Times*，2015. 6. 29.

[3] 知识分子. 科学家联合声明：坚决反对强烈谴责 2018. 11. 26 http：//news. sciencenet. cn/htmlnews/2018/11/420386. shtm.

技术有各自的优缺点（表 12-1）。从第一代到第三代技术，基因编辑效率精确性不断提高，成本逐渐下降，应用范围也不断拓宽。其中 CRISPR/Cas9 系统具有简单、高效和价廉等特点，是目前最受欢迎的基因编辑技术，广受科学家、企业家、投资者和公众的关注。《科学》杂志把 CRISPR/Cas9 基因编辑技术评为 2015 年最重要的"突破性发现"。在生物医学领域，人类基因编辑研究主要针对人的体细胞、人胚胎和生殖系细胞，可用于三大目标：基础研究、体细胞干预和生殖系细胞干预。人类不同类型的细胞（体细胞或生殖系细胞）基因编辑应用于不同阶段（基础研究、临床研究、临床应用）、不同目的（治疗或增强）时关涉的伦理问题也有所不同。

表12-1　ZFNs、TALENs和CRISPR/Cas9技术的比较[1]

基因编辑技术	优点	缺点
ZFNs	靶向传递基因的效率高；靶向结合效率高	核酸酶设计成功率低；可能有较高的脱靶率；不适合高通量靶向目的基因
TALENs	特异性高，容易设计；靶向结合效率高；核酸酶设计成功较高	靶向传递效率低；重复序列可能造成非特异性剪切；通量低
CRISPR/Cas9	编辑效率更高；操作简单，成本低；通量上无限制	脱靶效率较高；同源重组效率低

二、基因编辑基础研究

运用基因编辑技术，在实验室中对人类细胞、组织、胚胎和配子进行研究，可以进一步了解人类细胞和组织相关基因的功能，基因和疾病的联系，癌症和遗传性疾病发生的机制，从而有助于开发治疗疾病的方法。对生殖细胞的基因编辑研究可以提高我们对早期人类胚胎发育的认知，帮助我们解答人类早期的发育问题，摸索人类胚胎发育的培养条件，为研究不孕不育和配子形成提供新的途径，同时也为解决遗传所致的疾病开辟新的渠道。基因编辑的基础研究与其他涉及人的细胞、组织、胚胎、配子的基础研究面临的伦理问题是一样的。核心的问题在于是否允许人类胚胎用于科学研究。这就又卷入关于人类胚胎是不是人，人类胚胎是否具有和人一样的道德地位问题的争论。有的国家或地区允许胚胎研究，而有的却禁止。因此，现有的伦理、法律、管理框架也适用于基因编辑的基础研究。

三、体细胞基因编辑

体细胞基因编辑指的是利用基因编辑技术对人类体细胞进行编辑。和可遗传基因编辑相比，体细胞基因编辑仅改变接受治疗的个体，而不会遗传给下一代，因此体细胞基因编辑临床研究和应用的伦理争论相对较少。对体细胞的基因编辑并非新兴的技术，这类似于之前的"基因治疗"，在过去几十年，基因治疗的临床应用已经取得了实质性进步[2,3]，在很长一段时间内已经受相应的伦理规范和管理条例监管。相比传统的基因治疗和早期方法，体细胞基因编辑技术更灵活、安全、高效，具有更强大的潜在应用价值。目前，一些体细胞基因编辑研究已进入临床试验阶段，其中需要考虑涉及人的临床研究伦理，包括权衡预期的风险和受益。同时也带

[1] 任云晓等. 基因编辑技术及其在基因治疗中的应用. 遗传. 2019，41（1）：18-28.
[2] Cox, D. B. T., Platt, R. J. and Zhang, F. Therapeutic genome editing：Prospects and challenges. *Nature Medicine* 2015，21(2)：121-131.
[3] Naldini，L. Gene therapy returns to centre stage. *Nature* 2015，526(7573)：351-360.

来另一个问题，也许在不久的将来，"基因编辑旅游"也会兴起，基因编辑和干细胞临床研究一样，出现类似的伦理问题：一些诊所和公司向患者提供昂贵的未经验证的治疗，使患者的身心和经济受到伤害[1]。

四、可遗传基因编辑

生殖系细胞基因编辑的应用前景主要在于遗传性疾病传递的预防，以及多组织遗传性疾病的治疗。虽然通过体外受精（IVF）和胚胎植入前遗传诊断（PGD）可以检测出异常胚胎，但是有些情况用 PGD 难以全部检测到突变致病基因，可遗传基因编辑就被提上了日程[2]。由于经过可遗传基因编辑干预后改变的 DNA 可能传给未来世代，可遗传基因编辑引发的伦理问题也让人担忧，其中包括：

（一）基因编辑是否违背了自然，破坏了人种的完整性？

有人认为基因编辑对人类基因的干预违背了自然，破坏了基因和人种的完整性，是"扮演上帝"（playing God）。而有人则提出人类基因本身就不完全是"人类的"，因为人类基因并非处于单一、静止的状态，每次细胞分裂时，DNA 序列会发生大量改变，外界环境的影响也会使其发生序列改变。对人类胚胎进行非自然的人工干预，是为了修正人类基因中的缺陷，从而更好地造福人类。"扮演上帝"的提法只是出于一些道德团体的宗教情感，不能作为评判科技和医疗实践的客观标准[3]。其实，关于自然非自然的争论在其他技术，如人工流产、辅助生殖技术、植入前遗传诊断等有很多讨论，这些技术已经被大部分国家接受。

（二）技术风险和社会效益孰轻孰重？

基因编辑还有未被克服的技术风险，如脱靶效应，即可能对靶点以外的遗传信息进行切割，从而使一些非目标位置发生不必要的基因突变；还有嵌合现象，即操作后的胚胎中的一些细胞甚至大部分细胞未发生基因修饰。可遗传基因编辑产生的不良后果可能在婴儿出生后几年，甚至几代后才会显现，并会进入人类基因库。反对方认为，基因编辑研究会带来不可逆的、威胁人类社会的技术风险，应该避免社会被技术风险侵蚀。支持方认为，尽管有些技术风险还需要通过进一步研究克服，但是基因编辑研究具有积极的社会效益，有助于探索生命奥秘，推动生物医学领域的发展，为患者提供更好的治疗方法，防止遗传病传至下一代。

（三）可遗传基因编辑是否会违背后代的同意和自主权？

可遗传基因编辑将有可能帮助父母拥有具有亲缘关系的孩子，同时避免将遗传性疾病传递给子女。有人质疑当下的个体代表后代作出决定的权利，这不是因为生殖系细胞基因编辑干预将为无法给予知情同意的个体带来风险，而是因为后代是否也会与其父母一样喜欢干预后带来的益处[4]。例如，所有干预医疗专业人员认为，儿童的残疾对儿童及其家庭是非常不利的；但有研究则显示那些残疾人和他们的家庭对其生活比我们想象得要满意很多[5]。如果父母根据自己的意愿设计和编辑"完美后代"，这并未征得后代当事人的同意和授权，违背了后代的自主权，也许父母眼中的"完美"和后代认知的"完美"存在差异。

[1] Charo，R．A．On the road (to a cure？) -stem-cell tourism and lessons for gene editing．*New England Journal of Medicine*．2016，374(10)：901-903．

[2] *Human Genome Editing*：*Science*，*Ethics*，*and Governance*．National Academies of Sciences，Engineering，and Medicine；National Academy of Medicine；National Academy of Sciences；Committee on Human Gene Editing：Scientific，Medical，and Ethical Considerations．Washington (DC)：National Academies Press (US)．2017．100-102．

[3] 陶应时，罗成翼．人类胚胎基因编辑的伦理悖论及其化解之道．自然辩证法通讯．2018，40（2）：85-91．

[4] Gyngell，C.，Douglas，T. and Savulescu，J. The ethics of germline gene editing．*Journal of Applied Philosophy*．2017，34（4）：498-513．

[5] Parens，E. and Asch，A. *Prenatal Testing and Disability Rights*．Washington，DC：Georgetown University Press．2000．

（四）基因编辑是否会带来更严重的社会和经济公正问题？

这个伦理争论主要围绕新兴医疗技术，包括基因编辑技术的可及性问题。基因编辑技术的研发需要占用相当多的社会资金，这些高新技术产品上市后价格不菲，仅有少数富有的人群将有能力支付，而这些社会资本可以用来帮助大量的穷人支付已经存在的技术[1]。反对方担心如果可遗传基因编辑成为富人专享，人类社会的不平等除了财富和家庭出身等不平等之外，又增加了因遗传特征而导致的另一种不平等[2]。支持方提出，虽然刚开始通常只有富人才能用得起这些治疗罕见、难治疾病的疗法，但是最终这些疗法也会变得可及，穷人也会用得起。另外，即使这些社会资金不用于研发基因编辑技术，它们也不一定会提供给穷人，而被用于其他需要的领域。在其他新兴医疗技术产品，如药物基因组学的讨论中，也有类似的伦理争论。

五、增强

对增强的诸多伦理讨论基于"增强"的定义。"增强"有多种定义："使人的能力超越物种的典型水平或统计学上正常的功能范围"[3]；"以提高或扩展人类特性为目的的非治疗性干预"[4]；"改进现有个体或其未来后代的能力"[5]。但是，何谓"正常"？该如何划分"增强"和"治疗"的界限？这些话题都很有争议。随着技术的发展，人们对人类基因组变异和相关疾病的理解加深，治疗和增强的概念也在发生变化。两者之间的边界趋于模糊，例如疫苗是治疗和增强的交叉融合。因此，如何明确治疗和增强的定义和界线仍然很有挑战。其实，人们对基因增强的担心可能不是增强本身，而是增强潜在的含义和带来的影响，如公平问题、生殖增强的道德滑坡、优生学等。

总之，无论是针对体细胞，还是人胚胎和生殖系细胞的基因编辑研究，都有助于理解和控制疾病的发生和发展。对人胚胎和生殖系细胞基因编辑的研究，和人胚胎干细胞研究一样，因为研究中使用人胚胎和生殖系细胞，也引起了关于人胚胎的道德地位问题等伦理争议。由于体细胞基因编辑的临床应用只影响患者本身，而生殖系细胞干预不仅会影响孩子，也可能会影响他们的子孙后代，人们担心生殖系细胞的基因编辑将逾越很多伦理上不可侵犯的界限，而这个担心确实近期在中国发生了。本章将在下一节围绕案例一和案例二，分析人类胚胎基因编辑的伦理争论。

第二节　人类胚胎基因编辑的伦理争论和分析

在人类基因编辑研究领域，当下最受关注的是基因编辑婴儿事件。这里的"基因编辑婴儿"指的是可遗传基因编辑的临床应用，人类受精卵和胚胎经过基因编辑后植入妇女体内，导致了怀孕和婴儿的诞生，如案例二中世界首例基因编辑婴儿的诞生。虽然案例一和案例二都涉及人类胚胎基因编辑研究，但两个案例的性质却不同。

案例一中的研究团队首次尝试对人胚胎进行基因编辑，修饰地中海贫血症的致病基因，引起了科学界的分歧。中国的主流观点认为，胚胎不是人，不具有和人一样的道德地位。但是，

---

[1] Cahill，L.S. *Germline Genetics*，*Human Nature*，*and Social Ethics*. Cambridge，MA：MIT Press．2008.

[2] Center for Genetics and Society．Extreme genetic engineering and the human future：Re-claiming emerging biotechnologies for the common good．2015．http：//www．geneticsandsociety．org/downloads/Human_Future_Exec_Sum．pdf.

[3] Daniels，N．Normal functioning and the treatment-enhancement distinction．*Cambridge Quarterly of Healthcare Ethics*．2000．9（3）：309-322.

[4] NSF（National Science Foundation）．Ethics of human enhancement：25 questions & answers．*Studies in Ethics*，*Law*，*and Technology*．2010，4（1）：1-49.

[5] President's Council on Bioethics．*Beyond Therapy*．Washington，DC：President's Council on Bioethics．2003.

人胚胎还是有特殊的地位，科学家在研究中使用胚胎时，应该遵守本国的人胚胎研究伦理指导原则，这个伦理指导原则采用了英国的规定，如体外培养期限自受精或核移植开始不得超过14天，并且不能植入妇女体内。该团队的研究符合中国的相关规定和国际共识，已得到所在机构伦理委员会的批准，使用的是生殖临床中自然产生的、因无法正常发育而被废弃的三原核受精卵，并于实验48小时后终止实验，因此该研究并没有西方媒体所说的跨越了"中西科学伦理鸿沟"[1]。实际上，胚胎的体外研究也已获得瑞典和英国的相关监管机构批准。而案例二则完全不同于案例一的情况。

案例二中的研究团队通过CRISPR/Cas9基因编辑技术修改人类受精卵中的CCR5基因，试图让出生后的孩子天生对艾滋病免疫。他们的工作在秘密中进行，在第二届国际人类基因编辑峰会（2018年11月27—29日在香港举行）前夕，通过YouTube宣布世界首例基因编辑婴儿诞生。消息一公布就立刻引起国内外科学界以及一些机构和专业委员会的强烈谴责。他们坚决反对这种无视科学和伦理道德底线的行为，反对在安全性和有效性尚未确证的情况下，开展针对人类受精卵和胚胎的基因编辑研究[2]。基因编辑婴儿事件存在的伦理问题包括：

第一，从研究伦理层面讲，此次针对人类健康受精卵和胚胎的基因编辑研究的风险远远高于受益。当今的人类基因编辑技术还处于不断改进和完善之中，仍然存在诸多不确定因素和脱靶效应，这可能会破坏人体中原本正常的无关基因，导致严重的难以预测的疾病风险。针对人类受精卵和胚胎的基因编辑的条件现在还不成熟，其不可逆的巨大风险不仅会影响婴儿本身，还会传递给他们的子孙后代，他们携带的被编辑过的基因会慢慢融入人类基因库。在这个案例中，受精卵的父亲是HIV携带者，受精卵的母亲非HIV携带者，在防止新生儿被HIV感染方面，目前有多种有效的阻断办法，根本无须进行CCR5基因编辑。另外，CCR5在人体中有免疫功能，只是HIV感染细胞的辅助受体之一，敲除CCR基因不仅无法完全阻断HIV毒感染，反而使人体更容易感染其他传染病，还会导致不可逆的突变和后代遗传的负面后果[3]。总之，基因编辑婴儿健康风险巨大，收益很小。

第二，此案例中的伦理审查和知情同意都有问题。虽然研究方案由一家医院的伦理委员会审查批准，但是，调查发现该院的医学伦理委员会这一机构尚未按我国《涉及人的生物医学研究伦理审查办法》（2016）要求进行备案[4]。该院院长否认他们批准了这一研究方案，所有签字有可能都是伪造的，如情况属实，那么这份伦理审查批准书是无效的。在知情同意方面，研究者没有全面告知孩子的父母基因编辑婴儿的风险/收益比。给每对夫妇受试者28万元属于"不正当引诱"。没有提供全面信息的知情同意，以及在不正当引诱下的知情同意都是无效的[5]。

第三，违反部门行政规范和国际共识。2003年科技部和卫生部联合颁布的《人胚胎干细胞研究伦理指导原则》明确规定"利用体外受精、体细胞核移植、单性复制技术或遗传修饰获得的囊胚，其体外培养期限自受精或核移植开始不得超过14天""不得将前款中获得的已用于研究的人囊胚植入人或任何其他动物的生殖系统"等条款。同年，卫生部颁布的《人类辅助生殖技术规范》规定，"禁止以生殖为目的对人类配子、合子和胚胎进行基因操作"。基因编辑

[1] 邱仁宗. 基因编辑技术的研究和应用：伦理学的视角. 医学与哲学. 2016, 37（7A）: 1-7.
[2] 例如：122位科学家联合声明、140位艾滋病研究学者联合声明、中国自然辩证法研究会生命伦理专业委员会关于可遗传基因组编辑的声明、中国遗传学会科学道德与伦理委员会关于"免疫艾滋病基因编辑婴儿"等声明、美国NIH和英国Nuffield Council of Bioethics等机构也明确反对。
[3] 140位艾滋病研究学者联合声明：CCR5基因敲除，无法完全阻断艾滋病病毒感染. 2018.11.27. http://www.myzaker.com/article/5bfcee2d1bc8e00754000344/.
[4] 深圳市卫生和计划生育委员会 深圳市医学伦理专家委员会已启动对深圳和美妇儿科医院伦理问题的调查 2018. 11. 27 http://www.sz.gov.cn/szhpfpc/wzx/201811/t20181127_14735078.htm.
[5] 许雯，陈沁涵. "基因编辑婴儿"知情同意书曝光：经费来自南科大. 新京报. 2018. 11. 27.

婴儿违反了本国的行政规范，也违反了国际共识，即目前禁止生殖系基因编辑的临床应用。

总的来说，免疫艾滋病的基因编辑婴儿的医疗适应证不足，科学上不严谨，研究方案设计不当，临床程序的制定、审查和实施缺乏透明度，伦理审查形同虚设，研究对象的福利未得到保护。该研究团队的行为触犯了伦理道德底线，违背了基因编辑科学界的共识，违反了中国的行政规范，为了自己的利益，不考虑深远的社会后果，招致科学界的强烈谴责。2019 年 12 月底，参与该研究的 3 名被告人因基因编辑婴儿事件被依法追究刑事责任，其中贺某被判处有期徒刑 3 年，罚款 300 万元。[1] 基因编辑婴儿事件发生之后，接下来需要讨论的重要问题是：随着基因编辑技术的进步和成熟，将来是否允许可遗传基因编辑用于人类生殖目的？如果允许可遗传基因编辑干预，需要满足哪些条件，对此该采取哪些治理措施？这些问题仍处于争论之中。

第三节 人类基因编辑研究的伦理和法律规范

受宗教、世俗、历史、文化等多种因素的影响，不同国家，甚至是国家内部，对人类胚胎研究持不同的态度。目前，全球的人类基因编辑研究监管政策存在差异，对体细胞基因治疗和生殖系基因修饰总体可以分为三种：限制型、宽大型以及介于限制和宽大之间。[2] 由于上述的可遗传基因编辑干预伦理争论还未解决，将来的政策可能会发生改变。下文将主要介绍美国、英国和中国目前的情况。

一、美国

在美国，人类体细胞和生殖系细胞基因编辑都由食品药品监督管理局（FDA）负责监管。美国现有的管理框架包括针对人类基因编辑在实验室研究、临床前研究、临床试验、可能的医疗使用中的管理。美国国立卫生研究院（NIH）宣布不资助人胚胎基因编辑的研究。美国不同的州针对人类胚胎研究的政策和法规不同，少数州有禁止人类胚胎研究的法律。因此，针对人胚胎和生殖系基因编辑研究的法律和监管也会不同。食品药品监督管理局下属的生物制剂评估和研究中心（CBER）根据《公共健康服务法案》（PHS Act 42 U.S.C. 262）的 351 部分管理细胞和基因治疗产品。人类体细胞基因编辑的监管需要符合基因治疗监管的总体框架。重组 DNA 咨询委员会（RAC）在人类基因编辑的临床试验中发挥重要作用，包括审查人类基因编辑技术的方案，主持公众参与等。美国于 2016 年 12 月颁布了《21 世纪治愈法案》。这个法案规定，再生医学和其他细胞治疗产品有资格申请加速评审。如果人类基因编辑开发的疗法能够满足"再生医学疗法"（包括细胞治疗，治疗的组织工程产品，人类细胞核组织产品）的定义，以及表明药物有弥补目前无法满足"严重或威胁生命的状况医疗"需要的可能，那么这些疗法可能有资格申请加速评审。

二、英国

在英国，体细胞基因治疗的监管体系相对分散。基因治疗临床试验需要获得药品和保健品管理局以及基因治疗咨询委员会的批准。细胞治疗产品的质控则需要按照其他的法律、法规执行。生殖系基因编辑的监管相对更集中、严格。《1990 人类受精和胚胎学法案》颁布后专门设立人类受精和胚胎学管理局（HFEA）。HFEA 负责监管 IVF、人类配子和胚胎的研究，密切跟

---

1 央视新闻"基因编辑婴儿"案一审宣判 贺建奎获刑 3 年. http://www.bjnews.com.cn/news/2019/12/30/667995.html.
2 Isasi，R. Kleiderman，E. and Knoppers，B.M. Editing policy to fit the genome? *Science*，2016，351（6271）：337-339.

踪用于研究或治疗目的的每一个胚胎的去向。作为独立监管机构，HFEA 为特定诊所、研究中心（相关人员均需实名登记）、特定项目或治疗颁发许可证。在英国开展的所有胚胎研究、每组具体的实验只有经 HFEA 批准后才是合法的。2016 年 2 月 1 日，HFEA 宣布批准伦敦弗朗西斯克里克研究所（Francis Crick Institute）发育生物学家尼娅坎（Kathy Niakan）的申请，允许其利用 CRISPR/Cas9 基因编辑技术，改造胚胎的基因，研究造成人类不孕症的原因；但是，用于研究的人胚胎不能超过 14 天，并且编辑后的人胚胎不能被植入妇女体内[1]。纳菲尔德生命伦理委员会作为英国的一个独立咨询机构，已专门组织专家工作组调查人类可遗传基因编辑干预的前景，为英国将来的政策制定提供建议。

三、中国

在中国，基因治疗需要遵守《人基因治疗研究和制剂质量控制技术指导原则》（2003）。虽然《人胚胎干细胞研究伦理指导原则》和《人类辅助生殖技术规范》等指导原则和规范在某些方面已经为人类可遗传基因编辑干预提供指导，但是目前还没有出台具体针对人类基因编辑研究和应用的法律法规。基因编辑婴儿事件的发生说明中国急需制定相关政策法规，以及前沿生物医学领域发展所需的伦理治理框架。2019 年 2 月 26 日，国家卫生健康委员会公布《生物医学新技术临床应用管理条例（征求意见稿）》。征求意见稿提出，包括基因编辑技术等高风险生物医学新技术拟由国务院卫生主管部门审批，并强调机构主体责任，加大了违规处罚力度[2]。

四、国际共识

一些国际组织、专业机构、国家科学院等，包括联合国教科文组织、国际干细胞研究协会、辛克斯顿小组、英国和法国等医学科学院，都发布了人类基因编辑声明，呼吁进一步规范基因编辑的使用范围，对人类生殖细胞和胚胎的基因编辑技术带来的问题开展广泛的讨论。第一届人类基因编辑国际峰会达成的"华盛顿共识"（2015）提出，鼓励基因编辑的基础和临床前研究，以及体细胞基因编辑的临床应用。可遗传基因编辑进入临床试验，必须确保已具备下列条件：

- 可遗传基因组编辑所要预防后代的疾病不存在其他合理的治疗办法；
- 仅限于预防严重的疾病；
- 仅限于编辑业已令人信服地证明引起疾病或对疾病有强烈易感性的基因；
- 仅限于将这些基因转变为在人群中正常存在的版本，且无证据表明存在不良反应；
- 在可遗传基因编辑操作程序有关风险与潜在健康受益方面已获得可信赖的临床前和临床数据；
- 在临床试验期间要不断而严格地监管该程序对受试者的健康和安全的影响；
- 要有长期、多代的随访的全面计划，同时尊重个人自主性；
- 要保持最大程度的透明，同时要保护患者的隐私；
- 对健康和社会的受益和风险要连续不断地进行重新评估，公众要广泛而连续不断地参与；
- 要有可靠的监管机制，以防止扩展到预防疾病以外的使用"[1]。

但是目前应该禁止将基因编辑应用于临床生殖目的，不应进行除了治疗或预防疾病和残

[1] Siddique，H. British researchers get green light to genetically modify human embryos．*The Guardian*．2016．
[2] 国家卫生健康委员会．关于生物医学新技术临床应用管理条例（征求意见稿）公开征求意见的公告．2019.2.26．

疾以外其他目的的人类基因编辑，鼓励对除疾病和残疾的治疗或预防之外的用途进行公共讨论和政策争论。随着科学的进展和社会观点的演变，应当定期重新讨论生殖系基因编辑的临床使用，在讨论中鼓励公众参与。人类基因编辑：科学、医学和伦理委员会担心，随着基因编辑精子和卵细胞的技术障碍被克服，预防遗传病传播的编辑技术成为可能，生殖系基因编辑可能像"干细胞旅游"现象那样很难完全被控制。委员会呼吁各国尽早制定相应的法律法规，加强对生殖细胞基因编辑的管理[2]。

第二届国际人类基因编辑峰会组委会（2018）指出，现在进行生殖系基因编辑的任何临床应用仍然是不负责的。由于胚胎或配子的可遗传基因编辑产生的风险依然很难评估，除非这些风险得到解决，并且满足了一些额外的标准，那么在未来，生殖系基因组编辑就可以被接受。这些标准包括严格的独立监督、迫切的医疗需求、缺乏合理的替代方案、长期随访计划和关注社会影响。组委会提出，将来生殖系基因编辑的转化路径需要遵守广泛接受的临床研究标准，也需要建立临床前证据和基因修饰准确性的标准、临床试验从业人员的能力评估、可执行的专业行为标准，以及与患者和患者倡导团体的密切合作。[3]

2018年12月，世界卫生组织组建了一个专家咨询委员会，以审查与人类基因编辑相关的科学、伦理、社会和法律挑战。2021年7月，该专家咨询委员会发布报告，针对人类基因编辑的治理和监督提出了建议，包括人类基因编辑注册，国际研究和医疗旅行，非法、未注册、不道德或不安全的研究，知识产权，以及教育、参与和赋权；并且提供一个新的治理框架，为机构、国家、区域和国际层面的基因编辑监管提供具体的工具和指导[4]。

本章主要介绍人类基因编辑研究的伦理问题，分析和说明人类不同类型的细胞（体细胞或生殖系细胞）基因编辑应用于不同阶段（基础研究、临床研究、临床应用）、不同目的（治疗或增强）时关涉的伦理问题也有所不同。针对可遗传的基因编辑，一些国际共识指出，目前应该禁止将基因编辑应用于临床生殖目的，不应进行除了治疗或预防疾病和残疾以外其他目的的人类基因编辑；除非胚胎或配子的可遗传基因编辑产生的风险得到解决，并且满足了一些额外的标准，生殖系基因组编辑在未来才可以被接受。

思考题

基因编辑婴儿事件给科研工作者带来什么经验教训和启示？

延伸阅读

1. 规范性文件

序号	规范名称	制定主体	发布时间
1	《人胚胎干细胞研究伦理指导原则》	中国科技部和卫生部	2003年12月
2	《人类辅助生殖技术规范》	中国卫生部	2003年6月

---

[1] *Human Genome Editing：Science，Ethics，and Governance*. National Academies of Sciences，Engineering，and Medicine；National Academy of Medicine；National Academy of Sciences；Committee on Human Gene Editing：Scientific，Medical，and Ethical Considerations. Washington（DC）：National Academies Press（US）. 2017. 189-190.

[2] 同上，p154.

[3] Statement by the Organizing Committee of the Second International Summit on Human Genome Editing，2018.11.29.

[4] World Health Organization. WHO issues new recommendations on human genomeediting for the advancement of public health.12 July 2021.https://www.who.int/news/item/12-07-2021-who-issues-new-recommendations-on-human-genome editing for the advancement-of-public-health.

序号	规范名称	制定主体	发布时间
3	《人基因治疗研究和制剂质量控制技术指导原则》	中国食品药品监督管理总局	2003 年 3 月
4	《涉及人的生物医学研究伦理审查办法》	中国国家卫生和计划生育委员会	2016 年 10 月

2．文献

（1） *Human Genome Editing：Science，Ethics，and Governance*. National Academies of Sciences，Engineering，and Medicine；National Academy of Medicine；National Academy of Sciences；Committee on Human Gene Editing：Scientific，Medical，and Ethical Considerations. Washington（DC）：National Academies Press（US）. 2017.

第一届国际人类基因编辑峰会后成立了由美国、加拿大、英国、法国和中国等科学家、医学家、伦理学家与法学家等参加的"人类基因编辑：科学、医学和伦理委员会"。2017 年，美国国家科学院和医学院与该委员会发表了这份报告：《人类基因编辑：科学、伦理和治理》，反映了基因编辑研究和应用的国际共识。其主要内容包括基因编辑应用和政策问题概述，人类基因编辑的应用（基础科学的实验室研究、体细胞编辑在临床实践中用于治疗或预防疾病和残疾、生殖系编辑和可遗传的改变、基因编辑用于"增强"、公众参与），人类基因编辑治理原则（促进福祉、透明、应尽的医疗、负责任的科学、尊重人、公正、跨国合作），以及总结和政策建议。

（2） *Genome Editing and Human Reproduction：Social and Ethical Issues*. Nuffield Council on Bioethics. London：Nuffield Council on Bioethics. 2018.

纳菲尔德生命伦理委员会是英国的一个独立咨询机构，在国际上也颇有名。该委员会组织了由生物学、人类生殖、基因编辑、法学和伦理学等学科的专家组成的工作组，调查人类可遗传基因编辑干预的前景。《基因编辑和人类生殖：社会和伦理问题》这份报告展示了调查的主题和核心发现。第一部分着眼于未来基因编辑的潜在用途，使人们能够拥有与父母双方基因相关，但不会从他们身上遗传某些特征的孩子，例如遗传性疾病或易患疾病。第二部分阐述了可遗传基因编辑干预措施的潜在用途所引发的伦理考虑，因为它们涉及：立即参与的人，即准父母及其未来的孩子；社会中可能受到间接影响的其他人和整个社会；以及子孙后代和一般的人类物种。第三部分解释如果要改变法律以允许可遗传基因编辑干预，需要满足哪些条件，以及这些伦理考虑可能如何影响治理措施的制定和应用。

（陈海丹）

涉及弱势人群的科研伦理问题

【引言】

随着人体研究受试者保护成为伦理共识，保护弱势人群不仅仅是相关伦理审查法律法规以及国际公认伦理准则的明确要求，还是确保人体研究伦理合理性的基本要求。尊重、有利、公正三大伦理原则都对弱势人群保护提出特殊要求。需要强调，简单地以"保护"之名将弱势人群完全排除在人体研究之外，也是存在伦理问题的。因为很多针对弱势人群的研究对于增加相关知识、促进这类人群的福利是非常必要的。因此，我们需要在避免对弱势人群的潜在剥削的前提下，负责任地开展涉及弱势人群的研究。对此，我们需要探讨一系列的问题，包括如何界定"弱势人群"，弱势人群具有什么特点，相关脆弱性的划分及产生原因，弱势人群保护伦理原则与现行策略，这些策略存在的问题及可能的改进空间，等等。

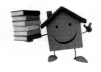 知识要点 ···

弱势人群的概念
探讨弱势人群相关脆弱性的意义
弱势人群保护的伦理原则
弱势人群保护现状及可能改进的空间

···

 案例 13-1

2002 年 12 月，美国国立卫生研究院（NIH）糖尿病消化道和肾病研究所批准美国塔夫茨大学汤光文主持的"儿童植物类胡萝卜素维生素 A 当量研究"项目。项目的主要内容是研究菠菜、金水稻（俗称"黄金大米"）和 β-胡萝卜素胶囊中的类胡萝卜素在儿童体内的吸收和转化成维生素 A 的效率，探索预防儿童维生素 A 缺乏症的途径。项目执行期原定 5 年（2002—2007），后延长至 2009 年 8 月。2008 年 5 月 20日至 6 月 23 日，含"黄金大米"实验组的试验在湖南省衡南县江口镇中心小学实施。试验对象为 80 名儿童，随机分为 3 组，其中 1 组 25 名儿童于 6 月 2 日随午餐每人食用了 60 克"黄金大米"米饭，其余时间和其他组儿童均食用当地采购的食品。"黄金大米"米饭系由项目负责人在美国进行烹调后，于 2008 年 5 月 29 日携带入境。6 月

2 日午餐时，研究者将加热的"黄金大米"米饭与白米饭混合搅拌后，分发给受试儿童食用。2008 年 5 月 22 日，课题组召开学生家长和监护人知情通报会，但没有向受试者家长和监护人说明试验将使用转基因的"黄金大米"。现场仅发放了知情同意书的最后一页，学生家长或监护人在该页上签了字，而该页上没有提及"黄金大米"，也未告知食用的是"转基因水稻"。2012 年 8 月，美国塔夫茨大学汤光文等在《美国临床营养杂志》发表了《"黄金大米"中的 β- 胡萝卜素与油胶囊中 β- 胡萝卜素对儿童补充维生素 A 同样有效》，该研究引起社会关注。

（材料来源："关于《黄金大米中的 β- 胡萝卜素与油胶囊中的 β- 胡萝卜素对儿童补充维生素 A 同样有效》论文的调查情况通报"，http：//www.chinacdc.cn/zxdt/201212/t20121206_72794.html.）

问题与思考：
1. 材料中涉及的知情同意是否有效？存在什么问题？
2. 材料描述的研究还存在哪些问题？
3. 该研究使用儿童作为受试对象是否合理？为什么？
4. 该研究存在的伦理问题及其核心争议是什么？为什么？
5. 该怎样做才能尽量减少相关的伦理争议？

2012 年，"黄金大米"案例在国内引起广泛的社会关注，经中国疾病预防控制中心、浙江省医学科学院、湖南省疾病预防控制中心联合调查认定，该项目不仅违反了国务院农业转基因生物安全管理有关规定，还存在一系列伦理问题。例如，项目的伦理审查不符合国家相关法规规定，知情同意告知不充分等[1]。此外，因为该项目涉及儿童作为研究受试者，也引起了社会广泛关注。为什么涉及儿童受试者会带来伦理争议？其争议的背景和核心在哪里？本章将围绕这些问题展开学习和讨论。

第一节　生物医学研究中的弱势人群概述

一、弱势人群概念的使用现状

目前，国际国内受试者保护相关的法律法规都要求对生物医学研究中涉及的弱势人群加以保护。对于弱势人群的界定，相关法规和指南往往是通过列举特定人群，如"儿童、囚犯、孕妇、残疾或者精神疾病患者"，"处于不利经济地位和未受过良好教育的人（economically or educationally disadvantaged persons）"（美国联邦受试者保护通则、《涉及人的生物医学研究伦理审查办法》）进行辅助说明。同样，在国际受试者保护的伦理法规和指南中，弱势人群概念的使用也没有一致意见。《赫尔辛基宣言》强调"部分受试者是弱势人群，需要特殊保护"，这些弱势人群可能具有的特征包括：处于不利经济地位、未受过良好教育、不能进行知情同意或拒绝、易于受到不当诱惑以及存在治疗误解。国际医学科学组织理事会将弱势人群界定为

［1］ 关于《黄金大米中的 β- 胡萝卜素与油胶囊中的 β- 胡萝卜素对儿童补充维生素 A 同样有效》论文的调查情况通报。

"那些由于权力、智力、教育等资源的匮乏而相对（或者绝对）不能保护自身利益的个人或群体"。这些群体包括绝症患者，政治权力匮乏的群体以及那些不熟悉现代医学的社群成员等[1]。《涉及人的健康相关研究国际伦理准则》进一步认为涉及弱势人群的研究中存在的核心问题是风险获益不平等分配的风险。国际协调会议《药物临床试验质量管理规范》（ICH GCP）在界定弱势人群时纳入了对个体或群体所处具体情境的考虑，如是否处于雇佣地位（或者是否处于无业状态）等，进而根据这些处境考虑受试者，尤其是弱势人群同意参与研究的意愿是否受到胁迫或不当诱惑的影响。我们发现，这些对弱势人群的界定几乎都是从该人群的特点入手，且对具体特点的关注侧重有所不同。鉴于对弱势人群概念的理解及其在相关法律、法规以及国际指南中的差异，我们有必要对"脆弱性"概念做进一步梳理和澄清，以便更好地理解弱势人群的概念。

二、对"脆弱性"概念的澄清

一般意义上讲，牛津字典将"脆弱性"（vulnerability）定义为"暴露在可能受到身心（physically and psychologically）攻击或伤害的可能性之中"。而"无助（helpless）""无力（powerless）""薄弱（weak）"和"敏感（susceptible）"等常常作为"脆弱"的同义词进行使用。脆弱性（vulnerability）的拉丁词源（vulnerare）也是"受伤（to wound）"的意思。因此，"脆弱性"意味着身体或者心理都暴露在可能受到攻击或伤害的可能性之中[2]。该定义是对脆弱性的广义理解，从该意义上讲，所有人都具有脆弱性，因为每个人都是血肉之躯，都容易遭受外界伤害——无论是在身体上，还是在心灵上。但同时还需注意，个体之间也存在差异，即在某些特定的方面，部分个体会比其他人更为脆弱或敏感。例如，我们每个人都在同等程度上容易受到刀剑等利器的伤害；但是在感染疾病等方面却由于个体免疫差异有所区别，老人和儿童往往比成人更为脆弱，更易受到疾病的影响[3]。

在涉及生物医学研究的语境中，既有的脆弱性定义则有不同侧重。国际医学科学组织理事会认为：

脆弱性意味着那些保护个体自身利益的实质能力的缺失，造成此种能力缺失的原因包括，没有能力给出知情同意，缺乏可以获得卫生保健的其他途径，……或者在一个等级分明的群体或社会中处于不利地位[4]。

不同于前述牛津字典中关于脆弱性的常规定义，即强调导致人们脆弱的原因主要来自外界环境，国际医学科学组织理事会的概念主要强调导致人们或者说受试者脆弱性的原因主要是来自个体内部，即保护自身利益的能力的缺失（暂时性的或永久性的）[5]。的确，导致人的脆弱性的原因是多方面的，既有来自外部的威胁，也有源自自身的无力（powerless），因此脆弱性概念应涵盖这两个方面，即人类的脆弱（fragility）本质使我们不可避免地暴露在各种伤害风险之中，又由于自身能力的不足使我们无法抵御这些风险，于是人们便具有了脆弱性。一方面，暴露在环境中的外部风险是脆弱性存在的前提之一；另一方面，个体没有（足够的）能力

[1] World Health Organization and Council for International Organizations of Medical Science，International ethical guidelines for health-related research involving human subjects．Geneva：CIOMS．2016.

[2] Schroeder，D. and E. Gefenas，*Vulnerability：Too Vague and Too Broad*? Cambridge Quarterly of Healthcare Ethics，2009.18（2）：113-121.

[3] Jecker，N.S.，*Protecting The Vulnerable*．The American Journal Of Bioethics：AJOB，2004．4（3）：60-62.

[4] World Health Organization and Council for International Organizations of Medical Science，International ethical guidelines for health-related research involving human subjects．Geneva：CIOMS．2016.

[5] Schroeder，D. and E. Gefenas，*Vulnerability：Too Vague and Too Broad*? Cambridge Quarterly of Healthcare Ethics，2009.18（2）：113-121.

保护自己不受外界风险伤害是脆弱性存在的内因，两者缺一不可。由此，在涉及人的生物医学研究的语境中所使用的脆弱性概念可以归纳为：

脆弱性意味着在面临一个发生概率极高的特定伤害时却没有足够的能力和（或）有效的途径保护自己[1]。

三、脆弱性的种类及其划分

以上概念澄清表明导致脆弱性的原因包括外因和内因两部分。外因主要是指外界存在的可能的风险因素，内因则主要是个体能力的缺乏。仔细考察不难发现，导致个体能力缺乏的原因也是多方面的。于是，学者们根据导致个体能力缺乏的原因及其是否可以进行补救对脆弱性进行了区分。

安妮塔·希尔福斯（Anita Silvers）区分了个人的脆弱性（personal vulnerability）和政治的脆弱性（political vulnerability）[2]。希尔福斯以涉及智障儿童的威罗布鲁克（Willowbrook）肝病研究和塔斯基吉梅毒研究为例对受试者脆弱性的划分进行说明。她认为，肝病研究中的智障儿童没有能力做出自主决定，使他们内在地（intrinsically）具有了易于遭受剥削（exploitation）的脆弱性。因此，这些儿童个人的原因（不具有行为能力）导致了他们的弱势地位，属于个人的脆弱性。相应地，在塔斯基吉梅毒研究中，受试者是成年个体，在一定意义上，他们具有自主决定且给出知情同意的行为能力；却由于特殊的政治、社会、经济地位等原因使他们易于遭受胁迫（coercion）或欺骗（deceit），是当时特定的情境使他们具有了易于遭受剥削，属于政治的脆弱性范畴。此外，因为这种脆弱性发生在特定的情境之中，所以也称之为偶然的（contingently）脆弱性。两相对比不难发现，导致梅毒研究受试者具有脆弱性的原因主要是政治、经济等历史性因素，和肝病研究案例中智障儿童的个人脆弱性有着很大差别。然而不可忽视的是，这两种脆弱性往往又紧密地联系在一起，即部分弱势人群所具有的脆弱性既有个人原因，也有相关的政治、经济和社会原因。

卡尔·H·科尔曼（Carl H. Coleman）将个体的脆弱性划分为三类。第一类是基于同意的脆弱性（consent-based vulnerability）。这类脆弱性关注的问题是个体在是否作为受试者参与研究的问题上无法提供有效且自愿的知情同意。导致这种能力缺失的原因是多方面的，可能是个体本身的行为能力，如认知水平的缺乏（如儿童、精神病患者）；也可能是个体在具体环境中的身份地位使其易于受到胁迫、不当诱惑等因素的干扰（如学生、雇员等群体），从而不能行使其真正的自主决策权。第二类是基于风险的脆弱性（risk-based vulnerability）。原则上我们要求研究风险要能得到合理的辩护，然而由于受试者个体差异性的存在，即使在同一研究中，不同受试者个体所承担的风险也不一样。例如，在一项主要风险只涉及信息安全的研究中，那些记录中包含个人敏感信息（如严重精神性疾病、使用违禁药物等）的受试者将比其他没有这些敏感信息的受试者承担更多的风险。第三类是基于公正的脆弱性（justice-based vulnerability）。对该类脆弱性的理解往往更多地涉及国际合作研究，即发展中国家的受试者具有的脆弱性。具体来讲，则主要是涉及研究中相关风险获益不均等分配的问题[3]。

[1] Schroeder, D. and E. Gefenas, *Vulnerability*：*Too Vague and Too Broad*? Cambridge Quarterly of Healthcare Ethics, 2009. 18（2）：113-121.

[2] Silvers, A., *Historical Vulnerability And Special Scrutiny*：*Precautions Against Discrimination In Medical Research*. The American Journal Of Bioethics：AJOB, 2004. 4（3）：56-57.

[3] Coleman, C.H., *Vulnerability As A Regulatory Category In Human Subject Research*. The Journal Of Law, Medicine & Ethics：a journal of the American Society of Law, Medicine & Ethics, 2009. 37（1）：12-18.

四、探讨脆弱性的意义

阿尔弗雷德·诺斯·怀特海（Alfred North Whitehead）曾指出人类生活主要是生存（to live）、较好地生活（to live well）以及更好地生活（to live better）[1]。脆弱性可能直接导致以上三大生活目标的丧失：不能更好地生活，不能较好地生活，甚至不能生存。由此，脆弱性会对人类的好生活带来不同程度的负面影响。然而，尽管伦理学自柏拉图和亚里士多德时代以来就关注人的好的生活，遗憾的是"脆弱性"在伦理学，尤其是西方伦理学中却没有得到较多的关注。对此，巴里·霍夫马斯特（Barry Hoffmaster）总结了三点原因：第一是脆弱性与西方社会个人主义的传统相对立。个人主义的传统强调个人的自主与自我完善，并在该过程中收获个人幸福。可以说在一定意义上，尊重个人的自主性成为追求个人主义理想的道德代名词（moral proxy）。然而，脆弱性所带来的灾难或者苦难则意味着不同个体之间相互依赖关系的发生，这种依赖关系会影响个体的自足（self-sufficiency）。此外，脆弱性对个人主义的威胁还体现在对个体自主性的怀疑，即脆弱性意味着外界对个体的限制，标志着个体的极限（limit）。第二，西方道德哲学对"身体（body）"的忽略也导致"脆弱性"问题在相关伦理学探讨中的边缘化。自康德以来，西方分析哲学的传统认为理性赋予了人类特殊的道德地位及其不可比拟的道德价值。然而，理性并不是人类生活的全部，也并不是所有的人类个体都是理性的。第三，在西方道德哲学的理性传统中，情感（feelings）没有任何地位。而对脆弱性问题的认知不可避免地要涉及怜悯、同情等情感，因为感知脆弱性是认知脆弱性的前提[2]。

尽管基于以上原因，脆弱性的探讨一直未能在伦理学的理论研究领域得到较多的关注，但正如霍夫马斯特所指出的，我们有必要通过感知脆弱性来进一步确认人性和认识人类本身的局限。因为只有认识到了人类所具有的脆弱性的深度和广度，我们才能更好地知道自己需要通过他人的帮助来克服自身的弱点和不足。因此，在某种意义上，脆弱性不仅要求我们对他人予以应有的关注，也提醒我们需要他人的关注与帮助。特别是在涉及人的生物医学研究的语境中，明确这一点尤为重要。

五、关注生物医学研究中弱势人群受试者的意义

关注生物医学研究中可能涉及的弱势人群受试者有着重要的意义。基于对广义的脆弱性的理解，我们所有人都有可能是弱势人群，都容易遭受伤害，这一点警示我们所有参与研究的受试者都需要得到保护。相对狭义的脆弱性，即部分个体相比于其他个体更为脆弱，更容易受到伤害，则意味着我们有责任和义务为他们提供特殊的保护。换言之，对于弱势人群的理解和关注，不仅有助于提升生物医学研究受试者保护的意识，也利于帮助我们更好地履行保护那些需要特殊保护的受试人群的责任。由此，一个紧接着的问题便是如何为生物医学研究中的弱势人群受试者提供更好的保护。

第二节　生物医学研究中的弱势人群保护伦理要求

1947年，《纽伦堡法典》发布，作为第一个全球层面涉及人的研究的伦理规范，提出了十条保护研究受试者的伦理原则。此后，在国际层面，最为核心的受试者保护伦理指南包括：世界医学会（World Medical Association）发布的《涉及人体受试者的医学研究赫尔辛基宣言》（Declaration of Helsinki Medical Research Involving Human Subjects，以下简称"赫尔辛

---

[1] Whitehead，A.N.，*The Function of Reason*. New Jersey：Princeton university press．1929.
[2] Hoffmaster，B.，*What Does Vulnerability Mean*? Hastings Center Report，2006．36（2）：38-38.

基宣言"），以及国际医学科学组织理事会（Council for International Organizations of Medical Sciences，CIOMS）与世界卫生组织（WHO）联合发布的《涉及人的健康相关研究国际伦理准则》（以下简称 CIOMS 指南）。

一、《纽伦堡法典》提出的十大伦理原则

第二次世界大战之后，纽伦堡审判将医学研究中的受试者保护作为一个伦理问题纳入公众视野。《纽伦堡法典》[1]创造性地提出所有人体试验应遵循的十条伦理原则，具体包括：

（1）受试者的自愿知情同意是绝对必要的。

（2）试验需要具有社会价值，无法通过其他（不使用受试者的）方式或途径得以实现，且试验从其性质上讲不是任意和非必要的。

（3）试验的设计应基于前期动物试验结果及疾病的自然进程或研究的其他问题，试验预期的结果要能为试验的开展提供辩护。

（4）试验的开展应避免所有不必要的生理、心理相关的伤害。

（5）原则上，提前预期到可能导致死亡或致残的试验是不应该进行的，除非医生自己愿意作为试验的受试者。

（6）试验可接受的风险程度不能超过其拟解决问题的人道主义价值。

（7）试验应有充分的准备和充足的资源以确保受试者安全，避免可能发生的伤害、残疾或死亡。

（8）试验只能由那些具备科学资质的人员开展。

（9）在试验过程中，如果受试者的生理或心理状态已经不再适合继续参加，受试者应当有终止参与试验的自由。

（10）在试验开展的任何阶段，基于试验负责人的良好意愿、专业技能和审慎评估，如果他/她能合理的认为继续试验可能导致受试者受伤、致残或死亡，那么，试验负责人应随时做好暂停试验的准备。

在这些原则的基础上，知情同意成为《纽伦堡法典》最大的历史遗产，在国际范围内得到普遍认可，并广泛应用于临床和科研领域。但《纽伦堡法典》还没有涉及真正的弱势群体问题。

二、《赫尔辛基宣言》弱势人群保护相关要求

1964 年，第一版《赫尔辛基宣言》发布，历经多次修订，最新版《赫尔辛基宣言》[2]于 2013 年发布。宣言强调，某些群体或个人特别弱势，他们很容易受到不公平待遇或者遭受额外的伤害，所有的弱势群体和个体都应该得到特别的考虑和保护[3]。如果一个研究涉及弱势人群，需确保该研究是回应或至少优先照顾这个群体的健康需求，同时该研究无法在其他非弱势人群中开展。此外，研究可能涉及的弱势人群受试者应能从该研究所获得的知识、实践或相关干预中有所获益[4]。

三、CIOMS 指南弱势人群保护相关要求

1982 年，国际医学科学组织理事会（Council for International Organizations of Medical Sciences，CIOMS）与世界卫生组织（WHO）联合发布了第一版《涉及人的生物医学研究

---

[1]　http://wayback.archive-it.org/4657/20150930181802/http://www.hhs.gov/ohrp/archive/nurcode.html.

[2]　https://www.wma.net/policies-post/wma-declaration-of-helsinki-ethical-principles-for-medical-research-involving-human-subjects/.

[3]　赫尔辛基宣言第 19 条。

[4]　赫尔辛基宣言第 20 条。

（Biomedical Research）国际伦理指南》。历经 1993 年（第二版）、2002 年（第三版）修改，以及 2009 年"流行病学指南"相关的讨论和改进，第四版《涉及人的健康相关研究国际伦理准则》[1] 于 2016 年完成更新并对外发布。

CIOMS 指南界定了涉及人的健康相关研究（health-related Research involving human subject）应遵循的二十五条原则，其中第十五条专门针对"涉及弱势个体或群体的研究"。该原则指出，如果一项研究涉及入组弱势的个体或群体，研究者和伦理委员会必须确保研究有相应的特殊保护措施以确保受试者的权利和福利。这里对"弱势人群"的界定包含以下几个特点的考虑：首先是给出知情同意的行为能力（capacity to consent），这是被广泛认可的判断是否弱势的经典标准。其次，是"等级关系"（hierarchical relationships）的环境可能给个体的自愿性带来威胁，造成不当诱惑或胁迫使得个体无法真正实现自愿的同意。再次，体制化（institutionalized）或行动自由受限给相关个体或群体带来的影响使他们无法选择或选择的可能性较少。此外，还有很多其他的人群也可能因为其所处的环境或经历的特殊事件（如怀孕、失业、战争等）成为弱势人群。指南鼓励，涉及这些弱势人群的研究不仅要有相关特殊保护措施，研究者及各利益相关方还应尽量考虑导致这些群体弱势的相关因素，并采取恰当的措施。

四、美国联邦受试者保护法规对弱势人群保护相关要求

1979 年，美国国家生物医学及行为研究受试者保护委员会发布报告《受试者保护的伦理原则及指南》，即《贝尔蒙报告》，界定了受试者保护中应遵循的三大基本伦理原则——尊重、有利和公正，奠定了美国受试者保护制度的基本伦理框架。其中，尊重原则强调要将每个人都作为具有自主性的个体对待，对于那些不具有自主性或者说完全行为能力的人要提供额外的保护。因此，尊重原则主要提出两个道德要求，一是意识到个体具有的自主性，二是为不具有自主能力的人提供保护。有利原则强调在不伤害的前提下，尽可能最大化获益和避免不必要的风险。公正原则不仅要求公平的选择受试者，还强调应注重研究风险获益的公平分配。在贝尔蒙三大伦理原则的基础上，美国卫生部（前身为美国卫生、教育和福利部）牵头并逐步建成一套相对完整的涉及人的研究受试者保护联邦法规。

目前，美国联邦层面的受试者保护法规主要体现在"联邦通则"（Common Rule）中，即联邦法规（Code of Federal Regulations）卫生与人类服务部公共福利专题（title 45）第 46 部分（即 45 CFR 46），以及食品药品管理局（FDA）关于临床研究中受试者保护的相关条款，即受试者保护与机构伦理审查委员会是最主要的两大部分。联邦通则针对如何保护研究中的受试者提出了三个基本要求：①由机构伦理审查委员会（IRB）对研究方案进行独立审查；②获得受试者的知情同意；③机构依从性保证（institutional assurances）。

联邦通则始终贯穿了对弱势人群保护的相关要求。首先，在伦理委员会的构成上需要体现弱势人群的代表，即如果需要审查的研究涉及孕妇、儿童、囚犯或存在认知缺陷的弱势人群时，应至少有一个了解相关群体的委员参与。其次，伦理委员会对研究方案的审查，必须满足八个标准：①研究风险最小化；②相比于研究预期的获益，受试者可能承担的风险必须是合理的；③公平地选择受试者；④获得每一个潜在受试者或其法定代理人的知情同意，并根据相关要求对知情同意文件进行存档；⑤研究方案应尽可能地涵盖充分的数据监查计划以确保受试者的安全；⑥在适当的情况下，应充分计划以确保受试者的隐私和数据保密；⑦对于那些易于受到胁迫或不当诱惑的弱势群体提供合理的保护措施；⑧当研究涉及孕妇、胎儿或新生儿、囚

---

[1] World Health Organization and Council for International Organizations of Medical Science，International ethical guidelines for health-related research involving human subjects. Geneva：CIOMS．2016．

犯、儿童时，为其提供特别的保护。此外，通则的第 B、C、D 三个子部分[1]分别针对涉及孕妇、胚胎、新生儿、囚犯以及儿童受试者的研究提出了具体要求。

五、中国伦理审查相关法规对弱势人群保护的要求

目前，中国的伦理审查代表性法规主要是《涉及人的生物医学研究伦理审查办法》（2016年）、《药物临床试验质量管理规范（GCP）》（2020）和《药物临床试验伦理审查指导原则》（2010）等。

相关法规对于弱势人群的保护规定相对泛化，例如，《涉及人的生物医学研究伦理审查办法》[2]强调涉及人的生物医学研究应符合六大伦理原则，其中特殊保护原则要求"对儿童、孕妇、智力低下者、精神障碍患者等特殊人群的受试者，应当予以特别保护"。《药物临床试验伦理审查指导原则》将弱势群体保护纳入了伦理审查的主要内容，并在附件中强调涉及弱势群体时应考虑此类人群可能的获益以及相应的知情同意等要求[3]。2020 年，最新版本 GCP 强调伦理委员会应当特别关注弱势受试者[4]。

第三节 弱势人群保护的伦理反思与建议

弱势人群概念的提出和明确对于指导受试者保护有重要的意义，不仅可以尽可能避免对弱势人群受试者的潜在剥削，还可以更有指导性和针对性地为这些群体提供特别的保护。然而，无论是受试者保护的理论探讨，还是操作实践，对于弱势人群保护还需要更多的探索与改进。

一、当前弱势人群概念使用存在的问题

如第一节所述，弱势人群概念目前尚没有较为正式的定义，更多的是采用举例的形式。固然，举例的方式可以在一定程度上比较形象和具体地对弱势人群进行说明，然而，这样一张清单往往难以穷尽，且不利于把握弱势人群具有的典型特征，实践指导意义较差。另外，即使目前公认的儿童、囚犯、孕妇等群体只是弱势人群的一部分，他们的多样性就已经使鉴定弱势人群的特点或者说构成性特征变得非常困难[5]。再者，目前"弱势人群"概念的使用还存在三个典型的根本问题。第一，对弱势人群的认定过于广泛（broad），使得几乎所有的受试者都处于弱势地位。由此将导致的一个严重后果可能是每一个人都是弱势人群，从而使弱势人群概念本身变得模糊不清甚至没有意义。第二，当前的脆弱性概念在认定过于广泛的同时也存在过于狭隘（narrow）的问题，这点主要体现在对某些群体是否能够进行有效知情同意的过度关注导致忽略了对使受试者处于不利地位的环境因素的考虑。第三，当前的脆弱性概念忽略了群体中的人际差异从而导致对部分个体的成见（stereotype）。例如将某个群体，如"发展中国家的受试

[1] https://www.ecfr.gov/cgi-bin/retrieveECFR?gp=&SID=83cd09e1c0f5c6937cd9d7513160fc3f&pitd=20180719&n=pt45.1.46&r=PART&ty=HTML.

[2] http://www.gov.cn/gongbao/content/2017/content_5227817.html.

[3] 《药物临床试验伦理审查指导原则》附件一：伦理审查的主要内容。涉及弱势群体的试验：8.1 唯有以该弱势人群作为受试者，试验才能很好的进行。8.2 试验针对该弱势群体特有的疾病或健康问题。8.3 当试验对弱势群体受试者不提供直接受益可能，试验风险一般不得大于最小风险，除非伦理委员会同意风险程度可略有增加。8.4 当受试者不能给予充分知情同意时，要获得其法定代理人的知情同意，如有可能还应同时获得受试者本人的同意。

[4] 参见《药物临床试验质量管理规范（GCP）》（2020）第三章第十二条：伦理委员会的职责是保护受试者的权益和安全，应当特别关注弱势受试者。

[5] Coleman，C.H.，*Vulnerability As A Regulatory Category In Human Subject Research*. The Journal of law，medicine & ethics：a journal of the American Society of Law，Medicine & Ethics，2009．37（1）：12-18．

者"归为弱势人群，往往会忽略该群体内部个体之间的差异 [1]。这些问题广泛存在于有关弱势人群的理论探讨和保护实践之中。

二、知情同意与弱势人群保护

一直以来，个体是否具备完全行为能力是判断该个体是否属于弱势人群的一个传统标准。在实践中，这个标准往往"转换"为个体是否有能力做出知情同意。有必要澄清的是，具备行为能力是做出有效知情同意的前提和必要条件，固然，不具备行为能力是弱势人群的典型特征，但不是唯一特征。因此，有必要强调，即使具备行为能力的个体，在特定的情境下也可能属于弱势人群。

另外，随着伦理审查在中国的快速发展，弱势人群受试者的保护一直是伦理审查关注的重点内容。法规也要求给予弱势人群"特别保护"。但是，在当前的伦理审查实践中，"特别保护"措施往往主要体现为"代理知情同意"。值得注意的是，知情同意或代理知情同意仅仅是保护受试者的一种措施，而不是全部措施。针对弱势人群受试者的特别保护措施更应意识到这一点。

三、弱势人群受试者保护的建议

如前所述，弱势人群受试者保护的前提是我们能够较为精准地识别这个群体，理解这个群体的脆弱性及其成因，从而采取有针对性的保护措施。换言之，则是需要我们更好地理解"脆弱性对特殊保护的要求"，即如何更好地为弱势人群提供特别保护。

塞米亚·赫斯特（Samia A. Hurst）提出：要在脆弱性概念的理解中引入对"可识别的"（identifiable）、"发生可能性较大的"（increased likelihood）、"额外的"（additional）或"更大的"（greater）风险（wrong）因素的考虑 [2]。相比于关注受试者是否能够给出知情同意及其知情同意的有效性来讲，更应该关注可能的风险及其影响。由此，对脆弱性概念的理解可以进一步延伸为对某种特殊保护的需求以抵御某些可能发生的风险。同时，在涉及人的生物医学研究中，脆弱性概念并不是独立存在的，它更多地置于各种关系之中，受到研究所涉及的特定社会、政治、经济等因素的多方影响 [3]。因此，对脆弱性的关注不应当仅仅停留和局限在尊重自主性的问题上，还应该更多地关注研究及其相关环境的特征；同时，对脆弱性的关注和考虑还应该贯穿整个研究的实施过程而不仅仅是受试者招募阶段 [4]。

在具体的弱势人群保护问题上，特丽莎·西瓦斯（Tricha Shivas）建议基于特定的方案对脆弱性进行具体考查 [5]。赫斯特也提出了有关脆弱性考查的四步方法 [6]，以便对受试者提供更好的保护：

第一步：明确该研究中的受试者是否有可能遭受那些无法得到辩护的风险；
第二步：明确是否有部分受试者处于可能会遭受更多或更大风险的不利地位；
第三步：明确谁负有避免或者最小化研究风险的义务和责任；

[1] Levine，C.，et al.，*The Limitations Of "Vulnerability" As A Protection For Human Research Participants*. The American Journal Of Bioethics：AJOB，2004. 4（3）：44-49.
[2] Hurst，S.A.，*Vulnerability in Research and Health Care；Describing the Elephant in the Room*? Bioethics，2008. 22（4）：191-191.
[3] Shivas，T.，*Contextualizing the Vulnerability Standard*. The American Journal Of Bioethics：AJOB，2004. 4（3）：84-86.
[4] Levine，C.，et al.，*The Limitations Of "Vulnerability" As A Protection For Human Research Participants*. The American Journal of Bioethics：AJOB，2004. 4（3）：44-49.
[5] Hurst，S.A.，*Vulnerability in Research and Health Care；Describing the Elephant in the Room*? Bioethics，2008. 22（4）：191-191.
[6] Shivas，T.，*Contextualizing The Vulnerability Standard*. The American Journal of Bioethics：AJOB，2004. 4（3）：84-86.

第四步：明确应该采取什么样的行动和措施来减少或降低可能涉及的研究风险，或者通过何种合理的方式对受试者进行补偿。

上述方法为医学研究中的弱势人群保护提供了一个基于方案的评估框架。该框架强调在针对弱势人群的考虑中关注相应的风险和责任。风险（risk）与伤害（harm）密切相关。在特定的研究方案中，需要对个体风险和群体风险进行区分。首先，就个体可能承担的风险而言，既有可能来自方案设计以及研究干预本身，也有可能源自有效知情同意的缺乏或者知情同意能力的缺失。其次，特定的研究可能会涉及某些特定的弱势人群。这种情况下需要关注的核心问题是研究是否会让该群体的处境变得更糟，从而造成群体伤害。由于群体伤害往往可以追溯到一定的历史原因，所以对群体伤害的考虑往往也要求对涉及该群体的研究的历史、研究者与受试者之间的关系（如双方的利益、权力结构）等相关因素进行考虑[2]。最后，由于弱势人群所处的特定情境、关系等因素，使他们往往比其他群体更易于受到不当诱惑或胁迫，从而更易于接受更高的风险。

基于此，2016年版本CIOMS指南也对可能的"特殊保护措施"提出了建议，包括：①对于那些受试者没有直接获益的研究，其涉及的风险不能超过最小风险；②将家人、法定监护人以及其他合法代表的同意作为研究知情同意的必要补充；③开展研究的前提是该研究致力于解决涉及该弱势人群的问题等。指南强调，相关保护措施的设计应致力于促进自主决策，减少潜在的信息泄露风险，在风险增加的情况下更好地保护受试者的安全和权益等。

最后，值得再次强调的是，现有的概念体系和制度框架都要求研究者和伦理委员会积极负起保护弱势人群受试者的责任。这意味着开展涉及弱势人群受试者的研究，需要负责任的研究设计和实施，也需要有专门针对弱势人群的特殊保护措施，即研究者应当更加审慎地开展涉及弱势人群的研究。但是，这并不意味着要将弱势人群不合理地排除在研究之外。对此，研究者和伦理委员会都需要更加审慎。

思考题

1．明确弱势人群概念对于受试者保护有何意义？
2．如何理解弱势人群的脆弱性？
3．涉及弱势人群受试者的研究主要存在哪些伦理问题？
4．当前针对弱势人群的保护策略主要有哪些？如何评价？如何改进？

延伸阅读

1．纽伦堡法典

http：//wayback．archive-it．org/4657/20150930181802/http：//www．hhs．gov/ohrp/archive/nurcode．html.

《纽伦堡法典》是第一个国际层面关于受试者保护的伦理规范，以"知情同意"为代表的十条伦理原则在当代的科研伦理和受试者保护探讨中仍然具有深远的影响意义。了解《纽伦堡法典》的缘起和历史，对于我们了解科研伦理的历史和现状都非常重要。

[1] Hurst，S.A.，*Vulnerability in Research and Health Care*；*Describing the Elephant in the Room?* Bioethics，2008．22（4）：191-191.
[2] Jecker，N.S.，*Protecting The Vulnerable*. The American Journal of Bioethics：AJOB，2004．4（3）：60-62.
Silvers，A.，*Historical Vulnerability And Special Scrutiny*：*Precautions Against Discrimination In Medical Research*. The American Journal of Bioethics：AJOB，2004．4（3）：56-57.
DeMarco，J.P.，*Vulnerability*：*A Needed Moral Safeguard*. The American Journal of Bioethics：AJOB，2004．4（3）：82-84.

2．赫尔辛基宣言（2013）

https：//www．wma．net/policies-post/wma-declaration-of-helsinki-ethical-principles-for-medical-research-involving-human-subjects/.

《赫尔辛基宣言》是目前国际影响力最大的伦理指南，是各个国家受试者保护制度设计和政策制定的重要参考。1964 年首次颁布以来，"宣言"持续进行更新，"宣言"的更新历程在很大程度上体现了科研伦理在特定时期的热点话题。

3．World Health Organization and Council for International Organizations of Medical Science，International ethical guidelines for health-related research involving human subjects．Geneva：CIOMS．2016．

国际医学科学组织理事会和世界卫生组织联合制定的《涉及人的健康相关研究国际伦理准则》提出了人体研究应遵循的 25 条伦理原则，与《赫尔辛基宣言》等伦理规范相辅相成，对于从国际化视野更好地理解受试者保护具有重要启发。

4．Hoffmaster，B．，What Does Vulnerability Mean? Hastings Center Report，2006．36（2）：38-45．

文章对脆弱性的涵义进行了伦理的理论探讨和学理分析，将对脆弱性的认识和理解从感性常识上升到理论思辨层面。

5．Levine，C．，et al．，*The Limitations Of" Vulnerability" As A Protection For Human Research Participants*．The American Journal Of Bioethics：AJOB，2004．4（3）：44-49．

文章对实践中"弱势人群保护"存在的问题进行讨论，强调对弱势人群的关注不能仅仅关注给出知情同意的能力，所处环境中的权力失衡等问题，而应该更多地结合脆弱性相关特点设计并提供恰当的保护。

6．Emanuel，E．J．，D．Wendler，and C．Grady，What Makes Clinical Research Ethical ? JAMA：The Journal of The American Medical Association，2000．283（20）：2701-2711．

文章从学术角度提出了一个伦理的临床研究应当具备的特点，从理论角度更新了受试者保护的伦理框架。

（张海洪）

第十四章

涉及动物的生物医学研究伦理问题

【引言：一张照片的触动】

由《三峡商报》记者李某拍摄的"等待做实验的猴子"的摄影作品获得美国《国家地理》动物类金奖。2007 年 3 月，李某经人介绍得知宜昌一家野生动物繁育中心有一批猴子即将送出做实验，他连忙赶去拍照。"这批猴子被分开装在一个个网兜里，表情恐慌。当时一名工作人员的脚落到猴群中，我按下了快门。评委对照片中出现的人脚评价极高，认为反映了人类的一个劣性：什么事都要插一脚，干预动物的自然生存。"李某还解释："人类很多医学进步都是从动物实验开始的。我拍这张照片，是为了提醒人们善待动物，并向为了人类健康贡献生命的实验动物表达敬意。[1]

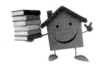

知识要点

为什么动物实验涉及伦理问题？

这些伦理问题背后有哪些不同的伦理学主张？

目前对实验动物的伦理管理都有哪些规范和共识？

案例 14-1

"费城研究"

1984 年，"动物解放前线"（Animal Liberation Front，ALF）的五名成员悄悄进入位于费城的宾夕法尼亚大学医学院地下室，打破门窗进入实验室，在那里他们发现——并且偷走——多年在灵长目动物身上进行实验的 32 种视听磁带。托马斯·詹纳瑞利的实验室关于这个课题的研究从 1970 年到 1985 年，持续了 15 年，目的是研究在灵长目动物——成年猴子和狒狒——身上实验产生准确的脑部伤害。为了这个目的发展出了一种装置，能够产生一个脑部受伤的可重复的模型：一个活着的戴着固定头盔的猴子或者狒狒被皮带固定，而动物的头部被迫接受在 45 度角度的可怕的重击。詹纳瑞利最初用猴子来做这些实验，但是用猴子做研究并不能够模仿人的脑部受伤状态，于是在 1980 年他开始用狒狒。

---

[1] 金玫蕾. 我国实验动物科学带来的动物伦理及福利问题. 生命科学，2012，24（11）：1328.

案例 14-1（续）

　　被动物解放阵线偷走的录影录音带总共有 60 ~ 80 小时，经剪切编辑后做成一个仅仅表现虐待的 25 分钟片断，题为"不必要的大惊小怪"（unnecessary fuss），在包括美国国家广播公司（ABC）的《20/20》等电视媒体上广泛传播。此举确实引起了公众的抗议，迫使美国健康与人类服务部（Health and Human Services，HHS）的部长玛格丽特·黑克勒（Margaret Heckler）对那些研究进行复审。然而，宾夕法尼亚大学的官员们否认了动物在詹纳瑞利的实验室里被"无缘无故地"（gratuitously）滥用的事实。研究的出资方美国国立卫生研究院（NIH）也对此事展开调查。

　　1985 年，时值美国健康与人类服务部在建设和完善研究中的受试者保护制度，设有专门的"研究风险保护办"（Office of Protection of Research Risks，OPRR），针对此案例，特成立了一个委员会来评判詹纳瑞利实验的优缺点。委员会由一名神经外科医师、一名兽医麻醉师和一名动物病理学家组成，他们在 1985 年 7 月 18 日发表了报告。该委员会认为，此研究的实验目的是研究人类脑部受伤机制，用狒狒做实验没有本质的错误："这项实验，正如它所提出的，为了社会的利益产生好的结果"。然而，委员会认为对动物解放前线对詹纳瑞利的十项指控中的九项都是准确的。包括没有用麻醉药、不充分的管理、训练差、对动物照顾极差、对同一个动物不必要的重复伤害、抽烟、"趣味低劣的言词"和不适当的衣着："总体来说，违反了公共健康服务动物福利政策（Public Health Service Animal Welfare Policy）的规定"。简而言之，詹纳瑞利的实验室人员彻底忽视了明文规定的动物保护的所有规则，大学也根本没有建立任何机制来保证这些规则能被遵守。

　　在这个委员会报告发布的当天，DHHS 的秘书玛格丽特·黑克勒中止了詹纳瑞利的研究。这是第一次实验室因为虐待动物而被关闭[1]。

　　问题与思考：虐待实验动物是否会影响动物研究的科学性本身？

第一节　为什么动物实验关涉伦理问题

　　引言提到的照片是关于猴子惊恐甚至绝望的眼神，透过笼子直抵人心。这种情感是互通的，情感的背后是人性中的不忍和恻隐之心。

　　《孟子·公孙丑上》中，孟子提出，"人皆有不忍人之心"，然后通过"今人乍见孺子将入于井，皆有怵惕恻隐之心"，形象地说明了这一点，也很好地解读出照片表达出来的直观感受。"恻隐之心，仁之端也；羞恶之心，义之端也；辞让之心，礼之端也；是非之心，智之端也。"恻隐之心不仅意味着对他人的痛苦感同身受，也意味着对他人福祉的关切，包括动物的福祉。

　　如果说《等待做实验的猴子》触动我们的是一个猴子的生命，那么案例 14-1 则相对复杂，它有着合理的研究目的——为了人类的健康。詹纳瑞利教授用灵长类动物做实验，引发的是此

---

[1] 格雷戈里·E.彭斯. 医学伦理学经典案例. 4 版. 聂精保，胡林英等译. 长沙：湖南科技出版社. 2010.

研究否有科学价值，和实验者如何对待动物等问题。如果此研究有科学价值，那么残忍地对待动物似乎对研究的科学价值没有影响？若对科学价值没有打折扣，对其他方面是否可以妥协？如果是，哪个方面可以妥协？

首先，动物维权者们认为，詹纳瑞利猛击灵长类动物的脑部，此研究行为持续了十余年而无任何收获。然而，此研究是否具有科学性，是否有科学价值，并不能依据动物维权者的单一角度来判断。对于研究者来说，显然这种研究的第一步是精确且可靠地产生一个脑部损伤，从而可以被其他研究者重复，再进行深入研究。其次，动物在研究过程中被虐待了，实验者们对此也很麻木，这是否会必然影响实验的科学价值？对于动物维权来说，詹纳瑞利对待他的实验动物的方式本身证明了其项目是不道德的，因而是不公正的。另外，一项研究的科学重要性或科学价值需要考虑哪些方面进行综合评价？

一个行为是否涉及伦理，首先需要清楚"什么是伦理问题"。通俗地说，伦理学有两个核心的术语：好坏和对错。如果一个行为的发生至少影响两个人（伦理学的领域从人与人的关系，已扩展到人与自然、人与动物），如果这些影响发生在这两个人（或动物）身上，而且存在好坏或对错方面的判断或评价，那么就可以说此行为涉及伦理问题。

准确地说，好坏是一个词，对错是一个词。但这两个词蕴含的理念很不同：这么做好不好？这样做对不对？对错和好坏是不是不一样？对伦理问题的思考会有意无意溯及伦理学理论。在伦理学诸多理论中，有的理论强调结果的好坏，有的理论则会强调行为本身的对错与否，而不依靠结果的好坏来判断。现实生活中，人们的判断并不是简单地考虑"好不好"或"对不对"，而是综合全面的，包括经济判断、审美判断等。伦理学判断只是综合判断中的一个视角，生物医学研究本身涉及多领域，包括科学、经济、文化，甚至政治、战争等，伦理学判断虽然只是其中一个视角，但它有时至关重要。

在动物实验领域，用动物做研究会增加我们获取知识的途径，此途径不仅会获得关于动物疾病的知识，也与人类健康的知识有关，其中主要涉及的是科学问题；但是否应该用动物做研究，则涉及不同的价值理念，是个伦理问题。但从是（is）到应该（ought），并不是容易跨越的，即从"是什么"得不出"应该是什么"的结论。我们说动物实验关乎伦理问题，正是因为对使用动物做科研这件事，涉及不同的价值理念或原则，而这些理念直接决定什么是道德上对的，或错的。不同的伦理学理论针对道德理念和基本原则有不同的主张，它不只描述价值冲突，更需要对价值冲突进行分析，目的是对提出的判断进行论证、辩护。例如，是否应该支持活体解剖做动物实验，便涉及不同的理念和原则。

第二节　使用动物做实验的伦理争论

一、第一轮动物实验伦理争论——关于活体解剖

（一）古代至 19 世纪前对动物的态度

古希腊时期，人们对使用动物进行实验普遍没有引起任何争议，那时的人们相信，人作为比动物高等的生物，被自然赋予此种权利。文艺复兴时期的维萨留斯通过偷偷解剖人体，发现了一些盖伦学说的错误。现代科学方法论的奠基者 16 世纪的弗朗西斯·培根（1561—1626）关于活体解剖对科学发展的相关性予以肯定。他说："虽然塞尔修斯（Celsus）反对活体解剖，认为这太不人道，但是考虑这种观察对科学的重要性，为了探寻科学，转而对兽类进行活体解剖还是需要的，尽管它们彼此存在差异性[1]……"

[1] Nuno Henrique Franco，Animal Experiments in Biomedical Research：A Historical Perspective，Animals，2013，3，238-273：240.

与培根同时代的笛卡儿（René Descartes，1596—1650）不仅是一位数学家和哲学家，而且还是一位生理学家。他把动物描述成"机器类"的生命，或者说是"没有思想的野兽"。这点在当时其实也受到很多人的批评。笛卡尔承认动物有感觉，但不承认动物有意识，即他否认动物有意识地在认识对象。他认为动物具有的那些"感知"，不过是"外部对象给身体器官造成的当下感觉"。在当时还没有发明麻醉的情况下，还没有比较好的方法去论证活体解剖因其残忍而不应该实施。笛卡尔自己就通过解剖活体动物来研究血液循环（麻醉药 1847 年才发明出来）。要理解为什么他认为这样做是可以容许的，就有必要理解其基本的哲学取向，即深深地影响了西方的科学和哲学的笛卡儿世界观。笛卡儿的"我思，故我在"，认为将人类与其他动物区别开来的本质，是一个实质存在的心智或灵魂。就笛卡儿而言，这个精神将如感知、感觉、思想、梦境等无常的精神形态紧密联系在一起，并构成自由意志、理性和道德价值观的基础。笛卡儿相信，动物不像人类，它们没有心智或灵魂，因此从根本上说只是"被延伸的、物质体"（res extensa）。在笛卡儿哲学里，动物因而仅仅是肉体的机器；没有"灵魂"从它们的眼睛中反射出来，同样，也没有真实的疼痛通过它们明显的"疼痛行为"表现出来。

同时代的哲学家斯宾诺莎并不否认动物有感受能力，他认为，我们不应该"为了我们取乐而使用动物"。约翰·洛克也同样认为动物有感受能力，强调应该培养孩子憎恨杀害或折磨动物的行为，以避免他们以后残忍地对待人类的行为。伊曼努尔·康德也曾拒斥笛卡尔的机器论，承认动物的感觉和感知性，但他并没有将他的人的内在的不可分割的尊严的概念扩展到其他物种。在"对动物的义务"一文中，康德引用了威廉·霍加斯（William Hogarth）的通俗的绘画作品。即　　　的第一阶段（First Stage of Cruelty）（1751）（图 14-1），其中描述了各种虐待动物的场景：两个男孩把一支箭插入一条狗的肛门，另一个男孩好像是狗的主人在请求他们停止；一些男孩在烧鸟的眼睛，一些把狗的骨头绑在狗的尾巴上；几个男孩在玩"投掷公鸡"[1]，还有把两个打架的猫吊起来，甚至有人从窗户向外扔动物。

（二）19 世纪英国对活体解剖的两种伦理争论

关于动物活体解剖，英国在 19 世纪初便出现了两极化的观点：一是支持活体解剖，认为此种研究方式对科学的进步是正当的；二是反对活体解剖，认为这是不必要的殉道和牺牲。这两个伦理学观点和争论从学界一直扩展到英国议会。保守党方面以罗伯特·皮尔爵士（Sir Robert Peel）和麦金托什爵士（Sir James Mackintosh）为代表，反对来自自由党的理查德·马丁（Richard Martin，1754—1834）和 Lord Erskine（1750—1823）对活体解剖的攻击。结局是 1822 年《马丁法案》（Martin's Act）被接受和通过，其中有关于对残酷对待家养的狗、马、牛等动物的惩罚性条款。1835 年此规定扩展到其他家畜类动物，期间，"动物之友学会"于 1824 年成立。

这两派争论从学界也扩展到社会和大众层面。其中最大的一次争论发生在 1873 年，是继《生理实验手册》（Handbook for the physiological laboratory）出版之后。书中所展示的实验科学的进步很快就被民众的批评之声盖过。此书的作者包括伦敦大学学院（University College London）的生理学教授斯科特·博登·或统斯（John Scott Burdon Sanderson，1828—1905），剑桥三一学院的迈克尔·福斯特（Michael Foster，1810—1880）和伦敦布朗研究所（Brown Institution London）的助理教授爱德华·伊曼努尔·克雷恩（Edward Emanuel Klein）（1844—1925），其中约翰和爱德华备受攻击，因为他们做的实验占到 15%，但没有任何关于麻醉的使用。而 1840 年已经有了乙醚和氯仿作为麻醉剂使用。正是这部分有关动物实验的活体解剖激怒了民众。为了回应公众的愤怒，针对基于科学目的的活体解剖，1875 年皇家委员会成立，

---

[1] 英格兰 18 世纪流行的一种体育活动，持续把石头瓶子投向绑在柱子上的小公鸡，直至其死亡。

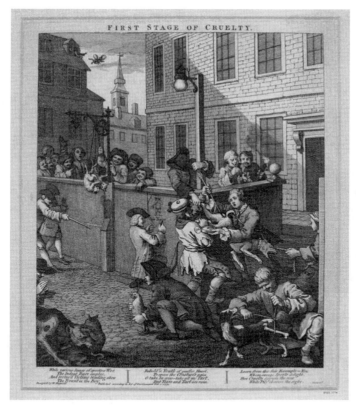

图 14-1　威廉·霍加斯《残酷的第一阶段》[1]（1751）

由卡德威尔勋爵（Lord Cardwell）任主席。此委员会的目的是制定当时能接受的动物实验规范。1876 年委员会对所有作者进行质询，委员会质询桑德斯时，他提供证据证明他使用了麻醉，因为这是给专业人员看的书，便没有写进去。但当问及克雷恩博士时，他直言根本就没有考虑任何与动物痛苦相关的事情，仅在学生练习中出于便利的目的使用麻醉，以免发生伤害事件。作者分析，他之前并不是在英国受训，约在 1871 年从维也纳到伦敦工作，低估了英国皇家委员会的角色[2]。

2009 年《毒理病理学》杂志刊登一篇历史回顾文章，系统介绍了爱德华·伊曼努尔·克雷恩对质询的回答（图 14-2）[3]：

第 3538 号问题："关于动物实验中如果不使用麻醉剂则痛苦的情况，你在实践中是怎样做的？"

Klein 的回应："除了教学的目的和公众演示的情况，我从来不使用麻醉剂，因为没有必要，太不方便了。如果我演示，我会使用。"

第 3539 号问题："当你说仅是出于方便的考虑，你是说你根本没有考虑动物的痛苦折磨？"

Klein 的回应："没有任何考虑。"

第 3540 号问题："你在尝试提出一个原则？"

---

[1]　Nuno Henrique Franco，Animal Experiments in Biomedical Research：A Historical Perspective，Animals，2013，3，238-273：242．

[2]　Bruno Atalic，Historical development and ethical considerations of vivisectionist and antivivisectionist movement，JAHR，2012，3（6）：399-414，407-408．

[3]　BRUNO ATALIC, AND STELLA FATOVIC-FERENC˘IC, Emanuel Edward Klein—The Father of British Microbiology and the Case of the Animal Vivisection Controversy of 1875，Toxicologic Pathology，2009，37：708-713 and 710-711．

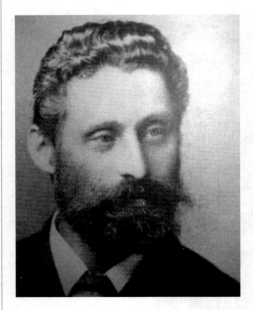

图 14-2 爱德华·伊曼努尔·克雷恩

Klein 的回应："我认为一个人在动物实验中做具体的研究时，他没有时间去考虑动物会如何感受或承受折磨。他唯一的目的就是实施这个实验，尽可能多地从中学习，并尽可能快地进行实验……一般很难期待生理学者或研究者拿出时间想或思考在他实施动物实验时动物会如何感受。"

第 3541 号问题："那么出于你自己的目的，你不会考虑动物在你实施实验中遭受的痛苦的折磨？"

Klein 的回答"是的，不会考虑。"

第 3553 号问题："但是你认为在英格兰人们一般持有不同的看法？"

Klein 的回应："在生理学界一般不会持有不一致的看法。"

第 3554 号问题："但在一般英格兰民众中，你认为他们持有与欧洲大陆非常不同的看法？"

Klein 的回应："是的，我认为是这样。"

第 3739 号："就是说，根据你的看法，大陆的科学界认为，与科学研究相比，动物的痛苦的问题完全不重要，因此不需要纳入考虑？"

Klein 的回应："是的，除非出于便利的考虑。"

当 Klein 意识到自己这样直白地说不合适，并提交一个修改版的陈词时，已为时过晚。委员会决定全文刊发他的回应。期间他的朋友也曾替他辩解，说他对狗还是很友好的，但他在公众眼中的残酷对待动物的形象已经形成，直到他 1925 年去世仍然没有改变。

对活体解剖的看法也与大的社会背景相关。法国和意大利等国家多倾向于支持活体解剖；而英国和新教背景的国家多倾向于反对活体解剖。值得一提的是，法国生理学家 Claude Bernard 在 1865 年出版的《实验医学研究导论》（An Introduction to the Study of Experimental Medicine）可以说是一本奠基之作。Claude Bernard 的突出贡献在于发现胰的功能、内环境稳态等。另外，更为重要的是他提倡的科学精神和不迷信权威，确立了医学中的科学方法论。他发现并摒弃了之前诸多的错误，明确不能想当然地把某些东西当成正确的，而是要用实验证明。有个插曲，有一天当他妻子从外回家时看到他把他们的狗活体解剖了，非常震惊，随后便与其离婚，加入反对活体解剖的行列（来自维基百科上对其的介绍）。

（三）两个完全对立的学会诞生

维多利亚保护动物免于活体解剖学会（Victorian Street Society for the Protection of Animals Liable to Vivisection）于 1875 年成立。生理学会（Physiological Society）于 1876 年成立，目的是促进实验研究的开展。其成员便包括 Klein。与之相对应，期刊杂志也分裂为两个，一个是英国医学杂志（British Medical Journal），为活体解剖进行辩护；一个是柳叶刀（Lancet），反对活体解剖。

在政治上，保守党选择支持活体解剖，而自由党选择反对活体解剖。最终结局是 1875 年通过了《防止残酷对待动物法案》，它要求实施动物活体解剖都需要拿到内政大臣颁发的资质证书，如果涉及疼痛但不用麻醉的实验操作，需要单独得到有效期有限的证书。英国在这个领域一直在努力完善和改进动物处境。其中一个事件被称为"布朗狗事件（brown dog affairs）"，起因是 1903 年伦敦大学学院（UCL）生理学的助理教授威廉·贝利斯（William Bayliss）给 70 个学生展示动物活体解剖实验，之前实验使用过的狗的颈部被打开，是为了更好地暴露唾液腺，以进行电刺激。期间都没有使用麻醉剂。实验失败了，最后由没有实验资质证书的学生用刀刺破心脏死亡。国家活体解剖学会的一个委员兼律师以违背 1875 年的法案为由对贝利斯提起诉讼。但最后的结果却是贝利斯胜诉。[1]

20 世纪初期，支持活体解剖的组织和他们取得的研究成果对人群健康有很大的作用。另外，他们的一些宣传方式也很有力：例如张贴一个关于新生儿的海报，海报上提出类似的问题：更应该挽救新生儿的性命，还是实验室动物的性命？这使得此派别的声音得到反弹。另外，反对活体解剖的阵营内部出现了分裂，导致其力量削弱。图 14-3 科布（Cobbe）女士是位保护动物免于活体解剖的记者，她终生未婚，在这个领域一直奋斗到去世[2]。她在皇家委员会成立方面起到重要作用，并推动 1876 年立法。她提议的"限制使用"而非完全禁止的主张得到采纳。皇家委员会在随后一直在蜕变，第二届皇家委员会从 1906 年开始撰写但直到 1912 年才完成报告，在报告结尾处说：没有理由进一步限制动物实验。

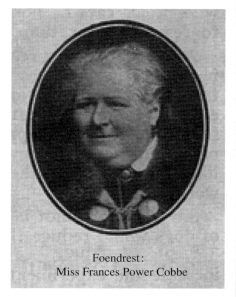

Foendrest:
Miss Frances Power Cobbe

图 14-3　弗朗西斯·鲍尔·科布女士

有学者提出猜测：是否这种情形导致了第二次世界大战期间人体试验的噩梦？[1]

二、第二轮动物实验伦理争论——从动物道德地位到人道对待动物

（一）反对用动物进行实验

1. 动物和人平等的理念——辛格的动物解放路径

1975 年之前，"动物福利"组织仅仅注重于人道地对待受试动物，直到 1975 年澳大利亚哲学家彼得·辛格（Peter Singer）出版了《动物解放》一书，明确提出并讨论了动物在道德上应该有地位和价值，从而开启第二轮动物伦理争议，即基于不同的伦理学理论和路径来重新探讨动物的道德地位和人应该如何对待实验动物的问题。辛格的观点主要可以归纳为：反对物种歧视和动物有感受性。

辛格在《动物解放》一书开篇提到，那些说动物因为它们低等而没有价值，就等于说奴隶或者女人没有道德价值一样（这是提高了动物的道德地位，还是降低了妇女的道德地位？）；正如种族歧视（racism）和性别歧视（sexism）是错误的，物种歧视（speciesism）也是错误的。根据辛格的观点，一个人若支持少数族裔和妇女权利平等——如果不回避问题实质的话——也应该同样支持动物权利。如果我们对儿童、妇女和少数族裔的道德关注是基于他们对痛苦的感受性、家庭纽带和推理能力的话，为什么这些不能成为我们对动物道德关注的因素呢？同样，如果平等原则适用于每一个人，而不考虑他们在能力和智力方面明显的不同，那么，这一原则为什么不能用在动物身上呢？多数人会接受在医学实验中使用黑猩猩，但对使用一个先天无脑婴儿（即缺少大部分脑组织的婴儿）的观点会退避三舍。但是，很多动物并不比婴儿在能力和智力上弱，况且黑猩猩是活泼、敏感且有反应的，而脑瘫婴儿是没希望发出声音、昏迷且没反应的，为什么要用黑猩猩做实验品？如果答案仅仅是婴儿是人，而黑猩猩不是人，辛格会认为这个答案是物种歧视，除非人们愿意用不可逆转昏迷的人体受试来替代。这是

[1] Bruno Atalic，Historical development and ethical considerations of vivisectionist and antivivisectionist movement，JAHR，2012，3(6)：399-414.

[2] Andrew H. Ryan，History of the British Act of 1876：An Act to Amend the Law Relating to Cruelty to Animals，Journal of Medical Education，1963，38：182-194.

一个有趣的论证方法。

辛格论证利用动物做医学上的实验就是物种歧视。即在动物研究方面，物种歧视意指为了人类的利益，用其他动物进行研究是很显而易见合理的。辛格特别提到此种观点不是他本人提出的，而是他在研究生期间学到的，当时提出此观点的是 Richard Ryder [1]。

辛格的动物解放观点突出体现了他运用功利主义的推理的特点。根据功利主义的伦理理论，从道德上看我们应该采纳的，就是给行为结果所影响的每个人带来最佳总体后果的行为，而不只是给采取行动的行动者带来最佳后果的行为。作为后果论的一种，其内在要求是提供一个价值判断标准，因为判断道德上的好与不好依赖于对结果的判断，取决于哪个后果更有价值（善），或没有价值。价值既可以是内在的，也可以是外在的。内在价值是"为了其自身缘故而被欲求的""即便没有任何其他东西存在也是善的"。外在的价值，即某些事物只是作为获得其他事物的手段而具有正价值，即工具价值。如果是以人类为中心，正确的行动产生最大多数人的最大幸福，或者降低最少数人的最小不幸。如果是以非人类的生态为中心，则所有涉及的相关者都应纳入考量。功利主义有一个重要的理论流派，称为"偏好理论"，它承认具有正价值的是被理解为欲望或目的的偏好的满足，即如果承认动物的欲求是合理的，那么对动物的一些价值判断便涉及对利益相关的判断，就应该把动物也纳入总体的功利考虑。

实际上，功利主义的奠基者杰里米·边沁（Jeremy Bentham）在19世纪就曾经论证，动物的痛苦应该包括在道德的计算中；他认为重要的问题不在于动物能否推理，而在于它们能否感受痛苦（suffer）。边沁在《道德与立法原理导论》第17章脚注4中提到：有这样的时代（而且我们伤心地说在许多地方它仍未过去），很多人被当作奴隶，被法律当作与低级动物（例如在英国）所处地位完全同等的东西来对待。……法国人已经发觉，黑皮肤并不构成任何理由，使一个人应当万劫不复，听任折磨者任意处置而无出路。会不会有一天终于承认腿的数目、皮毛状况或骶骨下部的状况同样不足以将一种有感觉的存在物弃之于同样的命运？还有什么别的构成那不可逾越的界限？是理性思考能力？或者，也许是交谈能力？然而，完全长大了的马和狗，较之出生才一天、一周甚至一个月的婴儿，在理性程度和交谈能力上强得不可比拟。但假设有别种情况，那又会有什么用？问题并非它们能否作理性思考，亦非它们能否谈话，而是它们能否忍受 [2]。

辛格的动物解放观点，不是基于动物有内在固有的权利的主张，而是基于偏好功利主义的主张。他认为应该平衡受到影响的利益。在涉及计算动物的利益时，他并不认同边沁的名言"每一个人都只能算一个而没有人能算更多"，而是看到现实中难以知道动物的真正利益有多少。他主张优先考虑承受痛苦最多的，他不认为在同样条件下不同的物种感受的痛苦相同。例如癌症患者与一个老鼠相比，当然前者感受到更多的痛苦折磨 [3]。

2．汤姆·雷根的动物权利论——反对使用动物做实验

针对案例中引发的关于詹纳瑞利的灵长动物实验引起的问题，利用动物做科学实验的合理性究竟能否得到辩护？汤姆·雷根的回答是：不能！

雷根是一位美国哲学家和动物保护活动者，是北卡州立大学荣休教授。他认为动物实验的整个体系以及商业和体育性的陷阱捕猎体系，在道德上都是致命的体制。从根本上改变这些事情的唯一途径便是根除它们，就像根除奴隶制和童工一样。

雷根认为，动物具有权利。雷根对动物权利的论证是：人类拥有权利是因为他们拥有生

[1] David L. Hull，Animal Revolution：Changing Attitudes Towards Speciesism．Richard D．Ryder，The Quarterly Review of Biology，1991，66（1）：69．

[2] 边沁著．道德与立法原理导论．时殷弘，译．北京：商务印书馆．2005：349．

[3] Nuno Henrique Franco，Animal Experiments in Biomedical Research：A Historical Perspective，Animals，2013，3：238-273．

命。也就是说，人类拥有对于他们来说可以更好也可以更坏的生命，这对每个人都是一样的，并不依赖于其他人是否珍视他。换句话说，人们拥有内在的、而不是工具性的价值。彼得·辛格将功利主义既运用到人身上，也运用到动物身上；雷根采用类似的方法，将对待每一个生命作为"目的自身"这一基于权利的理念运用到动物身上，也运用到人身上。雷根认为，许多动物的种类像人类一样，也同样拥有对于它们来说可以更好或更坏的生命，他认为："动物也拥有对于他们自身权利来说独特的某种价值，如果我们有的话"[1]。如果人们因为某种品质而被纳入道德计算中，包括婴儿或智力残障者都值得被尊重，那么，若不平等地把动物纳入道德计算中就是前后不一致。任何想要认为两者存在不同之处观点的人必须承担证明为什么的责任。

雷根的批评者们说他的论证有几处未被证明的推论。首先，他们问，如果任何存在（人或者非人）都拥有可以更好也可以更坏的生命，这一事实就赋予了每一个生命都有一个独特的价值吗？第二，更重要的一点，"拥有生命"真的能给动物一个与人类的价值平等的价值吗？难道人类"或好或坏"的生命不比牛或兔子的生命复杂吗？然而需注意的是，雷根在推定时是小心谨慎限定的：他认为动物（像人一样）拥有对于它们来说可以更好也可以更坏的生命。有了这样的限定，他的推论是在人的生活与动物的生活之间可能没有真正的可比性。如果水族馆里的鱼有"一种生命"，对于它们来说可以更好也可以更坏，基于这样的立场，鱼的生命变得和人的生命一样重要。

在立法实践上，对动物道德地位的承认已经有所体现。传统民法一直把动物作为法律关系的客体看待。它作为一种生物体，在民事法律关系中只是权利主体支配的对象。但一些学者认为，这样规定很不合理，因为"从自然的角度看，人并不比动物更优越，在大自然的宴席上一切存在物都是平等的。一切存在物都有其存在的理由、价值和意义。"因而有人主张将动物由法律关系的客体上升为人类道德关系的主体，并进而升格为有限的法律主体。值得一提的是，1990 年 8 月 20 日，德国立法者在《德国民法典》第 90 条增加了"动物不是物……"的规定之后，这一修改更是被一些学者认为是动物由权利客体上升为权利主体的立法实例而加以引证，并认为这代表着最新的立法动态[1]。在实验动物的使用方面，德国自 1991 年后已不再实施大型人猿动物实验，如黑猩猩；也很少在猿猴身上做实验，2014 年仅使用了 2842 只，主要是用于药物试验的食蟹猕猴[2]。

无论如何，受辛格和雷根的影响，动物伦理学已成为哲学和生命伦理学中的一个全新领域。

（二）支持使用动物做实验

1. 弗雷的主张——福利论的观点

20 世纪 70 年代早期，受雷根动物权利的影响，曾发生极端的动物权利组织对研究者和实验室进行破坏的活动。尽管动物权利运动风起云涌，但出于生物医学发展的目的进行动物研究，仍然持续得到多数公众的支持。但动物在承受痛苦这点，越来越被社会从道德和相关理念上予以考虑。因此，寻求生物医学进步和动物生存状态和福利之间的伦理学平衡在科学界已成为共识，这种关注动物福利的主张，早在 20 世纪 50 年代便开始出现。尤其是在英国，当时便已酝酿提出大家熟知的 3R 原则。

1977 年，利物浦大学的雷蒙德·弗雷（Raymond Frey）在《分析杂志》（Analysis）上发表"动物权利"一文：

- 如果把动物排除在权利拥有者的标准之外，也一定会把婴儿和智力严重残障的人也排除在外；
- 然而，婴儿和智力严重残障者是拥有权利的，而且属于权利拥有者的大类中；

[1] 陈本寒，周平. 动物法律地位之探讨——兼析我国民事立法对动物的应有定位. 中国法学，2002 年（6）：64-73.
[2] 王金花. 德国实验动物的应用和管理情况. 全球科技经济瞭望，2016，31（12）：72-76.

■ 因此，这种把动物排除在权利的标准之外，作为权利的拥有的标准，是不成立的[1]。

其实，弗雷在此文章中最后想要表达的是：前提 1 和前提 2 都不对，至少部分错误。

弗雷提出，"动物权利"这个概念增加了问题的混乱。什么是"道德共同体"（moral community）的适当的边界？这是一个难题，尤其是如果我们试图始终如一地发展和应用一个合理的人之位格的认知标准的时候。是否应该把道德关注、道德地位进行扩展或缩小，要看问题的实质（对痛苦的感觉、觉知、社会交际，等等），而不是只看他是否属于哪个物种成员[2]。1980 年，弗雷出版了专著《利益和权利：对动物都不适用》，书中有反对辛格的观点，侧重强调动物福利。弗雷认为，当我们权衡人的利益和动物利益时，不应侧重在谁有道德地位，谁没有地位，或在多大程度是有这类问题，而是应该考虑谁的生命更有价值。弗雷认为，生命价值是指"质量的展示和功能实现，质量的丰富，能力的广度和范围"。作为高等认知能力，人类生命质量无疑比动物更丰富些，因而比动物更有价值[2]。

2．科恩的主张——动物没有权利

时任密西根大学教授的卡尔·科恩（Carl Kohen）1986 年在新英格兰杂志上发表了"在生物医学研究中使用动物的情形"一文。他把权利界定为主张或潜在的主张，即主张一方可以对另一方实施什么。只有道德主体才能做出这种道德主张。人是立法者。如果拥有权利就可以要求对方做什么，那么大脑受伤的人、昏迷的人、那些缺乏能力的人等就应该没有权利。但这个结论明显是荒唐的。这就证明权利并不依靠于道德主张的能力[3]。

因此，科恩主张依据于类的概念。人和动物是不同的类。动物不能提出道德诉求，因此没有权利。他拒绝将物种歧视与种族歧视、性别歧视进行类比：尽管种族歧视和性别歧视是错误的，但不等于物种歧视是错误的。科恩声明，"我是一个物种主义者，"他又说，"物种主义不仅仅是有道理的；它对正确的行为是必要的，因为那在物种之间不作道德相关的区分的人必然在结果上误解他们真实的义务。"

科恩在其文章的小结中提到：人道地对待动物是指，如果有可替代的方法，将要停止使用动物进行研究；但这不总是如我们期望的那样。医学新药新技术进展，尤其是首次使用时，一般早晚都需要到活体身上验证。我们是否应该减少动物的使用？这需要辩证地看。当我们审查涉及人的研究时，要求降低风险。如果最大化地降低风险，可能要求我们在动物实验方面做更多的工作。科恩在 2006 年曾经就"动物没有权利"进行一个演讲，演讲分三个部分：动物是否有权利？为什么动物没有权利？为什么动物会被误认为有权利[4]？

从弗雷和科恩的观点可以看出，第二轮争论焦点从动物道德地位逐渐转向如何人道地对待动物，即向福利论观点转变。权利拥有者一般会认识到什么是他们的利益和什么是公正合适的。人类有自主性和自我立法的能力，而动物没有。因此，使用动物进行研究不是"侵犯动物权利"的问题，而是"不要造成不必要伤害"的问题；对待实验动物的本质，不是说像对待人类一样对待他们（即尊重），而是说人道地对待他们（即仁慈和福利）。

---

[1] R.G. Frey, Animal Rights. Analysis，1977，37（4）：186-189.

[2] Nuno Henrique Franco, Animal Experiments in Biomedical Research：A Historical Perspective, Animals. 2013，3（1）：238-273.

[3] Carl Cohen, The case for the use of animals in biomedical research, NEJM, 1986，315（14）：865-870.

[4] https://www.youtube.com/watch?v=uGY8fPSeow4.

第三节　实验动物管理实践的规范指南

一、实验动物管理的伦理学共识——3R 原则

1954 年，英国大学动物福利联合会出版了第一版《实验动物照料和管理手册》，随后该组织的创始人查尔斯·休漠（Charles Hume）于同年委托动物学家威廉·罗素（1925—2006）和微生物学家雷克斯·伯奇（Rex Burch，1926—1996）对动物实验中的人道技术进行了全面研究。该研究是免疫学家彼得·梅达瓦尔（Peter Medawar）（1915-1987）主持的项目，他于 1960 年获得诺贝尔奖。正是通过这项工作，罗素和伯奇发展和归纳出著名的"3R"原则——Replacement（替代），Reduction（减少），Refinement（优化）——此原则在他们的开创性著作《人道实验技术原理》（The Principles of Humane Experimental Technique）中得到充分的阐述。在该书中，"替代"被定义为"任何使用非感知材料的科学方法，以取代使用有意识的活脊椎动物的方法"；"减少"被定义为降低"用于可获取给定数量和精度的信息的动物数量"；"优化"被定义为"对那些必须要使用的动物，减少事故或严重事件的发生率所采取的一系列措施"。后来还包括对实验室动物的福祉进行全面优化，这也被视为对科学质量的要求。

尽管此书和 3R 原则受到了欢迎，但罗素和伯奇的工作在 1970 年之前很大程度上还是没有被足够关注。1978 年，生理学家戴维·亨利·史密斯（David Henry Smyth，1908—1979）再次将"3R"带到了现实，并在替代框架下将其定义为"可以完全替代动物实验，减少所需动物的数量，或减少动物在满足人类和其他动物的基本需求方面所遭受的痛苦或悲伤"。该定义不仅重述了 3R，还对研究者提出额外要求，要求他们在研究之前必须获得使用动物进行研究的证书。这也是当时英国研究防御学会（UK's Research Defence Society）主席特别重要的声明。[1]

动物福利主义的观点实质上是一种改良的功利主义。它要求考虑动物的利益（可以确定的话），对动物更加重视，允许其作为科研的手段，但同时也承认必须考虑人类的生活和福祉，人类被赋予比动物更大的权重。一些著名的动物权利倡导者接受了"福利主义者 - 改革主义者"的折衷办法，但是，这一立场遭到了不太妥协的动物权利倡导者的强烈批评，例如雷根和 Gary Francione，他们认为这会造成对动物进行永久剥削。20 世纪 80 到 90 年代，3R 原则的功用已经逐渐得到体现，实验动物的使用数量有所降低。

1999 年，在第三届世界生命科学中的替代物和动物使用世界大会上签署的《博洛尼亚宣言》（the Declaration of Bologna）重申了"人道的科学是优良科学的前提，需大力推广和严格应用 3R 原则"。

若站在生态中心主义的立场，更容易理解和接受动物权利的主张；若站在人类中心主义立场，则更容易接受动物福利的主张。动物权利和动物福利两者之间的本质区别是什么？这本身是个基本的理论问题，需要单独进行探讨。每个人都需要在理念和实践上保持一致性，正如科恩在动物保护的理念的一致性方面提出的：一个人不能一方面反对用动物进行研究，另一方面却持续吃肉。以获取食物、衣服和居所等目的而杀害动物在大部分人看来是很合理的。其实反对使用动物进行研究是基于两种不同的理念：依据于动物权利理念和依据于对动物产生的结果

---

[1] Nuno Henrique Franco，Animal Experiments in Biomedical Research：A Historical Perspective，Animals．2013，3（1）：238-273．

的理念，但这两种都失败了。从实践上，人们的理念越来越趋同：我们确实对动物负有义务，但它们绝没有权利反对我们使用动物进行研究；在计算使用动物进行研究的后果时，我们必须权衡长远的收益——对动物和对人都考虑在内——但并不是预设所有的生命物种具有平等的道德地位[1]。

批评动物权利的人，也并不否认对动物的伦理义务。即便否认动物有权利，也不等于可以随意使用动物。作为生命存在，它们与我们一起构成了这个星球，它们能感受疼痛和痛苦——而且因为动物与我们人类在进化上的亲缘关系，它们比其他非生命存在更具有价值[2]。

二、英国和美国关于动物福利管理的伦理和法律要求

（一）英国对实验动物的管理

从 1822 年的《马丁法案》，可以看出为什么英国是世界上在动物保护方面起步最早的国家，同时也是比较完善地制定实验动物保护和动物福利规范的国家。直至 1986 年此法案被动物（科学程序）法案（Animal（Scientific Procedures）Act 1986）简称 A（SP）A 所替代。1989 年，内政部还发布了《动物饲养和照料实践守则》，但此守则不是最佳实践，相反，它规定了预期的最低标准。例如场所，包括最小笼子尺寸、环境条件、动物健康和福利和对个别物种的特殊考虑。另外，研究者需要获得个人许可执照才能进行动物研究。在授予科学家或动物技术员个人许可证之前，他们必须完成涵盖法律、动物伦理等方面内容的培训课程。

在管理架构方面，英国通过内政部作为监察部门，机构的动物程序委员会（Animal Procedures Committee，APC）和机构伦理审查程序（the institutional local Ethical Review Process，ERP）完成管理框架。研究者个人获取许可上岗证书，实验前递交成本效益评估委员会审查[3]。

（二）美国的《动物福利法》

1966 年，美国出台了专门针对实验动物福利的法律——《实验室动物福利法》。此法案的出台与案例 14-1 詹纳瑞利的虐待动物事件有关，或者说此案例的审查结果之一便是对此法案的修订提议。1986 年国会要求，具体修订要求所有接受联邦基金做动物实验的机构建立"机构动物照护和使用委员会"（Institutional Animal Care and Use Committees，IACUCs）。这些委员会尽力减少用于实验的动物的数量和减轻实验给动物带来的痛苦；他们也尽量使实验用更低级动物、减少使用高级动物。尽管这些机构性动物关爱和使用委员会大部分由研究者（不是外行人）自己组成，它们至少使得实验者的研究项目在科学家同行看来合理——有些科学家有时是批评性的。因为机构性动物关爱和使用委员会存在可直接归因于詹纳瑞利实验的曝光，詹纳瑞利的工作可以被称为动物研究的塔斯基吉研究。[4]

三、我国的动物福利保护和进展

为了加强实验动物的管理工作，保证实验动物质量，适应科学研究、经济建设和社会发展的需要，我国第一个《实验动物管理条例》由国务院于 1988 年 10 月 31 日批准颁布。后经过 2011 年和 2017 年两次修订完成。2017 年以国务院第 676 号令的形式颁布，《条例》侧重实验动物的饲育、卫生、检疫、进出口管理等方面，其中并未对机构明确提出实验动物福利伦理委员会的要求。

1991 年《北京市实验动物管理暂行办法》出台；据此，2006 年进一步出台了《北京市实

---

[1]　Carl Cohen，The case for the use of animals in biomedical research，NEJM，1986，315（14）：869.

[2]　Science，Medicine，and Animals，Committee on the Use of Animals in Research，the National Academies Press，1991，19.

[3]　The ethics of research involving animals，Nuffield Council on Bioethics，2005. 221-238.

[4]　格雷戈里·E. 彭斯. 医学伦理学经典案例. 聂精保，胡林英等译. 4 版，长沙：湖南科技出版社. 2010：254.

验动物福利伦理审查指南》。

2016 年，中国实验动物学会实验动物福利伦理专业委员会起草了《实验动物福利伦理审查指南》。后又修改审阅，于 2018 年 3 月正式出台新版指南。此指南全面、细致，体现了与国际标准的接轨。2021 年 8 月，科技部公开向全社会征求对《中华人民共和国实验动物管理条例（修订草案）》的意见。

在机构层面，针对医学生的动物伦理教育以及动物福利伦理委员会的关联，科研院所做了很多工作。1997 年 10 月，在上海第二医科大学（现上海交通大学医学院）校园的墙上出现了一块黑色大理石的纪念碑，镌刻"魂归自然，功留人间"八个大字，被认为是我国最早的实验动物纪念碑[1]。很多机构也按照要求成立了实验动物福利伦理委员会。北京大学医学部于 2006 年成立了实验动物福利伦理分会。

四、延伸与思考

人比动物复杂。对于大脑方面的研究，灵长类实验动物至关重要。2018 年世界首个体细胞克隆猴诞生在上海，中科院神经科学研究所也发布，即将成立国际灵长类研究中心。对于因克隆猴而引发普遍关注的实验动物伦理问题，中科院神经科学研究所所长蒲慕明院士和孙强研究员及时给予了回应："克隆猴可大大减少实验动物使用数量，恰恰更好地解决了伦理问题。"由于猕猴和人的代谢比较接近，体细胞克隆猴的成功，将推动我国率先发展出基于非人灵长类疾病动物模型的全新医药研发产业链，促进针对阿尔茨海默病、孤独症等脑疾病，以及免疫缺陷、肿瘤、代谢性疾病的新药研发进程。"要想一直领跑，就要不断有新的突破。"蒲慕明介绍，我们的克隆猴技术比国外大概领先一年时间，他们很快就会跟上，因此我们要赶在一年内有新的突破，争取尽快做出疾病模型，再申请专利[2]。

我国在非人灵长类研究领域具有领先地位。此领先地位的保持，离不开实验动物伦理的管理和研究者对实验动物的照料和关爱。

从国际形势看，对于灵长类动物的研究，迫于压力有削减的趋势。NIH 宣布计划让最后一个大猩猩退休，结束美国使用大猩猩研究的历程。NIH 主任 Francis Collins 说："科学界需要思考如何找到其他方式来回答以前需使用大猩猩回答的问题"[3]。

可以肯定地说，有些模型、有些研究是离不开动物研究的。但人类有义务同时思考哪些研究可以替代动物实验，而不仅是本研究所涉及的动物种类和数量的控制。有些技术也确实是存在的，例如美国军方宣布即将中止在化学杀伤性培训课程中使用猴子，而是用模拟器来替代神经毒气伤害的效果[4]。

《自然神经科学杂志》发表了以"不人道地对待非人灵长类研究者"的社论，遗憾地告知 2015 年神经科学领域的泰斗 Nikos Logothetis 宣布停止他关于非人灵长类的研究工作，转而只做啮齿类的神经网络工作。起因是其实验室遭受来自动物保护组织无尽的噩梦般的折磨。该社论提出：科学家离开其钟爱的研究领域，承受一些极端的动物保护组织的极端行为导致的后果，但他们这种非法甚至违法的方式却没有得到应有惩罚[5]。对实验动物需要保护和关爱，但对动物进行研究的科学家也同样需要关爱和保护。

[1]　金玫蕾. 我国实验动物科学带来的动物伦理及福利问题. 生命科学，2012，24（11）：1326.

[2]　http://www.shanghai.gov.cn/nw2/nw2314/nw2315/nw31406/u21aw1285146.html.

[3]　Jocelyn Kaiser，An end to U.S. chimp research，Science，2015，350（6264）：1013.

[4]　Conlee KM，Rowan AN．The Case for Phasing Out Experiments on Primates，Hastings Center Report，2012，33.

[5]　Editorial，Inhumane treatment of nonhuman primate reserahers，Nature Neuroscience，2015，18（6）：787.

思考题

1. 动物解放的历史意义是什么?
2. 你是否认同雷根关于动物权利的主张?
3. 如何评价动物福利论?

延伸阅读

1. [澳] 彼得·辛格（Peter Singer），动物解放. 北京：中信出版社，2018.

最新中译本有一部分内容是"致中国读者"：其中提到，像中国这样的发展中国家，在发展的转折时期不重犯发达国家的错误，是十分重要的。要是中国沿袭欧洲在 20 世纪 60 至 70 年代建立起来的那种不利于健康、破坏生态又污染环境，同时对动物而言也很残忍的旧生产模式，必将重蹈发达国家的覆辙，那对动物和人而言都是悲剧。

2. 海斯汀中心 2012 年发行的实验动物伦理专刊

此专刊分成如下四个版块：动物保护战的进展介绍；功利和道德：当代的平衡；新的路径：变化的萌芽；法律和政策改革。全文可通过如下链接获得：

http：//onlinelibrary．wiley．com/doi/10．1002/hast．2012．42．

3. 实验动物福利伦理审查指南，2018 版。

此指南标准由全国实验动物标准化技术委员会（SAC/TC 281）提出并归口，规定了实验动物生产、运输和使用过程中的福利伦理审查和管理的要求，包括审查机构审查原则、审查内容、审查程序、审查规则和档案管理。除了 3R 原则之外，5 项自由也是重要的补充。

五项自由（the five freedoms）通过提倡动物福利，保障动物处于舒适、健康、快乐等自然生活状态的五项自由或五项权利，包括：

（1）免于饥渴的自由——保障新鲜的饮水和食物，以维持健康和活力。

（2）免于不适的自由——提供舒适的栖息环境。

（3）免于痛苦、伤害和疾病的自由——享有预防和快速的诊治。

（4）表达主要天性的自由——提供足够的空间、适当的设施和同类的社交伙伴。

（5）免于恐惧和焦虑的自由——保障良好的条件和处置，不造成动物的精神压抑和痛苦。

4.《中华人民共和国实验动物管理条例（修订草案）》

www.most.gov.cn/tztg/20210803_196220.html．

（丛亚丽　郑凌冰　邢　冉）

科研诚信与负责任研究行为

【引言】

医疗卫生事业关系千百万个家庭及成员的安康，而医学研究及应用又是维系高品质医疗卫生服务的重要力量。医学研究应追求真理，崇尚实证与创新，实事求是，尊重同行及其劳动，自觉维护学术尊严。医学研究生要接受规范的科研训练，学好知识和技能，训练科学思维，更好地规划职业生涯，弘扬科学精神，实事求是，勇于探索。尤其需要从我做起，诚实守信，遵循学术规范，防止急功近利、浮躁浮夸，避免学术不端行为。

知识要点

科研诚信及相关概念的辨析

科研不端行为主要表现

科研不断行为的查处

案例 15-1

107 篇论文被撤稿事件

2015 年 8 月，国际出版集团施普林格（Spinger）旗下 10 个学术期刊撤回了已刊登的 61 篇中国作者的论文。这些被撤论文中有虚假同行评议、"第三方"弄虚作假等不端行为。当年，中国科学技术协会发布的《在国际学术期刊发表论文的"五不"行为守则》规定：不得由"第三方"代写、代投或对论文内容进行修改、不得提供虚假同行评审人信息，以及不得违反论文署名规范。然而，2017 年 4 月，施普林格旗下的《肿瘤生物学》（Tumor Biology）又撤下了 2012 年至 2016 年间刊登的来自中国作者的 107 篇论文。其中的 95 篇为第三方提供虚假评议意见或同行评议专家，6 篇为作者自行提供虚假同行评议意见或评议专家；12 篇是向第三方机构购买的。

问题与思考：什么是"虚假同行评议意见"？为何我国医学领域的论文造假现象屡禁不止？

第一节 科研诚信及相关概念辨析

一、科研诚信的含义

诚信是文明社会普遍的道德要求和核心价值追求。诚信，源于古而发于今。《孟子·离娄上》中提到："诚者天之道也，思诚者人之道也"。《礼记·中庸》曰："诚者天之道也，诚之者人之道也。"诚乃天之本性，努力求诚以达到合乎诚的境界则是为人之道。孔子曰"人而无信，不知其可也"。墨子称"言不信者，行不果"，程颐称"人无忠信，不可立于世"。诚信也是传统医德规范的具体要求。唐代孙思邈《备急千金方》首卷《大医精诚》篇以"精诚"专论医德，以"精勤不倦"修之以内，以"恻隐之心"发之于外。内诚于心，外信于人。诚信是一种文化，需要全社会共同维护。

"科研诚信"（research integrity）是指：科研项目设计、立项申请、招募受试者或使用实验动物、数据资料的采集、使用和分享，研究方法的选取、成果的提交和发表、经费合理使用、成果的评审和评奖等主要环节均应遵守相关的规章、条例、准则和公认的职业规范或标准。《科研诚信新加坡声明》（2010 年）规定：科研人员在研究方法、研究记录、研究结果、署名权、同行评议、不端行为处理等开学研究的所有方面均要诚实，要对研究的可信性负责。事实上，欧美国家发布的科研诚信文件中均对科研诚信有类似的要求。国家卫生计生委、科技部、中医药管理局发布的《医学科研诚信和相关行为规范》（2021 年）是依照科研活动的主要过程，对科研人员和医疗机构提出了相应的诚信规范要求。中共中央和国务院印发的《关于进一步加强科研诚信建设的若干意见》（2018 年），为加强科研诚信建设、营造诚实守信创造了良好的科研政策环境。

科研诚信是科技创新的基石。科研诚信乃医务人员的立身之本，交流合作的前提，赢得同行信任的基础。临床医生要以诚相待，如实交代病情，充分告知诊疗方案的利弊得失，尊重患者及家属的合理建议，获得真正的知情同意。医学科研人员应避免以胁迫或不正当影响，让患者自愿参加临床试验，切实保障人类受试者的合法权益。医务人员在数据资料采集、处理和论文发表时，应自觉抵制捏造、篡改和抄袭等不端行为。医学研究生要秉承诚实守信的行为准则，严肃认真地对待学业，言行一致，遵循科研规范，考试不作弊，论文写作不造假，实验操作规范，如实记录和分析结果，从思想源头拒斥不端行为。

坚守科研诚信是弘扬科学精神的必然要求。科研诚信强调了恪守客观、诚实、开放、公平的道德品格，而科学精神彰显了追求真理、实事求是、崇尚创新、开放协作的学术行为。医学科学假设或假说要建立在一定的科学基础之上，并借助客观、准确的研究数据结果来检验其真实可靠性，最终得到科学共同体的认同。以求真、实证、有条理的质疑等为表征的科学精神与诚实守信的学术价值取向一道，共同保证科学研究的水平和质量。

二、遵循科研诚信规范

科研诚信贯穿于科研活动的全过程，以及科研人员学术生涯的各个方面。

（一）科研项目申请和结题材料要真实可靠

在科研项目申请、技术职称晋升、岗位竞聘、学会组织会员申请、年终考评和评优等方面均需要真实准确地提供工作经历、发表论著、获奖和专利证明等相关信息。在项目验收、成果登记及申报奖励时，科研人员要提供完整、准确的材料，包括发表论文、第三方评价证明、伦理审查批件等。

（二）科研数据资料采集、记录要客观、全面和准确

医学科研人员要采用严谨的态度和合理的科学方法进行数据收集。开展涉及人体的临床试验或动物实验时，科研人员要科学测算所需人类受试者或实验动物的最低数量，确立科学的准入和排除标准。科研样本、数据和资料的采集要客观、全面、准确；如实记录研究过程和结果，包括不良反应和不良事件信息；如果发生严重不良反应和不良事件，当事人要依照相关规定及时上报，并接受相关部门的审查和监管。科研数据记录应完整、整洁、有条理，便于数据信息分享以及未来他人能够重复实验。

（三）科研数据资料储存、使用和分享要遵循相关规定

科研机构要有生物样本和科研数据采集、储存、使用、销毁等方面的具体文件规定，规范管理原始文件档案管理，保护机构科研机密数据，保护好个人可识别的信息。医学科研人员要依照科技档案、生物样本库等方面的管理规定，妥善保存科研的原始图片、数据信息和生物样本，以备核查。如果已发表研究成果中出现了差错，科研人员应当以适当的方式公开承认并予以更正。国家公共资金资助项目所产生的数据、样本归国家或公立科研机构所有，项目负责人及团队有使用权，要对数据的保存负有责任。科研机构应规定数据、样本的保存时限。

（四）学术出版要遵循伦理规范

国际医学期刊编辑委员会（ICMJE）于 2013 年发布的《学术研究实施与报告和医学期刊编辑与发表的推荐规范》要求从单纯的作者投稿规范扩大到指导作者在研究的实施和报告过程中要遵循相关的伦理规范。世界医学编辑学会（WAME）和出版伦理委员会（COPE）发表指南、要求，倡导负责任的学术出版。作者及作者单位在署名、资助和合作、利益冲突、原创性、所有权和所有权转让、伦理审查和知情同意、临床试验注册数据分享、同行评议、学术不端处理等方面知晓并遵守期刊编辑政策。作者要忠实地收集数据并做出解释，精炼、准确、完整描述所做的研究，客观讨论其意义；杜绝不真实数据和虚假优先陈述，不隐瞒同一数据或文章的多次发表，不提供虚假作者。论文合作作者应一致同意署名排序，并对论文或论著内容负责；引用要规范，真实标注研究资金来源。如实公开相关的利益冲突，声明是否经过伦理委员会的审批，声明是否获得受试者的知情同意，声明是否进行了临床试验注册等。

（五）论文引注要规范

科研人员在引文、注释和参考文献标注时，要符合学术规范，引用他人已发表的学术观点、主要数据、图像和研究结论时，要如实注明出处。科研人员在使用他人尚未公开发表的学术观点或思路、实验数据或图表、研究结果和结论时，应当获得原作者的书面知情同意，同时要公开致谢或说明。科研人员在论文引注时要避免如下情形：过度自引、有意漏引、模糊引注，或引用陈旧文献和不权威文献。

三、负责任的医学研究

随着科学技术的专业化和复杂化，医学科学研究风险增加，科研人员必须在全新的伦理环境下做出恰当的道德判断，负责任地开展医学研究和创新。负责任研究（responsible conduct of research）包括如下内容：科研数据管理、导师责任、论文发表、同行评议、交流合作、人类受试者保护、实验动物福利、利益冲突等[1,2]。《澳大利亚负责任的研究行为准则》（2018 年）提出了负责任研究的八条原则：第一，在研究的设计筹划、实施和报告时要诚实；第二，在研

---

[1] Kalichman MW，Responding to challenges in educating for the responsible conduct of research．Acad Med．2007，82（9）：870-5．

[2] Nicholas H．Steneck．曹南燕，吴寿乾，姚莉萍，译．科研伦理入门—ORI 介绍负责任研究行为．北京：清华大学出版社，2005．

究的设计筹划、实施和报告时要严谨；第三，在披露相关利益和报告研究的方法、数据和结论时要透明；第四，对待他人时要公平；第五，尊重研究的参与者、受研究影响的群体、动物和环境；第六，承认研究所涉及的原住民和岛民的权利；第七，对研究的设计筹划、实施和报告承担责任；第八，培育良好的科学文化和科研环境。

负责任研究主要表现在科研诚信和科研伦理两个方面。科研诚信是以专业规范或职业准则的视角来讨论科研行为。科研伦理是从伦理原则的视角来讨论科研行为。从医学科研项目设计、立项申请、招募受试者或使用实验动物、数据资料的采集、使用和分享，成果发表、经费合理使用、成果评审评奖等环节均需要遵循科研诚信要求，并直接或间接地给出相应的行为规范。科研人员应遵循研究伦理规范，自觉接受伦理审查，保障受试者的合法权益。医学科学研究及应用中所引发的伦理问题与科研诚信失范或不端行为有较大的不同（表15-1）。

表15-1　科研诚信与科研伦理的对比分析

内容	科研诚信	科研伦理
关注重点	科研人员的品质、修养、利益冲突及其后果	科研行为的动机、行为过程、后果
课题设计、申报中的问题	弄虚作假，不诚实、不客观，骗取科研资源	课题研究潜在的生态风险、人身伤害、科学价值和社会价值不高
科研中突出问题	剽窃他人成果、篡改实验数据或杜撰；滥用科研经费	违反了尊重、不伤害、有利和公正等原则；带来生态环境及人群健康风险
科研结果及运用中问题	署名不当、一稿多投、侵犯或损害他人著作权，隐瞒研究结果	泄露个人或群体可识别的信息、侵犯隐私权、利益分享不公、未保守机密
底线界定	背离了学术规范，诱发不端行为	违反伦理原则并导致不良后果
社会责任	对纳税人、资助者和政府负责	保障受试者权益，维护国家和集体利益
建设重点	科研诚信建设	伦理审查能力建设

负责任研究还表现在如下方面：

第一，在科研经费使用、成果推介等方面肩负社会责任。科研人员应遵守科研经费使用的相关规定，合理编制经费预算并严格执行，合理使用科研经费，不虚报、冒领、挪用科研资金。科研机构肩负财务责任和稽查。医学研究是一个艰辛的探索过程，充满着不确定性。在科研成果发表或推广过程中，科研人员不得自我夸大其实或媒体炒作。科研成果的推广应用尽可能避免对生态环境、人群健康、患者安康带来损害。这就要求科研人员要牢固树立责任意识，肩负起相应的社会责任。

科研人员在医学科研评审和科研合作中肩负职责，遵守保密，坚持回避规定，不得从中谋取私利。科研合作过程中，科研人员应履行诚信义务或合同约定，相互信任、优势互补，联合攻关。在发表论著、申报专利和奖项等方面依据贡献大小合理署名。

第二，课题负责人和研究生导师要言传身教，以身作则。课题负责人要对课题组成员的不端行为承担责任。研究生导师要做学术行为规范的楷模，加强指导学生的学术规范教育，认真审核课题组拟投稿的科研论文或学位论文的真实性、原创性。对于研究和撰写科研论文中出现的不端行为要承担相应责任。师生关系通常是传授知识，培养技能，支持批判以及指导，传授科学探索所需知识和技能的途径和方法，以身作则。导师通过示范将解决问题的风格和方法传递给学生，让学生熟悉开展研究的相关政策准则和规定，言传身教传递道德责任，指导学生做出示范来提高学生的职业素养，防止权力的滥用和玩忽职守，严禁发生不正当的师生关系。

第二节　科研不端行为

科研诚信和科研不端行为是两个对立的概念。前者是肯定语气，带有积极的良好愿望；后者包含禁止语气，是批判性的。科研诚信要求科研人员要负责任地开展研究，事前防范，而科研不端行为需要研究界定不端行为的具体表现、调查和处理。科研诚信建设旨在正面积极引导科研人员自觉做到诚实守信；而科研不端行为是蓄意的、明知故犯的或是肆无忌惮的。

一、科研不端行为 vs 科研不当行为

狭义上，科研不端行为（scientific misconduct）是指：在科研项目申报、项目开展、项目评审或研究成果发表等科研活动中出现的捏造、篡改、剽窃等严重背离学术共同体普遍认同的价值行为。美国白宫科技政策办公室在《关于科研不端行为的联邦政策》和《美国联邦法规》第 42 篇 50 条 A 款）均在狭义上界定科研不端行为 [1]。确实，捏造、篡改和剽窃乃论文发表中最常见的不端行为。2019 年，《科学工程伦理》（SEE）杂志发文称，依据美国引文、数据库检索平台 Web of Science 的网站统计分析表明：中国作者 1997—2016 年被撤稿的 834 篇论文中，属于"剽窃"的占比最高，为 31%；排第二的是"捏造"，占 19% [2]。

广义上，科研不端行为是指：在科研项目申请申报、课题研究、学术交流、考核、结题验收和评奖、论文发表等科研环节中，发生那些编造数据和结果并记录、发表，操纵研究材料、设备和过程或篡改数据和结果以歪曲科研记录，以及剽窃他人想法、数据或未发表/已发表论文，违反出版伦理规范，以及其他严重偏离科学共同体公认的规范的行为。例如，被施普林格旗下《肿瘤生物学》撤下所刊登的中国论文的主要原因是：作者或第三方机构提供了虚假的同行评议专家或评议意见。显然，虚假同行评议、重复发表等不端行为不能归为捏造、篡改、剽窃。

科研不当行为（questionable research practice）是指：背离了科学研究宗旨、科学精神而做出的的不公正、不适当的科学行为。与科研不端行为相比，这些行为尚未直接触犯明确规定的研究行为的道德底线，属于自由裁量范围内所为的行为。换言之，科学不当行为不显著违反科学共同体规约，也不属违法行为，却是不合理的、不公正、不合乎科学道德的。科研不当行为比科研不端行为更为普遍。

科研不当行为突出表现在科研数据采集、记录、处理、分析和使用不当。包括：有意排除本人感觉不利于论文发表的观测数据；研究记录不完备、字迹潦草，缺乏条理性；不恰当地选择数据统计方法；有意剔除不利于研究结果发表的异常值；操纵实验以获得本人想要的结果；在合理的期间内，未能保持良好的研究记录或研究数据。偏离方案和不端行为的相同点是：两者均可能损害研究结果的有效性，区别在于后者还违背了科学准则和职业道德，是不可接受的，也要受到应有的处罚。

二、常见的科研不端行为

常见的科研不端行为主要包括两大类：科研活动中的数据、图片及其他资料捏造、篡改和抄袭，以及论文投稿和发表环节的不端行为。

[1] Office of Science and Technology Policy，Federal Policy on Research Misconduct，Federal Register，2000，65（235）：76260-76264．

[2] Ataie-Ashtiani B. World Map of Scientific Misconduct．Science and Engineering Ethics，2017：1-4．

（一）捏造

捏造（fabrication），又称杜撰，是指凭空虚构科研数据资料、文献、图片或随意捏造研究结论或结果，以便证明自身假设或观点正确的不端行为。科研活动中的捏造行为主要包括：在科研项目申请书中伪造项目研究人员姓名或冒充他人签名；在项目申请人员的资历、研究工作基础等方面提供虚假信息；在课题研究中，伪造实验记录、研究数据或结果并最终体现在结题报告、论文发表、论著撰写和专利申请之中。捏造是最严重的科研不端行为，带来的后果也最严重，基于捏造数据结果的后续研究会出现严重偏差，甚至无效，以讹传讹，也败坏了科学界的名声。

（二）篡改

篡改（falsification）是指随意改动、取舍原始数据和研究结果，以便获得与事先假设或期望一致的研究结论的一种不端行为。篡改行为主要有两种形式：篡改数据和拼凑数据。前者是指以一些实验结果为基础推测实验结果，对另一些与推测结果不同的实验结果、实验记录和图片进行修改；后者是指按期望值主观取舍、任意组合实验结果，或者把与期望值不符的实验结果删除，只保留与期望值一致的实验结果。

常见的篡改数据和图像的表现形式有：①随意添加病例数，各分型的病例数相加后与总病例数不符；②随意更改数据，把本来比较离散的数据修改成有规律的数据，得出本人想要的结论；③从需要的结论出发，倒推出合理的数据；④借助机算机技术编辑图形、图像。例如，2014 年 4 月，日本理化学研究所（RIKEN）发育生物学中心的调查发现，小保方晴子在 *Nature* 杂志上发表的关于 STAP 细胞的论文中存在图像剪切、混用和挪用等不端行为。同年 8 月，STAP 细胞的中期验证实验报告宣告失败。

需要指出的是，篡改数据和数据不当使用之间的界限相对模糊。有些科研人员凭借主观经验有意排除自认为不精确的观测数据，有的实验数据资料记录不完整、凌乱，有的运用了不恰当的统计分析方法，有的在数据分析过程中，有意剔除异常值。这些行为均属于科研不当行为，其中一些情节严重的属于篡改行为。

（三）剽窃

剽窃（plagiarism）是指一种将他人未公开发表的重要的科研设想、科研数据、图片或其他资料信息占为己有，全部或部分照抄他人的科研成果，并以自己的名义发表的一种欺诈行为，具体表现在：直接抄袭他人论著作品字句、内容的，以及把他人学术论著中的思想、观点、结构、体系等内容归为己有。

论文剽窃可分为几种形式：完全剽窃、部分剽窃和改写式剽窃。完全剽窃是指原封不动地照搬全抄他人已经公开发表的论文的全部内容或核心内容。部分剽窃是指原封不动地照搬抄袭他人已经公开发表论文的部分段落，但不注明出处。这两种剽窃行为的性质都是极其恶劣的，只是严重程度有所差异。改写式剽窃是指引用并重新表述了他人公开发表的论文中的基本观点、特有研究方法、主要结论和推论等，但没有在新的论文中注明文献出处。其中，改写式剽窃相对隐蔽，不易识别。此外，翻译他人公开发表或出版的论文或论著，并以自己的名义发表的属于剽窃行为，但是，获得版权许并翻译原作者已发表的原创作品是正常出版行为，不属于剽窃。

从科研过程看，剽窃具体表现在三个方面。第一，在项目资金申请、科研成果申报，以及职位申请等其他科研程序中做虚假的陈述，如捏造学历、论文发表记录，提供虚假获奖证书、文献引用证明等。第二，采用未经过实证研究而是凭空编造试验数据、结果或证据来作为支持自身论点的论据。凭空编造出来的数据或实验结果不具有可重复性，与真实的数据互不兼容。第三，剽窃他人研究成果突出表现在：照搬他人论文的段落、实验数据、图表等，但在论文引用上没有给予说明；在科研项目设计中窃取他人的研究论点或研究思路。

（四）论文投稿和发表环节的不端行为

署名作者，尤其是第一作者和通讯作者，是那些对论文做出实质性贡献的人。根据相关法律法规及道德准则，未参与研究或论文写作的，不得在他人发表的论著上署名。署名既是分享成果的荣誉，也是一种责任。

科研人员未能遵守学术论文投稿或著作出版规定的主要表现在三个方面。第一，没有参加研究或论著写作，但却在他人发表的学术论文或著作中署名。第二，重复发表论文，即把基本相同内容的一篇论文同时投给两个甚至多个刊物，并得到同时公开发表。第三，为了提高论文数量，而有意降低学术论文质量。将一篇内容和结构完整的科研成果分为多篇投稿，以获得更多的论文发表机会。

在论文投稿、发表环节还存在着其他不端行为。提供虚假同行评审人信息。在投稿论文评审过程中，论文作者或第三方使用了评审人的真实姓名，但假冒了其通信地址，让编辑误以为文章发送给了真正的评审人的一种不端行为。论文署名作者未亲自完成论文撰写而由他人代理，或者未亲自完成提交论文、回应评审意见等全过程而由他人代写、代投论文。"第三方"对论文内容进行捏造、篡改。

（五）其他科研不端行为

例如，研究者在研究过程中对生物医学新技术可能产生的后果的信息披露有可能是不诚实的，夸大科研成果的好处，淡化了其风险和不确定性，误导学术界和社会公众。

二、科研不端行为的诱因与危害

（一）医学科研不端行为的诱因

激烈的竞争使相当多的科研人员承受着巨大的压力，评价体系和方法不科学诱发了抄袭、剽窃、伪造等不端行为的发生。同时，忽视思想道德教育，缺乏监督，处罚力度小，不端行为的代价小，内部处理起不到惩前毖后的作用。此外，医学科研不端行为还有一些特殊的诱因。

第一，药企资助医学课题中存在着较多的科研不端行为。在中外药厂资助的课题研究中，因受到商业利益的驱使，部分研究者只对国外药厂负责，修改原始数据，隐瞒不报负面研究结果。为了个人或机构的私利，甚至损害受试者权益、国家利益，利益得不到公正的分享。

科研人员接受制药企业或医疗器械生产企业资助进行的研究开发或发表的文章，有可能受到商业利益的影响。由此产生的问题包括：馈赠作者、不公开对资助方不利的研究结果或论文，在获取、分析数据和报告结果时受到限制；资助方参与研究和施加影响。

第二，国际医学合作与交流中的学术不端日趋增多，严重影响了中国科学家的国际形象。如一些海外归来的科研人员把自己留学进修的国外实验室的成果谎称为自己的研究成果等。

第三，医学院校和科研机构学位论文或学术论文的抄袭、杜撰或剽窃现象，腐蚀着青年科研人员的道德良心。虽说近年来教育主管部门、高校和科研机构对学位论文造假的查处力度加大，但不少导师道德意识淡薄，不自律，自己或研究生有抄袭、杜撰或剽窃等不端行为。一方面由于这些医学院校及附属教学医院的导师往往身兼数职且指导多名研究生撰写学位论文或学术论文，难免疏忽大意；另一方面也警示国家部委对科研机构的监督、约束、教育和查处等方面的机制，尚需建立健全。

第四，医学期刊追求经济利益，淡化了学术价值，成为医学论文发表中学术不端的温床。我国医学学术期刊种类繁多，良莠不齐。个别期刊为了自身的生存和发展，存在明显的商业化行为。

（二）医学科研不端行为的危害

医学科研不端行为从根本上背离了医学研究的初心，严重阻碍医疗卫生事业的进步。科研数据信息来源不清，采集标准设定不合理，数据解释不科学规范，同行无法按照作者公开发表的研究方法和步骤重复论文研究结果。虚假的研究结果无助于科学问题的解答和科技进步。科研不端行为会诱导他人向错误方向探究，虚假临床试验甚至可能会危及患者生命安全。

捏造、篡改或抄袭等不端行为是学术殿堂中的"瘟疫"，败坏了学术风气，威胁到科研神圣性和诚信，甚至影响国家的科学形象。一稿多发、切香肠式的论文发表仅仅是量上的重复，却没有实质的科学价值，容易形成学术泡沫。[1]一篇文章同时投递给多家期刊机构，破坏了科学研究的完整性，降低了学术期刊论文信息传播的效率，浪费了期刊版面，还搅乱了学术奖赏机制。

医学研究生的不端行为，不仅会耽误自己的学业和职业发展，还会危及导师的声誉。学术道德污点更会让善良、正直的青年人的精神受到道德折磨，久久不能释怀。

第三节　科研不端行为的查处

我国《科技进步法》《著作权法》《专利法》和《知识产权法》等有专门条款规定学术不端行为的调查处理问题，规定了科研不端行为的惩处与法律责任。

一、科研不端行为的认定

医疗机构要制定相应的学术不端行为调查、处理相关规定，对学术不端行为进行调查处理。调查应包括行政组织调查和学术委员会评议，调查结果和处理意见应当与涉事人员见面确认后，予以公布。《澳大利亚负责任研究行为准则》（2018 年）明确了机构在预防和主动发现违背《准则》行为方面的责任，增加了机构科研诚信建设的责任，界定了科研不端行为的严重程度。

科研不端行为主要包括以下几种类型：使用欺骗、利诱、胁迫等手段使受试者参与相关研究，或未履行知情同意程序开展涉及人的生物医学研究活动；捏造科学事实、虚构研究成果；篡改、修饰研究数据、资料；剽窃、抄袭或侵占他人科研标书、待审阅论文、已发表论文等学术成果；不当署名，具体包括未参加医学研究、数据分析、报告或论文撰写等活动却在研究成果、学术论文上署名，未经他人许可而盗用他人署名，虚构合作者共同署名等情形；在申报课题、成果、奖励和职务评审评定、申请学位等过程中提供虚假学术信息；买卖论文、由第三方代写、代投并发表论文或相关著作；提供虚假同行评审人信息，或实施虚假同行评议等。

论文查重是认定学术论文是否存在抄袭行为的有效手段。进入 21 世纪，国内外相继出台了中英文协助编辑查重工具 Cross Check 与科技期刊学术不端文献检测系统（AMLC）。这些工具能有效提供一定的数据和佐证帮助编辑防止重复发表和学术剽窃。现阶段的学术不端检测系统仅包括对已发表文献的抄袭程度检测；而学术不端行为多种多样，应该建立一个完善的检测系统，全程监控科研质量，严禁篡改数据，避免选择性发表成果。

二、科研不端行为的处理

机构应根据学术不端行为调查结果，结合行为的性质和情节轻重，对学术不端行为责任人做出如下处罚：批评教育或通报批评；记入科研诚信严重失信行为数据库；终止或撤销相关的已批准的科研项目，取消其承担资格；追回其承担任务计划所使用的项目经费；一定期限内或永久取消学位资格；如学术不端行为触犯相关法律法规的，移交相关司法部门处理。例如，

[1] Deshmukh MA，Dodamani AS，Khairnar MR，Naik RG．Research misconduct：A neglected plague. Indian J Public Health. 2017，61（1）：33-36.

教育部于 2016 年颁布的《高等学校预防与处理学术不端行为办法》（教育部令第 40 号）的第二十九条规定：学生有学术不端行为的，还应当按照学生管理的相关规定，给予相应的学籍处分；学术不端行为与获得学位有直接关联的，由学位授予单位作暂缓授予学位、不授予学位或者依法撤销学位等处理。

那些能主动承认错误并积极配合调查的、经批评教育确有悔改表现的、主动消除或减轻学术不端行为不良影响的被调查人可以从轻处罚。而那些藏匿、伪造、销毁证据的；干扰、妨碍查处工作的；打击、报复举报人的；应该对那些造成社会恶劣影响的被调查人从重处罚。

三、查处科研不端行为的机制保障

激浊才能扬清，惩前方可毖后，查处科研不端行为的机制保障就需要我们加大对学术不端行为的惩处力度。一方面要制度执行到位，另一方面还要加大处罚力度。建立健全惩处机制，发挥制度的约束功能，将不敢造假的笼子越扎越牢。为此，国家发展改革委等 41 部门联合签署了《关于对科研领域相关失信责任主体实施联合惩戒的合作备忘录》（2018 年），要求不同部门在惩戒中分别承担相应的职责，在科研领域存在严重失信行为的相关责任主体应列入科研诚信严重失信行为记录名单。

医学科研机构作为科研诚信管理的责任主体，应制定并完善科研不端行为认定和处理文件，自觉履行法人职责，杜绝不端行为。医学院校及附属教学医院应当设立或指定专门机构负责科研诚信管理工作，建立健全相应管理制度，设立公开便捷的科研不端行为或研究伤害投诉平台或途径，建立查处学术不端行为的程序，接到投诉或举报时，应及时开展相关调查和处罚。

医学院校及附属教学医院应对涉及国家机密或涉及中国人类遗传资源项目的科研论文及成果严格把关；对科研论文发表进行过程管理；对本机构医学研究原始数据、生物信息、图片、记录，应当按照科技档案等归口管理。机构要建立受理举报科研不端行为的专门渠道，建立举报人保护制度。

第四节　医学科研诚信建设

科研诚信建设的直接目标是要加强正面引导，开展诚信教育培训，防范剽窃、编造、篡改等学术不端行为的发生，促进原创性知识的不断出现，真正造福人类、造福社会。医学科研人员要自觉抵制学术不端行为，对自身及周围论文造假者"零容忍"，负责任地开展医学研究和创新。医学科研机构要加强诚信管理制度建设和教育培训，预防、监督、及时受理、公正查处学术不端行为，倡导学术民主，净化学术环境。科研诚信建设的四项基本原则：明确责任，协调有序；系统推进，重点突破；激励创新，宽容失败；坚守底线，终身追责。

一、科研数据规范化管理

科研人员采集的实验数据资料要全面、真实、可靠，要慎重对待研究结果，杜绝数据造假，避免对个人、机构乃至国家带来名誉上的损害。科研人员及时报告严重的不良反应和不良事件信息、合理署名，要求机构要保护举报人、建立不良信用记录等，但这些诚信行为规范如何落实，还有待医学科研机构出台细则，并严格进行科研诚信管理。研究人员必须事先计划好如何在数据记录本上记录实验。书写力求简洁，但绝不能因此而漏掉实验的任何部分表述和细节必须完整、全面，所有实验数据记录本上的条目都应该清晰易读。对于实验记录本上出现的错误，应当用单线画出并附上完整解释。数据记录本上的每一页都应该要求见证人在见证记录本上签署自己的名字和日期。多数科研人员主动学习保存记录的通用规范，以及监管保存数据的政策。研究生学会科学记录的规范标准，在摸索中学会保存记录。

二、建立科学合理的科研考核评价机制

改革和完善科研考核评价体系。科学研究活动是多样性的，包括基础研究、应用研究、技术转移、成果转化；科研成果形式也涵盖了从学术论文、专著、译著、学术工具书，到创意设计、发明专利等。由此，对科研过程和成果的评价也必须是多元化的。对基础研究人员、应用研究人员、从事技术转移、科研支撑和服务人员、软科学研究人员、艺术创作的研究人员的评价应采取多元的评价体系。在高校科研能力评价方面，推进"同行评议""第三方评价"和"国际评价"等评价方法，探索开放的、多方参与的科研评价体系。避免以发表文章的数目和影响因子的高低，作为主要评价标准。

为此，改变把发表论文数量和期刊级别以及项目数量、级别、金额等作为科研考核的唯一目标，追求质量和贡献为导向，创建质性和量化指标相结合的评价体系，符合科研发展规律、符合科研人才成长规律。让科学共同体成为学术评价的真正主体，改变评价与资源分配之间的关系，重建对科学共同体的建设性、成长性信任。政府要监管科学共同体行使职责，并完善公共治理体系。

三、遵循出版伦理规范

学术期刊作为科研成果最终报道的"守门人"，遵守学术伦理道德、净化学术环境。2017年第五届世界科研诚信大会提议设立"负责任的研究行为注册制"，鼓励研究人员就问题、影响、干预、假设、评估、分享资料等方面来计划、实施、报告和发表研究成果，提升科研诚信度。

审稿人收到稿件后，首先考虑的是论文科学性，论据是否支持论点，论证过程是否严谨，是否有同类论文刊发。建立作者和审稿人双向匿名的审稿制度，从出版与发表的环节上堵塞抄袭剽窃、一稿多投的漏洞。如果发现已发表或出版的论文、专著涉及科研不端行为，出版机构应及时通过更正声明、撤稿声明等方式补救，对作者采取适当的制裁措施。借助反剽窃软件"学术不端文献检测系统"，检测抄袭、伪造、一稿多投、篡改、不正当署名、一个成果多篇发表等学术不端行为。

四、加强科研诚信教育

加强科研诚信道德教育。虽然个别科研人员背离了科研基本道德要求，但通过推进科研道德教育，坚持自律和他律相结合，让广大科研人员形成恪守科研诚信的观念和习惯，自觉抵制学术不端行为，共同营造诚实守信、公平竞争的良好科研环境。

（一）导师要言传身教，以身作则

导师是培养质量第一责任人，要把培养人放到第一位，不仅要做学术训导人，指导和激发研究生的科学精神力，更要言传身教引导研究生树立正确的世界观人生观价值观，恪守学术道德规范，增强社会责任感。导师应该负责对研究生的科研指导，按学校规定发表文章，提供研究条件，顺利完成学业。同时，研究生要完成学分，做好科研，发表文章，写好学位论文，进行论文答辩。师生要人格平等，互相理解。研究生要有吃苦耐劳的精神，付诸实际行动才是最好的证明。研究生要保持与导师的联系，善于与导师沟通交流，学会表达自己的观点。

（二）开展科研诚信教育，培育诚信意识

科研诚信教育应纳入医学研究生的公共选修课和必修课。开展科研诚信教育，明确诚信的意义、识别不端行为的表现、根源与后果等。开设研究生科研诚信教育、师生对话、讨论等学

术形式，帮助研究生树立正确的科研观。活跃高校校园文化，开展科研诚信教育的主题活动。可以通过举办讲座的形式，邀请科研大家讲科学精神[1]。重视研究生科研能力的培养，开设学术道德和学术规范的讲座或课程。医学生要牢固树立职业信念，良好的职业道德，向屠呦呦、钱学森等老一辈科研工作者学习，在艰苦的条件下不忘初心，坚守内心的理想，为人类做出巨大的贡献。

思考题

1．医学论文发表环节常见的学术不端行为的表现有哪些？
2．医学研究生如何防范科研不端行为？

延伸阅读

1．国家卫生计生委．《医学科研诚信和相关行为规范》，2014．

《规范》共五章，35 条，具体包括：总则、医学科研人员诚信行为规范、医学科研机构诚信规范、实施与监督、附则五章。从医学科研人员、机构和管理部门的角度提出诚信行为规范和制度建设要求，突出正面引导功能。对于科研不端行为的处罚将按照有关法规执行。该《规范》适用于所有开展医学科研工作的机构和个人，详细规定了医学科研方案设计、立项申请、开展研究、论文发表、奖励申报等各环节的诚信行为规范要求，强调了医学科研人员须遵守科研伦理原则，以及保护受试者，尊重实验动物福利要求，并进一步从医学研究样本采集、过程记录、不良事件处理等方面提出诚信行为规范。

2．中共中央办公厅 国务院办公厅．《关于进一步加强科研诚信建设的若干意见》，2018．

该文件由中共中央办公厅、国务院办公厅发布，首次明确科研诚信管理的职责分工，指出科研诚信建设坚持"无禁区""全覆盖"，并明确提出对严重失信行为"终身追究""一票否决"，并明确了违背科研诚信要求行为的调查处理规则。

3．（美）麦克里那著．科研诚信：负责任的科研行为教程与案例．3 版．北京：高等教育出版社，2011．

该书是了解科研诚信问题的一本最畅销著作。全书共 11 章，内容涵盖科学研究各主要环节中的核心科研诚信问题：科研方法与态度、道德标准等基本要求以及师生关系、论文与署名、同行评议、利益冲突管理、合作研究、数据所有权、知识产权保护和实验记录保存等实务问题；另外，人体试验、动物实验和基因技术伦理等特殊问题也有涉及。本书的一个重要特色在于其实务和启发式的教育方法，通过典型案例分析、情景模拟、问题研讨、问卷调查等多种方式，使读者身临其境，强化阅读效果。并且在每章后附有大量案例、思考题和参考材料，可供课堂讨论和课后练习选用。

（张新庆）

---

[1] Kalichman M. A brief history of RCR education．Accountability in research，2013，20（5-6）：380-394.

生物医学研究国际合作中的伦理问题

【引言】

　　1994 年美国食品药品监督管理局废弃了新药试验数据必须在美国国内取得的规定，因而很多美国医药企业如辉瑞、葛兰素史克等将受试者试验转移到印度、波兰等发展中国家进行。很多医药公司全球性运营需要在发展中国家展开人体试验来观察药物治疗效果。但发达国家与发展中国家的合作也带来很多伦理问题，以药物临床试验为例，如果这些研究的受益者主要是发达国家的公民，而发展中国家的公民要么买不起，要么买不到，那就存在把发展中国家的受试者只是当作工具的可能。因此，也引出了生命伦理学中的一个重要问题：发达国家在发展中国家做涉及人的试验是否经得起伦理辩护？本章将从生物医学研究国际合作的必要性、生物医学研究伦理合作带来的伦理挑战和生物医学国际合作中应当遵循的伦理学原则来讨论生物医学国际合作中的伦理问题。

知识要点 ·

　　生物医学研究国际合作必要性的分析

　　生物医学研究国际合作的伦理挑战：双重标准问题、知情同意问题、公平问题

　　生物医学研究国际合作的伦理准则：人道主义原则、平等和互惠原则、公平原则、尊重当地文化、维持当地法律与国际规范之间的平衡

· ·

案例 16-1 —————————

叶酸预防神经管缺陷试验

　　20 世纪 80 年代初，严仁英教授和一批妇产科专家在北京顺义农村进行围产保健高危因素的调查研究，发现神经管畸形发生率高达 4.7‰，是造成围产期死亡率第一位的死因。严仁英教授向卫生部汇报，并提出开展国际合作，进行科技攻关。几经波折和努力，在中美两国政府的支持下，中美预防神经管畸形合作项目于 1990 年启动。

　　项目由美方提供资金和技术，中方提供现场和管理，由美国疾病控制中心和原北京医科大学（现北京大学医学部）执行。北京医科大学与美国疾控在中国神经管缺陷高发的两个县合作研究不同剂量的叶酸，以及叶酸与多种维生素不同组合对预防神经管

案例 16-1（续）

缺陷的效果。受试者是已婚或怀孕的青年妇女。她们及其丈夫大多数是初中毕业。研究人员给她们及其丈夫放一盘录像带，提供有关的信息，包括研究的目的、程序、可能的风险和后果。在制作这盘录像带以前在访谈中发现受试者对"实验"和"研究"这些词非常反感，所以在录像带中用的词是"观察药物效果"。同时也指出对参加研究的受试者将提供相关的医疗保健服务（实际上提供的服务要超过未参加研究的人所享有的）。受试者可以自愿参加，也可以拒绝参加，可以随时退出，也可以退出后重新参加，而保证不会受到歧视。录像带放完后，要求她们及其丈夫回家与家人（尤其是和婆婆）商量，然后向乡村医生口头表示同意。在两个县中只有三名妇女拒绝参加研究。由于受试者不愿在知情同意书上签字（即使她们愿意参加），所以由乡村医生作为社区代表签字。

　　该试验取得成功之后，在中美科学家和中国四省 30 余个县（市）超过 12000 名基层卫生人员的共同努力下，继续追踪观察 25 万新婚妇女及其妊娠结局。结果证实，如果妇女在妊娠前后每日单纯服用 0.4 mg 叶酸增补剂（斯利安片），在神经管畸形高发区有 85% 预防率，在神经管畸形低发区有 41% 的预防率。"妇女增补叶酸预防神经管畸形"的科技成果，使用简单、廉价、方便，是预防人类非常严重、发生率较高的出生缺陷的有效措施。如今世界上已有 50 多个国家据此科研成果，调整和制定了公共卫生政策。

　　此研究曾引发很多伦理争议，例如有人说这是控制妇女生育的手段；有人说在发展中国家进行研究，知情同意可以"家庭同意""社区同意"进行替代；此研究在美国也曾引发争议，有人提出为什么不在美国做，凭什么把纳税人的钱去资助中国？

　　问题与思考：

　　1. 在国际合作人体试验的知情同意中，用录像带的办法进行告知，不提"实验""研究"只提"观察药物效果"是否符合知情同意的要求？

　　2. 提供相关的然而超过当地水平的医疗保健服务是否构成对她们的"诱使"或"不正当的压力"？

　　（注：本案例根据北京大学医学部的 CMB 项目培训资料改编。）

短程齐多夫定（AZT）安慰剂对照试验 [1]

　　在发达国家，预防围产期 HIV 的传播的标准疗法是 AZT076 方案，这种方案一个疗程花费约 800 美元，由妊娠妇女口服，到分娩时静脉注射。孩子出生后，孩子继续口服 AZT（与配方奶粉混合使用）。教育感染 HIV 的妇女不要用母乳喂养婴儿。但此方法不适用于非洲，因其高成本使得此类药物的大规模分发变得不切实际。为了寻找更便宜、有效的 076 替代方案，以减少围产期 HIV 的传播的发生率，美国研究人员在美国疾病控制预防中心和美国国家卫生研究所等政府机构资助下，在非洲部分国家研

---

[1] 此案例背景资料来源于哈佛案例资源库，Esther Scott. HKS Case Number：1535.0.
（https://case.hks.harvard.edu/ethics-in-international-research-the-debate-over-clinical-trials-of-azt-to-prevent-mother-to-infant-transmission-of-hiv-in-developing-nations/）和海斯汀报告中的文章（Crouch R A，Arras J D. AZT trials and tribulations [J]. The Hastings Center Report，1998，28（6）：26-34，参见延伸阅读二）。该案例在本书第 10 章亦有提及，本章仅基于生物医学研究国际合作角度进行分析。

案例 16-1（续）

发了一个以安慰剂作为对照组的 AZT "短程"疗法的试验。即每日服用 AZT 的剂量与 076 方案完全一样，但只是将在妊娠晚期才开始，这样每个妇女服用的总剂量将是 076 方案总剂量的 10%。分娩时不进行这种药物的静脉注射，而且对婴儿也不进行 AZT 治疗。鼓励受试者母乳喂养婴儿。

医学伦理监督组织 "公共公民"（Public Citizen）声称，很明显，有治疗总比没有治疗好，将药物 AZT 的治疗方案与接受安慰剂的对照组进行比较是不道德的。但实验设计者认为，只有与安慰剂组进行比较才能在发展中国家的背景下提供明确的结果。

问题与思考：

1. 此研究的方案设计基于非洲当地没有任何阳性对照药的情形，采取的是安慰剂对照方式，但同样的研究若在发达国家做，则是以 AZT 作为对照进行研究。批评者提出这是典型的双重标准，是利用发展中国家的弱势地位和不完善的伦理审查制度。但研究者辩解道，基于实际的效果和可行性，短程 AZT 安慰剂对照其实体现的是符合当地标准的更可行的设计，此研究的目的就是针对部分非洲国家和 HIV 感染者的母婴阻断。您如何看待双重标准问题？

2. 发达国家在资助发展中国家进行试验时，应如何平衡公民团体的反对意见？

第一节　生物医学研究国际合作的必要性

生物医学研究国际合作是指在生物学、医学领域内，通过两国或者多国之间的合作，以验证科学推理或者假定为目的，进行前沿领域理论研究、新药物、新设备、新治疗方法试验的合作行为。生物医学研究的国际合作推进生物医学科学发展，促进全球范围内公共健康水平提升，同时有利于新兴产业的发展，为本国经济提供新的增长点。我国政府历来十分重视国际的科学技术交流，伴随国际合作的加强，中国自主创新能力不断提高。据 SCI 数据库统计，2017 年收录的中国论文中，国际合作产生的论文数为 9.74 万篇，占我国发表论文总数的 27.0%。2017 年中国作者为第一作者的国际合著论文共计 67902 篇，占我国全部国际合著论文的 69.7%，合作伙伴涉及 155 个国家（地区）。合作伙伴排在前 6 位的国家分别是美国、英国、澳大利亚、加拿大、日本和德国。从学科分布看，我国国际合著论文主要集中在化学、生物学、物理学、临床医学、材料科学和计算技术等领域。总体上，生物学领域的国际合著论文数量最多[1]。此外，我国还建立了国家国际科技合作基地，包括国际创新园、国际联合研究中心、国际技术转移中心和示范型国际科技合作基地等不同类型，旨在更为有效地发挥国际科技合作在扩大科技开放与合作中的促进和推动作用，提升我国国际科技合作的质量和水平。到 2017 年，科技部先后共认定了 29 个国际创新园、169 家国际联合研究中心、39 家国际技术转移中心和 405 家示范型国际科技合作基地，形成了不同层次、不同形式的国际科技合作与创新平台。生物医学研究的国际合作带来多方共赢，促进了科技成果的全球共享。

---

[1] 中国科学技术信息研究所. 2018 年度中国科技论文统计与分析. 科学，2018（6）：57-59.

首先，这是生物医学研究发展的要求。进入 21 世纪，高通量的数据对于生物医学的发展至关重要，由于信息量过大，已经超出了传统统计方法能力所及，大数据时代应运而生。这就需要数据的汇聚、共享，涉及数据的跨境传输，涉及国际合作，也需要国际合作。大数据时代掌握数量更多、质量优质的数据对于国家发展具有重要意义，因而国际合作共享数据成为必然趋势。国际合作以平等的伙伴关系为基础，形成互利关系，例如人类基因组计划就是通过一种全新模式来完成的，即由各国政府及民众公益团体资助，所有的数据都在公共网站上及时公布，通过全球合作，促进了该领域的迅速发展。

其次，国际合作可以共同应对公共卫生安全问题。伴随全球化进程的加速以及科学技术的迅猛发展，人类的生存环境和人类行为发生深刻改变，导致了全球疾病谱的巨大变化，亟须加强生物医学研究国际合作。2020 年新冠肺炎疫情肆虐，严重威胁了多个国家和地区的公共卫生安全。各国也通过开展国际合作，共同书写共建人类命运共同体的战"疫"篇章。如中国科技部 2020 年 7 月 6 日发布的国家重点研发计划 2020 年应对新冠肺炎疫情国际合作项目报告指南显示，为了加强疫情防控科研攻关的国际合作，中国拟部署应对新冠肺炎疫情国际合作项目，通过国际多中心临床研究、临床前国际合作研究和国际化质量评价关键技术国际合作，共享科研数据和信息，共同解决疫情防控中的重点难点问题，推动构建人类卫生健康共同体的构建。各国也在新冠疫苗研发中展开合作，如阿斯利康与康泰生物签署中国内地市场独家授权合作框架协议，通过技术转让积极推进阿斯利康与牛津大学合作的腺病毒载体新冠肺炎疫苗 AZD1222 在中国内地市场的研发、生产、供应和商业化[1]。同时，阿斯利康与世界各地合作伙伴建立多条供应链，以保证向全球尽可能多的国家广泛而公平地供应疫苗。在新冠肺炎疫情下，全球贫富分化态势更加严峻，面对肆虐全球的疫情，坚持多边主义，积极开展国际合作，才能将人类命运共同体的理念贯穿始终。

最后，我们也应看到，国际合作本身掺杂着诸多的因素，其中有些合理，有些不合理。例如，对于发展中国家来说，由于科学发展水平较为落后，希望通过国际合作的方式对本国科研人员进行培训，但也可能偏离其他的利益诉求。在乌干达进行艾滋病研究计划的首席专家威特沃斯认为，在落后的发展中国家进行药物试验，为避免那些受试者被利用或受剥削而采取的各种保护措施可能会阻止一些旨在提高穷人健康水平的项目进行[2]。发展中国家在与发达国家合作的过程，也是获取新的治疗方法、技术或药物的过程，通过国际合作，发展中国家生物医学科研机构获取了研发经费，培养了大批优秀科技人才，更新了科研和管理人员的观念，缩短了和发达国家科研机构之间的差距。但也需看到，发达国家在发展中国家进行生物医学研究也有节约成本的考虑，例如可以使用成本较低的实验器材、设备和研究团队，从而进一步降低成本。但如果发达国家是出于利用发展中国家生物医学研究伦理审查不严、受试者保护机制滞后的特点，在发展中国家开展"伦理倾销"式的研究，则违背伦理学要求，为国际合作带来了很多挑战。

第二节　生物医学研究国际合作带来的伦理挑战

生物医学领域的国际合作既是必要的，也是必须的，但它引发的伦理挑战也是不容忽视的。如何在公平、公正、互利、互惠的前提下，促进生物医学研究的国际合作，还需要并行地、甚至先行对国际合作中的伦理法律问题进行研究。

[1] 阿斯利康与康泰生物就新冠疫苗达成授权合作，2020 年 8 月 06 日。
https://www.astrazeneca.com.cn/zh/media/press-releases/2020/_1.html.
[2] Christie B. AIDS expert challenges ethical stance on drug trials. BMJ：British Medical Journal，2001，323（7312）：531.

一、剥削问题

剥削是不公平问题的典型表现之一。

公平性指对所有受试者，不分群体和等级，其参与风险不应当超过其参与研究公平承担的风险；任何人群也不应当剥夺公平获得研究的利益，包括直接受益和研究产生的未来受益。当发达国际在发展中国家展开人体试验时，应当适用发达国家较高的医疗照顾水平还是发展中国家较低的医疗照顾标准的问题？如案例 16-2 中的 AZT 安慰剂对照试验，尽管美国疾病控制中心、国立卫生研究所及世界卫生组织已把该药物确定为预防 HIV 母婴传播的常规药品，研究者并没有向所有参加试验的非洲孕妇提供足量具有抑制艾滋病母婴传播的 AZT，而是减少提供或仅服用安慰剂。根据《赫尔辛基宣言》的规定，如果存在"一种新的干预措施的益处、风险、负担和有效性，必须与被证明的最佳干预措施进行比照试验"[1]。案例 16-2 中的研究人员认为，AZT 价格昂贵，非洲发展中国家的 HIV 阳性孕妇并不具备该药物的购买能力，而小剂量 AZT 预防 HIV 母婴传播的空白随机对照试验可以降低该药物的普及成本。

另外，发达国家往往拥有超出发展中国家的数据分析水平发展中国家有可能"沦为"发达国家的"数据输出地""人体试验地"，发达国家分析发展中国家传输的数据后，通过分析结果开发相应的商业产品，如药物、医疗器械等，有针对性地返回发展中国家市场。跨国生物医学研究存在发达国家利用发展中国家落后的经济和潜在的巨大市场，借助试验"剥削"发展中国家，引发了尖锐的伦理冲突和挑战。

二、对知情同意和尊重的挑战

由于发展中国家公民的权利保护意识和科学认知程度较低，很多在发展中国家开展的跨国生物医学研究没有如实公开试验的目的、方式和手段等，侵犯了当地公民的知情同意权。如案例 16-1 中，研究人员规避了容易引发受试者反感的"实验"和"研究"等词，使用"观察药物效果"来取代，并且通过提供相关医疗保健服务的条款影响潜在受试者的决策意愿。这也反映出知情同意过程不规范，无法保证受试者对信息的充分告知和在不受影响的情况下决策。

跨国生物医学研究带来的知情同意问题促进了当地政府加快出台相关伦理法律规范。20世纪 90 年代中期，安徽大别山附近数以万计的百姓为哈佛大学与中国的合作哮喘病、糖尿病和高血压等疾病研究项目"贡献"了血样，这些血样送入哈佛基因库。项目负责人认为严格按照对受试者实施知情同意的运作方式，包括受试者签署知情同意书，但参与试验但受试者在事后采访中表明，合作研究并没有获取充分的知情同意。本章不讨论具体争议，只是强调当时中国没有保护遗传资源管理的相关法规和条例，该事件反映了当时我国在人体试验伦理审查和受试者保护方面不够完善。2016 年《涉及人的生物医学研究伦理审查办法》，规定"涉及人的生物医学研究应当符合知情同意原则"，"尊重和保障受试者是否参加研究的自主决定权，严格履行知情同意程序，防止使用欺骗、利诱、胁迫等手段使受试者同意参加研究，允许受试者在任何阶段无条件退出研究"。哈佛 - 安徽案例之后，中国 1998 年发布了《人类遗传资源管理暂行办法》，对国际合作研究的知情同意进行规范。2011 年发布的《关于加强人类遗传资源保护管理工作的通知》，进一步对涉及人体遗传资源（人类基因组、基因及其产物的器官、组织等）的国际合作使用进行了规定，要求必须按照规定办理程序，避免中国人类遗传资源的流失。2019 年，《中华人民共和国人类遗传资源管理条例》正式施行，专门对利用我国人类遗传资源开展国际合作科学研究予以规范。2020 年，第十三届全国人大常委会将非法采集、携带

---

[1] World Medical Association. *Declaration of Helsinki*. 2013.

人类遗传资源出境列入刑法，其规定如下：违反国家有关规定，有下列情形之一，危害公众健康或者社会公共利益，情节严重的，处三年以下有期徒刑、拘役或者管制，并处或者单处罚金；情节特别严重的，处三年以上七年以下有期徒刑，并处罚金（一）非法采集国家人类遗传资源；（二）非法运送、邮寄、携带国家人类遗传资源材料出境的；（三）未经安全审查，将国家人类遗传资源信息乡境外组织、个人及其设立或实际控制的机构提供或者开放使用的。

参与者在知情同意书上签字，但判断研究是否符合知情同意的伦理要求，不能仅看是否签字，而更要看重参与者的知情同意过程：受试者是否真正了解研究目的、方法、好处和风险？他们的决定是否没有受到胁迫和利诱？在跨国合作研究中，如何尊重各种文化差异，做好研究参与者的知情同意工作？

对于国际合作知情同意的标准，以及在美国和欧洲社会被广泛接受的知情同意如何在其他文化中应用的问题，一直以来都有广泛的讨论。伦理相对主义者认为，当研究在其他国家进行时，为了得到研究参与者的知情同意，需要具有文化敏感性的标准。反对者认为，需要有某种能够得到最低限度普遍应用的保护机制来保护西方研究者在不发达国家中的被研究对象。不同文化对于如何"知情同意"的认识不同，并且获得知情同意的过程存在的语言障碍使问题更加复杂。

在知情同意实践中，判断是否符合知情同意原则通常根据知情同意的社会规则和制度来分析，即获得公民在法律上或制度上有效的同意。有些行为不是受试者/参与者自主行为，但在制度上或法律上是有效的授权；另外，即使获得公民的理解和同意，如果不是制度上或法律上有效的授权，也不具有实际意义。所以尽管采集者获得了公民的授权书，并且公民是自主做出的决定，但公民对信息并没有完全理解，虽然符合相关规则制度，但却并不是真正意义上有效的知情同意。

在知情同意过程中，弱势的一方是受试者/参与者，知情同意有可能沦为一种工具性、模式化的流程。这种受保护的选择工具虽然表面上冠以"自主"，但是发展中国家受试者/参与者受金钱、时间以及社会舆论等方面的顾虑，可能无法做出真正意义上"知情"选择。对于生物医学研究国际合作知情同意来说，除了制度规则上的完善外，还需要结合本国特定的文化背景，选择适当的方式向受试者/参与者做出说明，帮助其完成决策。受试者/参与者作为行为主体，也要认识到自身责任以及决定后果，提升自身素质，达到真正意义上的"知情"。

三、风险收益分配不对等引发的对公平的挑战

根据公平原则，研究带来的风险和受益应当成比例，在国际合作中，研究者有责任在利益与风险之间作出平衡。由于各国研究水平、科研人员素质、受试者教育程度、法律法规、伦理审查制度方面的差异，发展中国家在国际合作中可能面临双重不公：一方面，由于技术的落后和法律政策的缺失，发展中国家比发达国家面临更多的安全风险，并且，由于数据分析和挖掘技术在不断进步，这种风险具有未知性和不可预见性；另一方面，发展中国家在受益分配中处于不利地位，由于研究水平落后，发展中国家不能很好把握国际合作带来的潜在受益，带来受益分配的不均，加剧了国际合作中的不公平。很多跨国研究给当地人民带来的风险远超受益。如案例16-2中，研究者并没有向所有参加试验的非洲孕妇提供足量具有抑制艾滋病母婴传播的AZT，而是减少提供或仅服用安慰剂，致使大约1000名新生儿感染艾滋病。发展中国家的公民承受着人体试验的风险和损失，但无法共享试验带来的收益，造成风险和收益的不均。在依赖访谈或者数据的国际合作研究中，对于参与者并不存在身体上的风险。然而，由于担心疾病、隐私泄露等体验到精神上的痛苦。

生物医学国际合作的现实经验折射出许多风险收益不对等问题，如伦理责任范围、应急资源分配、数据信息保护等，如何让人类卫生健康共同体实践准则以一种尊重社会中个人权利的

方式达到公众的健康，需考虑和尊重不同价值观、信仰和文化，让全球健康的方案和政策能落实，并保护个人或者族群免受伤害等。在这种情况下，发达国家作为生物医学国际合作的发起国和主要受益国，有义务对发展中国家在医疗设施、科学技术、伦理审查和法制建设方面提供必要的支持和援助。发展中国家也要积极开展同发达国家的合作，提升本国公平健康水平，为经济发展提供新的增长点。在伦理审查过程中，应当充分尊重当地的文化和法律规定，以及联合国教科文组织（UNESCO）、世界卫生组织（WHO）、国际医学科学组织委员会（CIOMS）等国际组织有关人体试验问题的规定，共同对实验方案的设计、执行和后续工作进行共同的监督和管理，促进信息的实时共享。

以上只是几个典型的伦理挑战。在国际合作中因合作领域和不同国家的体制和文化等差异，会存在不同层面的挑战。对于发达国家来说，生物医学研究的国际合作应当依据平等互利的原则进行，发展中国家应当享有与发达国家同等的知情权和决策权。在受益方面，应当建立合理的利益分配机制，帮助发展中国家培养人才、提升数据分析技术，双方互惠互利，避免将发展中国家作为健康医疗数据资源的提供方。正如案例 16-1 所示，国际合作研究更可能对研究参与者和社会提供长期的利益。通过参与合作和被授权的研究，潜在的利益更可能被最大化。参与研究可以培养基层研究者的研究能力，是科学家与基层医务工作者互相学习的过程。因此，在国际合作研究中，应当取得不同行动者更大范围的参与，共同制定合作中需遵循的规范。

第三节　生物医学研究国际合作应遵循的伦理原则

在生物医学研究的国际合作中，既要促进科学研究的自由发展，也要确保生物医学研究符合伦理准则和当地的文化和风俗。这两者并不完全对立，医学研究国际合作遵守伦理准则能够促进研究更好地进行，生物医学研究的目的也是增加更多的科学知识以便找到更好的治疗方法、更有效的药物。对于如何恰当平衡满足生物医学研究的需求和保护个人权利，促进公共卫生，甚至共同进行疫情防控等，一些国际组织和学者提出了多种伦理原则和框架。如 2001 年 4 月美国国家生命伦理学顾问委员会（the National Bioethics Advisory Commission，NBAC）发布了《国际研究中的伦理学与政策问题：发展中国家的临床试验》，提出公平对待和尊重受试者、独特文化下的知情同意、试验后利益、伦理审查机制等 26 条建议[1]。2007 年来瓦里等人在《国际生物医学研究中的伦理问题：案例汇编》一书中提出 8 大基准：合作伙伴关系、科学价值、科学有效性、受试者及社区的公平选择、风险/收益比的适宜评估、独立审查、知情同意、尊重受试者和社区[2]。与发达国家和发展中国家合作密切相关并具有切实指导性的文件是 2016 年世界医学组织理事会（CIOMS）和世界卫生组织（WHO）联合发布的《涉及人的健康相关研究国际伦理指南》，其对在资源有限地区进行的试验进行了规定，认为研究人员应当响应当地社区或群体的健康需求，研究成果对受试社区和人群具有后试验可及性，额外受益受试社区和人群，社区参与等原则（见延伸阅读 3）[3]。国际学界在公正、信任、惠益受试社区和人群等实质性价值和程序性价值上达成基本共识，基于以上原则，本章提出生物医学研究国际合作应当遵循以下主要的伦理原则：

---

[1] United States. National Bioethics Advisory commission. Ethical and Policy issues In International Research：Clinical Trials in Developing Countries，2001.

[2] Directorate-General For External Policies of the Union：Clinical Trials in Developing Countries：How to Protect People Against Unethical Practices？ 2009.

[3] Council for International Organizations of Medical Sciences（CIOMS）. International Ethical Guidelines for Health-related Research Involving Humans. 2016.

一、人道主义原则

国际合作研究的正当性和合法性应当以是否符合人的存在和发展作为伦理前提。因为科学研究本身不是目的，而是手段或工具。科学研究是人活动的产物，科学研究要肯定人的价值和尊严，要满足个体的正当合理利益，尊重维护人的权利。这包括两方面的要求：其一是生物医学研究的国际合作要具有人性关怀所必需的道德精神和道德内涵；其二是研究的过程要体现对人性关怀的道义要求和伦理责任。人道主义是指以"人"为研究的出发点和归宿，强调以人本位，肯定人的价值，维护人的尊严和权利的思想体系。正如恩格斯所说，"文明时代越是向前发展，它就越是不得不给它所必然产生的坏事披上爱的外衣，不得不粉饰它们，或者否认它们，———句话，是实行习惯性的伪善[1]。"这种伪善体现在将促进生物医学发展置于首位，为自己利益披上"全人类"的外衣。生物医学研究国际合作在尊重人的尊严和个性的基础上，不断解决人的生存与发展面临的生物医疗难题，使人的利益不断得到维护、实现和发展的同时，推进整个人类趋向越来越自由的生存境遇。

二、平等和互惠原则

不同国家之间生物医学合作过程中，会存在不同的利益需求。尤其是对于发达国家和发展中国家之间的合作，发展中国家在经济发展水平、生物医学发展水平以及伦理审查保护制度方面与发达国家存在较大差异。在合作过程中，可能会存在不能完全满足双方要求的情况。"平等互惠原则中的平等是指地位平等，在权利义务配置平等的基础上寻求长期的利益均衡；互惠是指合作中兼顾双方利益。实质的平等必然导致长远的互利，两者互为因果关系。"

依照平等互惠原则，生物医学研究国际合作的伦理审查要求国外发起人的试验方案在试验国应该获得法定伦理审查机构的批准。如我国《涉及人的生物医学研究伦理审查》第三十条规定"境外机构或者个人与国内医疗卫生机构展开涉及人的生物医学研究的，应当向国内合作机构的伦理委员会申请研究项目伦理审查。"生物医学研究国际合作伦理审查机构在审查过程中，应当确保：第一，审查试验方案符合合作双方以及国际公认的伦理标准；第二，要对合作研究的科学性和必要性进行审查，是否有助于解决合作双方公共领域的健康需求。第三，强化对发展中国家人体试验受试者的保护，在试验中受试者受到的医疗照顾水平，必须与试验发起国对同样疾病的医疗照顾水平相当，并且不低于合作国现有水平。试验方案应当以适当的方法让试验参与者知情，并取得受试者自主的、独立的同意。

三、尊重当地文化，在当地法律与国际规范之间寻找平衡

在生物医学研究的国际合作中，必须结合两国社会的、政治的、经济的、文化背景和现实要求，讨论合作双方普遍尊重当地文化、法律的正当性和合理性，如对于知情同意原则来说，发起人和试验接受国双方的价值观和伦理原则都应当得到考虑，但不应当牺牲基本的伦理原则。在国际合作中，由于两国的利益诉求不同、评价尺度不同，对于公平公正的理解会有很大差异，这就需要双方合作建立在尊重双方文化的基础上，通过法律制度的规范来协调和平衡各方面的利益得失，根据当地的情况，可就试验方法灵活寻求受试者的代理人或者社区、家庭中权威的同意，但是每一个受试者也必须作出自愿的知情同意。

[1] 恩格斯．马克思恩格斯选集（第四卷）．北京：人民出版社，1995，178．
[2] 廖申白．西方正义概念：嬗变中的综合．哲学研究，2002，11：60-67．

四、公平原则

亚里士多德将公平原则概括为：相同的情况相同对待，不同情况下不同对待。他将公平的表现形态分为相对公平和绝对公平，认为相对公平是法律上的公平，而绝对公平是不受时空限制的，建立在自然法基础上的公平。亚里士多德还认为，国家和社会的风俗习惯，社会状态和法律是随着时代的变化而改变，但公平作为人类价值追求的至善目的总是始终如一的[1]。在生物医学研究国际合作中，公平原则主要表现在以下几个方面：

1. 机会公平　机会的公平是指在研究中合作双方给予和获取大致持平的平等互利，对合作双方国家产生的社会效益及实验参与人员、受试者回报的平衡合理。如果生物医学国际合作造成对弱势国家利益的损害，则这种合作就是不公平的。

2. 过程公平　过程公平要求涉及生物医学实验过程要按照规则规定的程序进行，而且整个过程必须公开、透明。生物医学研究国际合作所强调的公平，必须审查规则是公正的，能得到所有参与者的共同认可、接受和服从。CIMOS指南第3条规定，外部发起组织和个人试验者应当在基本国提交试验方案以接受伦理和科学审查，且所使用的伦理标准不应低于该国进行试验时所使用的标准。接受国的卫生机构，以及全国性或地方性伦理审查委员会应当确保试验对于接受国的健康需要和迫切需求具有回应性并符合伦理标准[2]。该指南说明在伦理审查过程中的伦理标准必须符合双方要求。不管是发达国家的受试者，还是发展中国家的受试者，在试验中都应该获得相同的照顾标准。

3. 结果公平　结果公平是指权利分配，尤其是物质利益分配上的公平。如艾滋病研究伦理中所要求的，不应在发展中国家进行风险较高的早期试验，应当鼓励那些目的在于满足发展中国家特殊医疗需求的研究[3]。然而对于以盈利为目的的医药企业来说，很难有动力从事非赢利性，改善发展中国家医疗水平的研究。很多医药企业在发展中国家人体试验之后，随之申请专利，由专利而来的高昂价格对于发展中国家普通民众难以承担。这就要求医药企业在进行跨国人体试验之前，必须对试验结果如何造福于当地人民作出计划和安排，而这种计划需要双方共同的组织和协商。

以大数据研究为例。大数据时代，我们需要从小数据时代关注对风险和负担的公正分配转向关注机遇（受益）的公正分配。因而，在本国利益与全球合作共同利益的权衡中，不可以最大限度增加功利总额为目的，而忽视对"人"本身的尊重。在生物医学研究国际合作中，应当避免成为将"人"视为发展科学、发展经济的手段。生物医学研究国际合作公平有序发展需要了解和直面不同社会群体之间的差异和分歧，进行理性的互动，在价值和观念层面形成共识，继而在数据流动和共享以及使用方面在全球正义的框架下开展。尤其是发展中国家的能力建设的理念、通过合作提升技术水平，培养技术人才，这些在大数据时代仍然适用。但同时，小数据时代的伦理和法律规范已经不能满足当前需求，如何使之符合"大数据"发展的特征，是与发达国家在健康大数据合作过程中面临的新的挑战。以国际合作中的遗传数据资源的保护为例，由于网络技术的进步，数据传输更加便利，例如2015年科技部曾对华大科技与华山医院未经许可与英国牛津大学开展"中国女性单相抑郁"的研究，被处罚并要求整改。我们更需要设想的是，如果经过了许可，我们是否就面临不同的问题了？或者，是不是不共享就解决了我们的担忧？事实上，真正的问题仍然是，如何共享资源但在合作中如何提升能力，融入国际

---

[1] 沈晓阳. 论亚里士多德对正义类型的分析. 华南理工大学学报（社会科学版），2007（03）：25-28+33.

[2] Council for International Organizations of Medical Sciences（CIOMS）. *International Ethical Guidelines for Health-related Research Involving Humans*. 2016.

[3] Heimer CAI，郑君. "缺德的"伦理：艾滋病研究伦理的合规性工作和实践工作. 中国医学伦理学，2017，30（12）：1569-1570.

话语体系，而不是再次成为数据供应方，是问题的本质所在。

思考题

1．发达国家在不发达国家进行生物医学合作研究时，为什么需要尊重当地社区和群体的文化和意见？

2．在国际合作研究中，应当采用谁的伦理标准：是研究者本国的伦理标准，还是研究所在国的伦理标准？为什么？

延伸阅读

1．Hawkins，J. & Emanuel，E.（2008）．Exploitation and developing countries：The ethics of clinical research. Princeton，N.J.：Princeton University Press．

在发展中国家进行怎样的临床研究会称之为"剥削"？剥削是日常道德中的一个概念，但很少在马克思主义传统之外进行分析。然而，它通常用来描述某种程度上在道德上令人怀疑的互动。一个典型的例子是由发达国家赞助并在发展中国家进行的临床研究，其参与者均为贫困、患病和缺乏教育的人。这样的人似乎容易受到不公和虐待。但是，这本身是否使这种研究具有剥削性？本书可以引发医学生的兴趣，因为本书阐明了将研究对象的适当使用和不适当使用之间的界限（剥削与合理使用之间的界限），有助于对国际合作研究中道德观念进行反思。

2．Crouch R A，Arras J D．AZT trials and tribulations［J］．The Hastings Center Report，1998，28（6）：26-34．

美国研究人员与 11 个发展中国家的研究人员和公共卫生官员合作开展 AZT 临床试验，将较短、强度较低的 AZT 方案与安慰剂进行比较，希望证明短期疗程 AZT 在预防围产期 HIV 在当地人群中的传播方面是安全有效的，并且大多数发展中国家可以负担得起。尽管这些目标值得称赞并得到所有人的认可，但实现这些目标的拟议方法招致了激烈的批评，批评者甚至将其与臭名昭著的塔斯基吉梅毒研究的类比。当发达国家已经存在经证实的治疗方法时，在发展中国家进行安慰剂对照试验是否合理？是否必须使用相同的道德标准来判断在国内或国外、罗切斯特或卢旺达进行的研究？该文对此进行了解析和回答，并提出生物医学研究国际合作的伦理原则，认为虽然发达国家可用的护理标准在欠发达国家不可用，但对拟议的伦理和科学审查研究必须在尽可能高的水平上进行。

3．CIOMS/WHO．International Ethical Guidelines for Health-related Research Involving Human，2016．其中的准则 2 与发达国家和发展中国家的生物医学合作密切相关。

GUIDELINE 2：Research conducted in low-resource settings．

准则 2：在有限资源条件下开展研究

在制订计划对资源有限的人群或社区开展研究之前，发起者、研究者与相关公共卫生部门必须确保研究回应了所开展研究的群体或社区的健康需求或优先事项。

作为发起者和研究者义务的一部分，他们必须：

- 与政府和其他利益相关方合作，尽一切努力为研究开展的人群或社区提供尽可能快的干预和产品以及产生知识，并协助当地研究能力建设。某些情况下，为确保在总体上公平分配研究受益与负担，应当为参与研究的人群或社区提供额外的获益，如投资当地的健康基础设施。
- 与社区协商并让他们参与到制订提供任何可获得的干预或产品的计划之中，包括对所有利益相关者责任的界定。

对准则 2 的评论

　　一般考虑。本指南适用于资源非常有限以致人口可能容易受到来自较富裕国家和社区的赞助方和研究人员的剥削环境。所采用的道德标准不应比在高资源环境中进行的研究宽松。为确保资源匮乏地区的人们从参与健康相关研究中获得公平的利益，本指南要求创造当地的社会价值。资源匮乏的环境不应狭隘地解释为资源匮乏的国家。这些环境也可能存在于中等收入和高收入国家。此外，环境可以随着时间的推移而改变，不再被视为低资源。具体地，从以下几个方面考虑：研究对健康需求或优先事项的响应、职责和计划、社区和人群的后试验可及性、对人群或社区的额外好处和社区参与。

（李晓洁）

中英文专业词汇索引

主要参考文献

[1] 范瑞平. 当代儒家生命伦理学. 北京：北京大学出版社，2011.

[2] 比彻姆·邱卓思. 生命医学伦理原则. 5 版. 李伦，等. 译. 北京：北京大学出版社，2014.

[3] 王海明. 新伦理学原理. 北京：商务印书馆，2017.

[4] 俞可平. 社群主义. 北京：东方出版社，2015.

[5] 约翰·穆勒. 功利主义. 徐大建，译. 北京：商务印书馆，2014.

[6] 伊曼努尔·康德. 道德形而上学基础. 孙少伟，译. 北京：中国社会科学出版社，2009.

[7] 麦金泰尔. 追寻美德. 宋继杰，刘东，译. 南京：译林出版社，2003.

[8] 杨伯峻. 论语译注. 北京：中华书局，2017.

[9] 杨伯峻. 孟子译注. 北京：中华书局，2018.

[10] 何怀宏. 伦理学是什么. 北京：北京大学出版社，2015.

[11] 陈少峰. 中国伦理学史新编. 北京：北京大学出版社，2013.

[12] 恩格尔哈特. 生命伦理学基础. 2 版. 范瑞平，译，北京：北京大学出版社，2006.

[13] 罗尔斯. 正义论（修订版）. 何怀宏，等译，北京：中国社会科学出版社，2009.

[14] 休谟. 人性论. 关文运，译，郑之骧，校. 北京：商务印书馆，1980.

[15] 休谟. 道德原则研究. 曾晓平，译. 北京：商务印书馆，2006.

[16] Sen and Williams. Utilitarianism and Beyond. Cambridge：Cambridge University Press，1982.

[17] Singer，Peter. *Practical Ethics*. 2nd ed. Cambridge：Cambridge University Press，1993.

[18] Veatch，Rovert M. *The Basics of Bioethics*. 2nd ed. Prentice Hall，2002.

[19] Beauchamp TL & Childress JF. *Principles of Biomedical Ethics*. 7th ed. Oxford University Press，2013.

[20] Jonson AR，Siegler M，Winslade W. *Clinical Ethics：A Practical Approach to Ethics Decisions in Clinical Medicine*，8th ed. New York：McGraw-Hill Education. 2015.

[21] Lo B. *Resolving ethical dilemmas：a guide for clinicians*. Philadelphia：Lippincott Williams & Wilkins，2005.

[22] Oakes，JM. Risks and wrongs in social science research：An evaluator's guide to the IRB. *Evaluation Review*，2002：26（5），443-479.

[23] 苗力田. 亚里士多德全集（第八卷）. 北京：人民大学出版社，1992.

[24] 苗力田. 亚里士多德全集（第九卷）. 北京：人民大学出版社，1994.

[25] 施瓦茨. 制定医疗决策：医生指南. 郑明华，译. 北京：人民卫生出版社，2011.

[26] 曹永福. "柳叶刀"的伦理：临床伦理实践指引. 南京：东南大学出版社，2012.

[27] 史蒂芬·列维特，史蒂芬·都伯纳. 魔鬼经济学：解释隐藏在表象之下的真实世界. 刘祥亚，译. 广州：广东经济出版社，2007.

[28] 雅克·蒂洛，基思·克拉斯曼. 伦理学与生活. 程立显，刘建，译. 北京：世界图书出版公司. 2008.

[29] 罗纳德·蒙森. 干预与反思：医学伦理学基本问题. 林侠，译. 北京：首都师范大学出版社，2010.

[30] 格雷戈里·E. 彭斯. 医学伦理学经典案例. 聂精保，胡林英等，译. 长沙：湖南科技出版社，2010.

[31] 迈克尔·桑德尔. 反对完美. 黄慧慧，译. 北京：中信出版社. 2013.

[32] 托尼·霍普. 医学伦理. 吴俊华，李方，裴劼人，译. 南京：译林出版社，2013.

[33] 安格斯·迪顿. 逃离不平等：健康、财富及不平等的起源. 崔传刚，译. 北京：中信出版社. 2015.

[34] 斯科特·伯里斯，申卫星. 中国卫生法前沿问题研究. 北京：北京大学出版社，2005.

[35] 黄丁全. 医疗法律与生命伦理. 北京：法律出版社，2015.

[36] 迈克尔·希尔. 理解社会政策. 刘升华，译. 北京：商务印书馆，2003.

[37] 霍华德·格伦内斯特. 英国社会政策论文集. 苗正民，译. 北京：商务印书馆，2003.

[38] 邓大松. 美国社会保障制度研究. 武汉：武汉大学出版社，1999.

[39] F. K. 考夫曼. 社会福利国家面临的挑战. 王学东等，译. 北京：商务印书馆，2004.

[40] 李健民. 生命与医疗. 北京：中国大百科全书出版社，2005.

[41] 杨念群. 再造病人——中西医冲突下的空间政治（1832—1985）. 北京：中国人民大学出版社，2006.

[42] 孙炳耀. 当代英国瑞典社会保障制度. 北京：法律出版社，2000.

[43] 石大璞，Hans-Martin Sass，邱仁宗. 健康责任和卫生政策. 西安：陕西师范大学出版社，1995.

[44] Peter Singer. Animal Liberation. New York：New York Review of Books，1975.

[45] Deborah Blum. The Monkey Wars. New York：Oxford University Press，1994.

[46] Frey RG. Rights，Killing，and Suffering. Oxford：Basil Blackwell，1983.

[47] James Rachels. Created from Animals. New York：Oxford University Press，1990.

[48] Tom Reagan. The Case for Animal Rights. Berkeley：University of California Press，1983.

[49] Susan Sperling. Animal Liberators. Berkeley：University of California Press，1988.

[50] Burdon-Sanderson J. Handbook for the physiological laboratory. London：Churchill，1873.

[51] National Institutes of Health. Guidelines for the Care and Use of Laboratory Animal，NIH Pub. 1985：85-23.

[52] 美国医学科学院，美国科学三院国家科员委员会. 科研道德倡导负责行为. 苗德岁，译. 北京：北京大学出版社，2007.

[53] 李真真. 如何开展负责任的研究. 北京：科学出版社，2015.

[54] 杜鹏. 觅母的力量——关于科研环境与科研诚信治理. 科学与社会，2017（1）：1-9.

[55] 丛亚丽. 浅谈生物医学科研诚信及其教育. 科学与社会，2013，2（4）：1-7.

[56] Hesselmann F，Graf V，Schmidt M，Reinhart M. The visibility of scientific misconduct：A review of the literature on retracted journal articles. Curr Sociol. 2017，65（6）：814-845.

[57] Steneck NH. Fostering integrity in research：Definitions，current knowledge，and future directions. Science and engineering ethics，2006，12（1）：53-74.

[58] Christie B. AIDS expert challenges ethical stance on drug trials. British Medical Journal，2001，323（7312）：531.

[59] 中国科学技术信息研究所. 2018 年度中国科技论文统计与分析. 科学，2018（6）：57-59.

[60] 李卓，吴景淳，裴端卿. 人类基因编辑的前景与挑战. 生命科学，2018，30（9）：911-915.

[61] NBAC. Ethical and Policy issues In International Research：Clinical Trials in Developing Countries，2001.

[62] Directorate-General For External Policies of the Union：Clinical Trials in Developing Countries：How to Protect People Against Unethical Practices? 2009.

[63] Council for International Organizations of Medical Sciences（CIOMS）. International Ethical Guidelines for Health–related Research Involving Humans. 2016.

[64] 恩格斯. 马克思恩格斯选集（第四卷）. 北京：人民出版社，1995.

[65] 廖申白. 西方正义概念：嬗变中的综合. 哲学研究，2002（11）：60-67.

[66] Council for International Organizations of Medical Sciences（CIOMS）. International Ethical Guidelines for Health–related Research Involving Humans. 2016.